Dr. Detlef Pape · Dr. Rudolf Schwarz · Helmut Gillessen

gesund
vital
schlank

Ihr Praxisleitfaden

Mit Fachbeiträgen von
Prof. Dr. Gerhard Uhlenbruck
und Prof. Dr. Alois Mader

Geleitwort: Prof. Dr. Wildor Hollmann

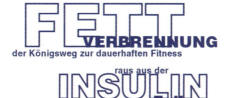

FETT VERBRENNUNG
der Königsweg zur dauerhaften Fitness

raus aus der
INSULIN Falle

Umschlaggestaltung:
www.empewe.de
Bildnachweis: Stockmarket

Dr. med. Detlef Pape
Arzt für Innere Medizin
Zweigert Str. 37-41
45130 Essen

Dr. med. Rudolf Schwarz
Arzt für Innere Medizin/Arbeitsmedizin
Stadtwerke Köln GmbH
Parkgürtel 24
50823 Köln

Helmut Gillessen
Prokurist und Leiter der Personalbteilung
Stadtwerke Köln GmbH
Parkgürtel 24
50823 Köln

Mit 149 Abbildungen und 15 Tabellen

ISBN 3-7691-1164-8

Nachdruck 2005

Die Deutsche Bibliothek - CIP Einheitsaufnahme
Pape, Detlef: Gesund – vital – schlank : Fettverbrennung, der Königsweg zur dauerhaften Fitness ; raus aus der Insulinfalle / Detlef Pape ; Rudolf Schwarz ; Helmut Gillessen. Mit Beitr. von G. Uhlenbruck und A. Mader. - Köln : Dt. Ärzte-Verl., 2001
ISBN 3-7691-1164-8

Fragen an Lektorat/Redaktion
- Fax:0049 (0)2234 49 49 8
- E-Mail: www.aerzteverlag.de

Bestellservice
- Fax:0049 (0)2234 7011 476
- E-Mail: vsbh@aerzteverlag.de

Die Dosierangaben sind Empfehlungen. Sie müssen dem einzelnen Patienten und seinem Zustand angepasst werden. Die angegebenen Dosierungen wurden sorgfältig überprüft. Da wir jedoch für die Richtigkeit dieser Angaben keine Gewähr übernehmen können, bitten wir Sie dringend, insbesondere bei seltener verordneten Arzneimitteln, die Dosierungsempfehlungen des Herstellers zu beachten.

Die Wiedergabe von Gebrauchsnamen, Handelsnamen, Warenbezeichnungen usw. in diesem Werk berechtigt auch ohne besondere Kennzeichnung nicht zu der Annahme, dass solche Namen im Sinne der Warenzeichen- oder Markenschutz-Gesetzgebung als frei zu betrachten wären und daher von jedermann benutzt werden dürfen.

Die Ratschläge in diesem Buch sind von Autoren und Verlag sorgfältig erwogen und geprüft, dennoch kann eine Garantie nicht übernommen werden. Eine Haftung der Autoren bzw. des Verlages und seiner Beauftragten für Personen-, Sach- und Vermögensschäden ist ausgeschlossen.

Das Werk ist urheberrechtlich geschützt. Jede Verwertung in anderen als den gesetzlich zugelassenen Fällen bedarf deshalb der vorherigen schriftlichen Genehmigung des Verlages.

Copyright © 2001 by
Deutscher Ärzte-Verlag GmbH
Dieselstraße 2, 50859 Köln

Gesamtherstellung: Deutscher Ärzte-Verlag, Köln

Inhalt

Geleitwort	1
Zum Anfang	3
• Möchten Sie lange gesund und jung bleiben?	3
Wie liest sich dieses Buch?	5
Mit der Steinzeit-Biosoftware ins Chip-Zeitalter	6
Ganzheitliche Gesundheit	9
• Was ist Gesundheit?	10
• Gesundheit ist mehr als das Fehlen von Krankheit	10
• Der Mensch ist ganz – die Einheit von Körper, Geist und Seele	13
• Ist bei Ihnen alles in (der) Ordnung?	14
Gesundheit gestalten	17
• Unser genetisches Erbe – Chance und Risiko	17
• Theorien über das menschliche Altern	18
• Gesundheit aktiv gestalten	21
Ernährung „Der Mensch ist – was er isst"	23
• Ernährungssituation heute	24
• Was der Mensch zum Leben braucht	27
Kohlenhydrate – die Schlankmacher	30
• Der wichtigste Energieträger der Erde entsteht aus Luft, Sonne und Wasser	30
• Glucose stimuliert die Insulinausschüttung	30
• „Einfachzucker" machen dick und hungrig	31
• Vollwertige „Vielfachzucker" machen schlank und satt	31
• Der „Glykämische Index"	34
• Versteckte Zucker – die unerkannten Dickmacher	37
• Die Zuckerspeicher	37
• Die zentrale Bedeutung der Kohlenhydrate für die Energiegewinnung	38

Hyperinsulinämie und Körperverfettung – eine globale Epidemie 39
- Die Wirkung des zentralen Nahrungshormons Insulin 40
- Die Insulinwirkung an der Zelle 41
- Krank durch Insulinresistenz und Hyperinsulinämie 42

Fettgewebe und Übergewicht 57
- Fettgewebe 58
- Übergewicht – Willensschwäche, „Drüsenstörung" oder Erbschaden? 60

Nahrungsfette 65
- Herkunft der Nahrungsfette 65
- Fettfabrik Leber 66
- Triglyceride 66
- Cholesterin 69

Eiweiß 75
- Pflanzliche und tierische Eiweißquellen 75
- Biologische Wertigkeit der Nahrungseiweiße 76

Gesunde Ernährung 77
- Das „Pyramidenprinzip" der gesunden Ernährung 77
- Kennen Sie Ihren Kalorienbedarf? 79
- Kennen Sie Ihren Brennstoffbedarf an Kohlenhydraten? 82
- Mahlzeitenfolge 84

Vitamine – Bioaktive Pflanzenstoffe – Ballaststoffe 85
- Vitamine 85
- Bioaktive Pflanzenstoffe – Heilmittel der Natur 88
- Ballaststoffe – die Darmregulierer 89

Gewichtsnormalisierung 91
- Ernährungsgrundsätze bei Übergewichtigkeit 91
- Gewichtsabnahme und Muskelabbau 93
- Ein erfolgreicher Weg zur Gewichtsnormalisierung 94
- Gewichtsabnahme durch „Null"-Diäten? 97

Nahrungsmittelauswahltabelle 100

Ernährungskrankheiten 104
- Zahnkaries 104
- Übergewicht 104
- Darmträgheit 104
- Bluthochdruck 105

Inhaltsverzeichnis

- Fettstoffwechselstörungen 106
- Gallensteine 106
- Gicht, Harnsäureerhöhung 107
- Die Übergewichts-Zuckerkrankheit (Diabetes Typ 2b) 107
- Krebs 108
- Arteriosklerose – Schlagaderverkalkung 109
- Das „Raucherbein" – die Gefäßverkalkung der Beinarterien 116
- Das Metabolische Syndrom 117
- Wer soll das bezahlen? Die Kosten ernährungsbedingter Erkrankungen ... 117

Genussmittel 119

- Alkohol 120
- Nikotin 123
- Kaffee 125

Bewegung 127

- Sitzmenschen und die Folgen der Unbeweglichkeit 128

Positive Aspekte des Ausdauersports 130
Fettverbrennung 130
- Zuviel Körperfett – Schönheitsfehler oder Krankheitsursache? 130
- Vom Fettalltag zum Herz-Kreislaufproblem 130
- Muskeln werden zu Fett – jedes Jahr ein bisschen mehr... 131
- Fettgewebe – ein Giftspeicher? 131
- Schlank und trotzdem fett? 133
- Zuviel Fett – ein Wohlstandsproblem, das alle angeht 133
- Wo wird die Bewegungsenergie (ATP) gewonnen? 134
- Energiegewinnung des Muskels 136
- Bewegung und Fettstoffwechsel 140
- Wie kann ich meine Fettverbrennungskapazität steigern? 142
- Was bedeutet das für die Laufpraxis? 143
- Computersimulation des menschlichen Energiestoffwechsels im Muskel ... 146
  (Ein Beitrag von Prof. Dr. Alois Mader)
- Energiebilanz Sitzmensch und Laufmensch 155

Lunge-Atmung-Sauerstofftransport-System 158
- Maximale Sauerstoffaufnahme 159

Herz-Kreislauf-Blutgefäß-System 159

- Herz 159
- Blutgefäße 160

Sport und Immunsystem 161
(In Zusammenarbeit mit Prof. Dr. Gerhard Uhlenbruck)
- Das Immunsystem – unser „sechstes Sinnesorgan" 161
- Krebs und Sport 165
- Moderater Sport schützt vor Infekten 166
- Was rastet, das rostet 167
- Sport und Psychostressabwehr 167

Muskulatur, Bänder und Sehnen 169
- Stärkung der Muskulatur durch Laufen 169

Knochen und Gelenke 170
- Alles lebt von Bewegung 170
- Was überfordert wird, „verschleißt" 170
- Was nicht gefordert wird, fliegt raus! 171
- „Volksseuche" Rückenschmerzen und Bandscheibenerkrankungen 171
- Kalksalzminderung (Osteoporose) 173

Stressabbau 173
- Wie kann ich Stress abbauen? 173

Nervensystem 174

Darmfunktion 175

Hirnfunktion 176
- Wie war noch mal der Name? 176

Selbstbewusstsein/Psyche 176

Laufend Probleme lösen – der Alphazustand 177
- Was passiert im Alphazustand? 178
- Wie gelange ich in den Alpha-Zustand? 179
- Alphazustand und Laufen – der meditative, entspannende Lauf 179

Ausdauersportarten – die Praxis 181
Wandern/Walken/Laufen 183
- Fest geplant ist halb gelaufen 183
- Tipps aus der Praxis für die Praxis 185
- Walken 187
- Laufen 190

Alternativsportarten 196
- Skaten 196
- Rad fahren 197
- Schwimmen 198
- Skilanglauf 199

Zum guten Schluss 201

Quellennachweis 203

Bildnachweis 206

Sachverzeichnis 208

Geleitwort

Die Medizin befindet sich heute in der größten Umbruchsituation ihrer Geschichte. Es handelt sich um die Verlagerung der Schwerpunkte in Forschung, Lehre und Praxis von der Therapie (Behandlung) auf die Prävention (Vorbeugung). Es wird in zukünftigen Jahrzehnten weniger darauf ankommen, eine Krankheit zu heilen – das wird gewissermaßen eine Selbstverständlichkeit sein – als vielmehr das Auftreten einer Erkrankung zu verhüten. Der Fortschritt des Wissens, kombiniert mit dem der technischen Entwicklungen wird mit Sicherheit die Medizin eines nahenden Tages in den gewünschten Stand versetzen.

Im Vordergrund sowohl des individuellen als auch des allgemein-gesellschaftlichen Interesses stehen Herz-Kreislauf-Erkrankungen, Stoffwechselleiden, Krebserkrankungen, Schäden am Halte- und Bewegungsapparat sowie altersbedingte körperliche und geistige Leistungseinbußen. In allen genannten Bereichen kann die Präventivmedizin heute bereits auf nennenswerte Erfolge verweisen. Die noch breitere Anwendung von präventivmedizinischen Erkenntnissen setzt jedoch die einschlägige Information der Bevölkerung und damit des Einzelnen voraus.

An dieser Stelle setzt das vorliegende Buch ein. In einer auch für den Nicht-Fachmann gut verständlichen Sprache werden die z.T. schwierigen gesundheitsbezogenen Probleme geschildert und Maßnahmen zu ihrer Vorbeugung angegeben. Das betrifft alle wesentlichen Risikofaktoren, insbesondere die Vermeidung von Bewegungsmangel wie von falschen Ernährungsgewohnheiten. Kaum ein wesentlicher Gesichtspunkt des Alltagslebens bleibt aus der Sicht des Themas unberührt. Besonders bemerkenswert sind die zahlreichen instruktiven Abbildungen, die wissenschaftliche Genauigkeit mit guter Verständlichkeit verbinden.

Das Buch ist ausgezeichnet geeignet, präventivmedizinisches Wissen in unserer Gesellschaft zu vermehren.

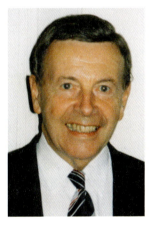

Univ.-Prof. mult. Dr. med. Dr. h.c.
Wildor Hollmann

em. Lehrstuhlinhaber für Kardiologie und Sportmedizin
Ehrenpräsident des Weltverbandes für Sportmedizin und der Deutschen Gesellschaft für Sportmedizin und Prävention

Dank

Für die qualifizierte Unterstützung bei der Verwirklichung dieses Buches danken wir Herrn Sven Roedel, Diplom-Sportlehrer und wissenschaftlicher Mitarbeiter des Physiologischen Instituts der Sporthochschule Köln. Aufgrund seines Fachwissens stets ein kompetenter Ansprechpartner, machte er sich in der Projektarbeit vor allem durch die inhaltliche und textliche Mitgestaltung der Kapitel „Positive Aspekte des Ausdauersports" und „Laufen – Tipps aus der Praxis für die Praxis" verdient.

Für die wissenschaftliche Mitarbeit im Kapitel Ernährung danken wir Frau Dr. med. Andrea Schwarz. Sie hat mit Sachverstand und didaktischem Geschick die Entwürfe und Ideen des Autorenteams durch ihre Text- und Bildgestaltung zu einem Ganzen zusammengeführt.

Wir danken Frau Cornelia Goldapp, Dipl. Ökotrophologin, für die Berechnung der Nahrungsmittelauswahltabelle.

Ebenfalls danken wir Frau Sabine Kapinos für die redaktionelle Durchsicht und qualifizierte Bearbeitung der Autorenmanuskripte, Abbildungen und die Leitung der Bildredaktion. Sie war verantwortlich für die Organisation und Abwicklung der vielfältigen Arbeitsschritte bei der Entstehung des Buchprojektes. Sie hat durch ihr erfrischendes und kreativ fachliches Engagement wesentlich zum Gelingen des Buches beigetragen.

Für die Abfassung der Fachbeiträge zum Thema Immunologie und Fettverbrennung sowie den freundschaftlichen und anregenden Dialog danken wir Herrn Prof. Uhlenbruck und Herrn Prof. Mader ganz herzlich.

Zum Anfang

Möchten Sie lange gesund und jung bleiben?

Älter werden wir alle. Dass mit dem Älterwerden auch die körperliche Leistungsfähigkeit sinkt, ist unbestritten. Doch wie groß ist der Einfluss des Alterns auf unsere Gesundheit wirklich? Besteht nicht die Gefahr, dass wir das Altern für einen körperlichen Abbau verantwortlich machen, der in Wahrheit einer ungesunden Sitz- und Genusslebensweise zuzuschreiben ist?

Die Einstellung, der körperliche Abbau sei unser „Schicksal", in das wir uns zu ergeben haben, hemmt unsere eigene Gesundheits-Initiative, denn sie enthebt uns der Verantwortung für unseren Körper.

Packen Sie´s an!

Tatsächlich ist man nicht völlig machtlos diesem „Schicksal" ausgeliefert. Man kann durch eine angemessene Ernährung und genügend Bewegung gesund und fit alt werden. Ihnen das verständlich zu vermitteln, ist das Anliegen dieses Buches.

Erfahren Sie praxisnah und ganzheitlich eine Methode für mehr Vitalität – Ausgeglichenheit – Erfolg.

Ihre eigene Motivation dazu ist entscheidend! Lust auf körperliche und geistige Fitness und eine positive Lebenseinstellung werden als Erlebensperspektive aufgezeigt. Machen Sie Ihr „Unternehmen" Gesundheit zu einem Wertschöpfungs-Center. Sie werden es aus eigener Kraft schaffen und zwar souverän! Egal, in welcher Lebenssituation Sie sich befinden.

Sagen Sie ja zu Ihrem persönlichen gesundheitlichen Quantensprung. Die positiven Auswirkungen z.B. der Dauerfettverbrennung, die Verbesserung des Immun- und Herz-Kreislaufsystems werden Ihre täglichen Wegbegleiter sein. Zivilisationskrankheiten wie z.B. Übergewicht, Arteriosklero-

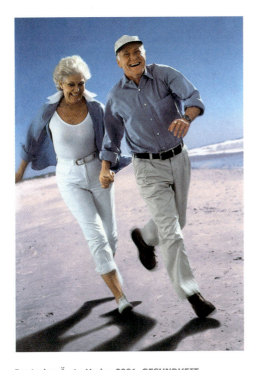

Deutscher Ärzte-Verlag 2001, GESUNDHEIT

se, Diabetes, Gicht und Dauerstress werden für Sie zu Fremdwörtern.

Mit diesem Buch möchten wir unser Wissen und unsere Erfahrung als Mediziner einerseits und langjährige Laufsportler andererseits an Sie weitergeben.

Die bereits Gesundheitsbewussten sind beim Umsetzen der neuen Erlebensmöglichkeiten ebenso herzlich willkommen wie diejenigen, die noch die Auffahrt zu ihrer persönlichen Gesundheitsautobahn suchen.

Übernehmen Sie selbst die Verantwortung für Gesundheit – Fitness – Wohlbefinden.

Machen Sie Gesundheitsprävention zu Ihrer höchst persönlichen Angelegenheit! Auf diesem Wege möchten wir Sie mit unserem Buch ein Stück begleiten und ein faszinierendes Reiseziel anbieten.

Starten Sie noch heute mit Ihrem „Körper-PKW" in Ihre neue Zukunft, fahren Sie zum medizinischen „TÜV", überprüfen Sie die „Motor"-Leistung, tanken Sie „Super" und dann

geben Sie Gas!

Auf allzeit gute Fahrt

Dr. Detlef Pape,
Dr. Rudolf Schwarz,
Helmut Gillessen

Wie liest sich dieses Buch?

Teil 1

beschreibt den ganzheitlichen Präventionsgedanken und erläutert wichtige Verständniszusammenhänge zwischen geistigen, seelischen und körperlichen Ressourcen. Zudem schlägt es eine Verständnisbrücke von der biologischen Programmierung der Frühzeit zu den Lebensbedingungen der modernen Neuzeit.

Was können wir von unseren Vorfahren lernen, um Gesundheit auch unter modernen Lebensbedingungen zu gestalten?

Teil 2

ist ausführlich der Ernährung gewidmet, insbesondere der Wirkung des zentralen Schlüsselhormons Insulin. Sie erhalten zahlreiche Tipps für eine Nahrungsumstellung im Sinne einer ausgewogenen und gesunden Ernährung, um der Insulinfalle zu entgehen.

Teil 3

zeigt die Vorteile von moderatem Ausdauersport. Schwerpunktthemen sind hierbei der Jungbrunnen Fettverbrennung, die Stärkung des Immun- und Herz-Kreislaufsystems sowie die positive Stressregulierung. Sowohl Einsteiger als auch bereits aktive Freizeitjogger erhalten Praxistipps für das Laufen sowie zu Alternativsportarten.

Und noch ein Vorteil:

Die 3 Teile sind so verfasst, dass sie auch einzeln und in sich geschlossen lesbar und verständlich sind. Das ermöglicht ein themenbezogenes Lesen und Nachschlagen je nach persönlicher Interessenslage.

Mit der „Steinzeit-Biosoftware" ins Chip-Zeitalter

Bewegung und Evolution

Der Mensch ist ein „Lauftier" und auf Bewegung programmiert. Jahrtausende lang musste er seine Nahrung erjagen und ersammeln, wofür er täglich weite Strecken zu Fuß zurücklegen musste. Der Körper war sein Kapital, die Fähigkeit zur Bewegung überlebensnotwendig. Die Biosoftware des heutigen Menschen ist noch immer auf die Verhältnisse der Steinzeit programmiert, denn die Evolution hat einen langen Atem – die Lebensumstände aber haben sich im Zeitalter der Industrialisierung und des Wohlstandes völlig verändert.

Wir modernen Menschen müssen unserer Nahrung nicht mehr hinterherlaufen, um zu überleben.

Der Einsatz von Bewegung und Körperkraft zum Nahrungserwerb ist zugunsten intellektueller Fähigkeiten zurückgetreten.
Heute beziehen wir unsere Nahrung aus dem Supermarkt, den wir bequem mit dem Auto anfahren können und bezahlen sie mit Geld, das die meisten von uns am Schreibtisch und vor dem Computer, also im Sitzen, verdienen.

Und der Trend geht noch weiter – fahren Sie zu einem „Drive in", müssen Sie nicht einmal mehr den Wagen verlassen, um zu essen. Unseren Tagesablauf bestimmt der „Sitz-Kreislauf": Frühstückstisch, Autositz, Fahrstuhl, Bürostuhl, Autositz, Fernsehsessel, Bett. Denken Sie einmal nach, welche Strecke Sie täglich zu Fuß zurücklegen – Sie werden erstaunt sein, wie kurz sie ist!

Ernährung und Evolution

Und nicht nur in Bezug auf die Bewegung ist unser Körper der „Alte" geblieben. Auch im Hinblick auf die Nahrungsverwertung haben wir noch die genetische Programmierung unseres Vorfahren, des Steinzeitmenschen.

Da es besonders im Winter unsicher war, wann die nächste Mahlzeit „auf den Tisch" kam, war sein Körper darauf programmiert, alle überschüssigen Nährstoffe in einer „Vorratskammer", den Fettdepots, für schlechte Zeiten zu speichern. Das sicherte ihm das Überleben in Zeiten des Hungers, in denen er sie vollständig aufzehrte.

„Man gönnt sich ja sonst nichts"

Heute essen wir aus Appetit und Lust über den Hunger hinaus. Wir essen, weil es schmeckt, weil wir uns langweilen, oder weil wir uns für einen langen harten Arbeitstag belohnen wollen – wir haben es uns schließlich verdient! Nicht nur nach einem Ess-Marathon wie z.B. in der Weihnachtszeit fühlen wir uns dann oft vollgestopft und träge.

Wir essen also mehr, als unser Biosystem Körper benötigt und wandeln wie unsere

Ahnen das „Zuviel" in Körperfett um – so weit, so gut. Jetzt müsste allerdings eine Hungerperiode kommen, und wir müssten uns aufmachen, täglich kilometerweit hinter unserer Nahrung herzujagen. Da das in den Zeiten des Überflusses und Bewegungsmangels nicht mehr passiert, werden Fettpolster zwar gezüchtet aber nicht aufgezehrt.

Wir schaden unserem Körper doppelt: Er verbraucht kaum Energie – wir mästen ihn. Er benötigt Bewegung – wir entziehen sie ihm.

Wissen und Bewusstsein

Wir alle müssten über den Einfluss von Bewegung und Ernährung auf unsere Gesundheit Bescheid wissen. Warum tragen trotzdem nur wenige Menschen dem Potential und dem Bedürfnis ihres Körpers aktiv Rechnung?

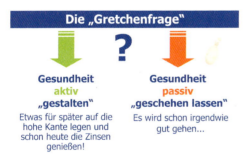

Wir werden von Kindesbeinen an das Sitzen gewöhnt. In der Schule ist die „Tugend" des Stillsitzens für das Kind eine Qual, denn es wird in seinem natürlichen Bewegungsdrang gehemmt. Mit zunehmendem Alter wird das Sitzen – die Passivität – mehr und mehr zur gesellschaftlichen Gewohnheit, wir werden bequem, schließlich träge und antriebslos, belohnen uns mit Essen und werden noch träger. Der innere Schweinehund wird geboren und wird immer größer, je länger wir ihn füttern.

Die Ursache für unseren Bewegungsmangel ist offensichtlich der Wegfall der Motivation Nahrungsbeschaffung. Da unser Instinkt uns nicht mehr zur Bewegung motiviert, muss es heute der Verstand tun, und der hat sichtlich Mühe damit. Wissen allein reicht zur Motivation nicht aus, was uns fehlt, ist das nötige Bewusstsein, denn die Folgen von schlechter, unangemessener Ernährung, zu wenig Bewegung und Stress geben sich nicht sofort zu erkennen, sie werden oft erst nach Jahren sicht- und spürbar.

Wir fühlen uns (noch) gut, deshalb ändern wir nichts. Eine aussichtslose Situation? Keineswegs! Denn ebenso wie Passivität und Bequemlichkeit kann auch die Aktivität zur Gewohnheit werden. Und noch dazu belohnt sie Sie – mit einem völlig neuen Lebens- und Selbstwertgefühl!

Haben Sie den inneren Schweinehund einmal besiegt, sind Sie auf dem richtigen Weg. Wozu der Verstand nur den Anstoß geben kann, Ihr neues Lebensgefühl schafft es: Es motiviert! Denn nun geht es nicht mehr um eine ungewisse Zukunftsgröße, sondern um ein gutes Selbstgefühl im Hier und Jetzt, ein Hochgefühl mit Zukunftsperspektive!

Lassen Sie sich nicht länger von den Stürmen des Lebens hin und hertreiben, entscheiden Sie sich für einen klaren Kurs – wir liefern Ihnen die Koordinaten!

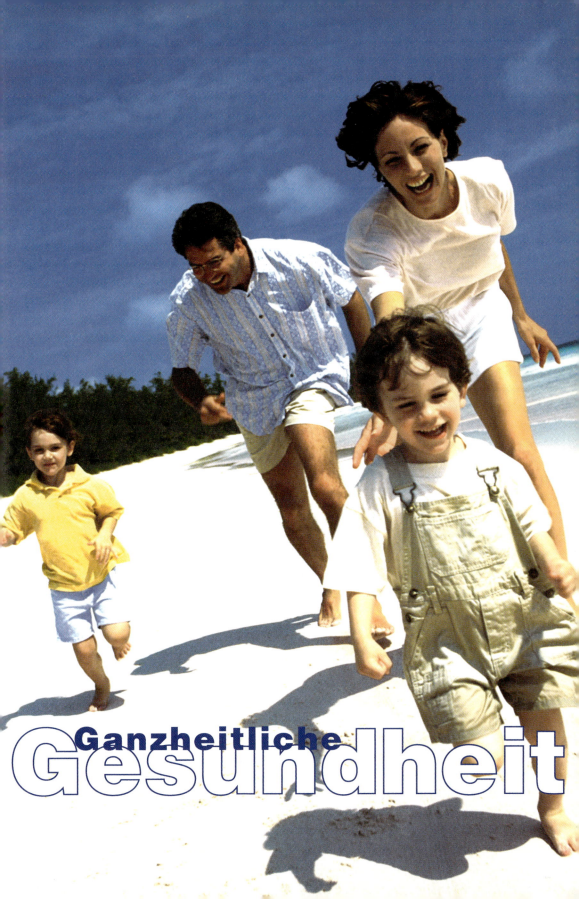

Was ist Gesundheit?

Eine gängige Antwort lautet: „Gesundheit ist das Fehlen von Krankheit". Demnach wären wir gesund, wenn wir in uns keine krankhaften körperlichen Veränderungen wahrnehmen. Das ist oft ein Trugschluss, denn wir können bereits Träger von „stummen" Krankheiten sein, die wir zum Zeitpunkt ihres Entstehens noch nicht bemerken (z.B. Zuckerkrankheit, Bluthochdruck, Tumoren usw.).

Gesundheit ist mehr als das Fehlen von Krankheit

Ein **ganzheitlicher Gesundheitsbegriff** umfasst den Menschen nicht nur in seiner körperlichen, sondern auch in seiner psychischen, sozialen und existentiellen (sinnstiftenden) Dimension. Diese Teilaspekte stehen untereinander in engen Wechselbeziehungen und können sich gegenseitig positiv oder negativ beeinflussen.

Stellen Sie sich einmal Ihre Gesundheit als ein Gebäude vor, das von Säulen getragen wird. Die Säulen stehen bildhaft für Ihre persönlichen Gesundheitsressourcen, mit denen Sie krankmachenden Belastungen und Einflüssen entgegenwirken können. Es ist einsichtig: Je solider und tragfähiger diese Säulen sind, desto widerstandsfähiger ist das Gebäude Ihrer Gesundheit, das Sie bewohnen.

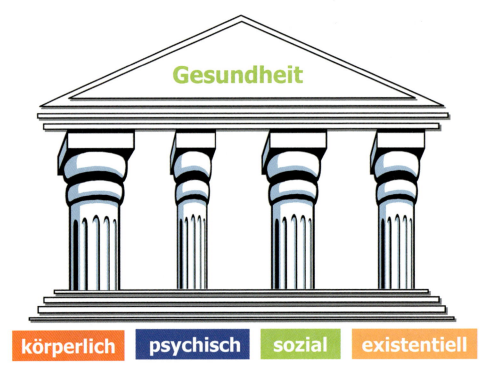

Tragende Säulen der Gesundheit - die Statik ist individuell

Gesundheit: „Zustand vollkommenen körperlichen, geistigen und sozialen Wohlbefindens und nicht allein das Fehlen von Krankheit und Gebrechen" (WHO)

Deutscher Ärzte-Verlag 2001, GESUNDHEIT

Was ist Gesundheit?

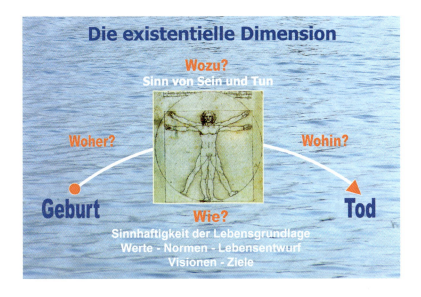

- Die **körperliche** Säule steht für die Beschaffenheit und Funktion des Körpers.
- Die **psychische** Säule steht für das Denken, Fühlen und Verhalten.
- Die **soziale** Säule steht für die Einbindung des Menschen als soziales Wesen in Sozialstrukturen wie Familie, Beruf und soziales Umfeld.
- Die **existentielle** Säule steht für den inneren Weg, den Sinn und Wert, den ich meinem Dasein und Tun, meinem Lebensweg und meinen Lebenszielen beimesse. Sinn-Antworten lassen sich aus dem Reichtum philosophischer oder religiöser Weltanschauungen finden.

Machen Sie Ihre Gesundheit zu einem sinnvollen Lebensziel

Solange alles in uns (noch) gut funktioniert, gerät Gesundheit, die uns scheinbar wie von selbst geschenkt wird, leicht aus dem Blickfeld und wird zur Selbstverständlichkeit.
Es ist aber wichtig, den eigenen Körper mit Wert-Schätzung wahrzunehmen und mit ihm bewusst und schonend umzugehen.

Aktiv gestaltete Gesundheit in einem ganzheitlichen Sinn ist ein sinnvolles Lebensziel, da sie uns bis ins hohe Alter Vitalität und Lebensqualität erhalten kann.

Wie stabil ist Ihre Gesundheit?

Ihre Gesundheit ist heute und in späteren Jahren nur so stabil wie die Säulen, die sie tragen. Diese Tragkraft ist bei jedem Menschen unterschiedlich ausgeprägt und unterliegt im Verlauf des Lebens Veränderungen. Innere und äußere Einflüsse wie z.B. Alterungsprozess, Schwächung des Immunsystems, Überernährung, soziale Krisensituationen, Bewegungsmangel, Genussmittel oder Stress können ihre Stabilität schwächen. Diese negativen Einwirkungen beeinflussen das Gleichgewicht von Gesundheit und Krankheit und können durch die Gesundheitsressourcen (körperliche Robustheit, ein gutes Immunsystem, psychische Stabilität, soziale Unterstützung u.a.) kompensiert werden. Ist ein Ausgleich nicht möglich, entsteht Krankheit. Zwei Beispiele dazu:

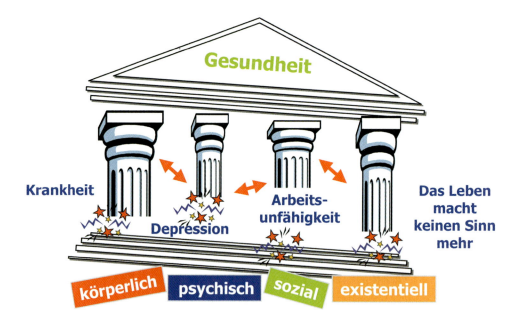

Beispiel 1:
- **Eine körperliche Erkrankung wird durch die Tragkraft der anderen Säulen ausgeglichen**

Ein Patient erleidet einen Schlaganfall mit einer bleibenden **körperlichen** Beeinträchtigung.
Psychisch verarbeitet er die veränderte Lebenssituation angemessen.
In der Ausübung seines Berufes ist er nicht wesentlich eingeschränkt und aus dem **sozialen** Umfeld (Familie, Freundeskreis, Arbeitsplatz) erhält er die notwendige Unterstützung.
Im **existentiellen** Sinn ordnet er die veränderte Situation in seine Lebensplanung ein und verliert bei einer positiven Grundhaltung darüber nicht die Lebensfreude.

Beispiel 2:
- **Eine körperliche Erkrankung führt zu einer negativen „Kettenreaktion"**

Eine **körperliche** Erkrankung führt zu einer erheblichen Beeinträchtigung in der Lebensführung.
Psychisch führt die dauernde Einschränkung der Lebensqualität zu einer depressiven Stimmungslage.
Die Erkrankung hat einen Arbeitsplatzverlust zur Folge und aus dem **sozialen** Umfeld fehlt die erforderliche Unterstützung.
Der Betroffene gerät betreffend der eigenen Existenz in eine Sinnkrise bis hin zur Selbstaufgabe. Die Beispiele verdeutlichen:
Übersteigen die Belastungen die Tragfähigkeit der Gesundheitssäulen, werden diese instabil, bis es im weiteren Verlauf zu deren „Einsturz" kommt.
Die auslösende Ursache kann eine körperliche, psychische, soziale Belastung/Erkrankung oder eine Sinnkrise sein, die in den jeweils anderen Bereichen eine negative Auswirkung oder Kettenreaktion zur Folge hat.

Auf den Punkt gebracht

Die Gesundheit eines Menschen im ganzheitlichen Sinn gründet sich auf die Stabilität seiner körperlichen, psychischen, sozialen und existentiellen Säulen, die in der Lage sind, die vielfältigen äußeren und inneren Belastungen auszugleichen. Eine ganzheitliche Gesundheitsgestaltung zielt darauf ab, jede dieser Gesundheitssäulen durch entsprechende Aktivitäten zu stärken und zu unterstützen.

Der Mensch ist ganz – die Einheit von Körper, Geist und Seele

Dieser ganzheitliche Gesundheitsbegriff beschreibt die Einheit und Gleichwertigkeit von Körper, Geist und Seele.
Im Zustand der Gesundheit befinden sich alle Bereiche untereinander in einem ausgewogenen Gleichgewicht.
Jeder der drei Bereiche besitzt eine eigene Intelligenz und „Sprache", die wir wahrnehmen können.
So verfügt der Körper über eine „somatische", der Geist über eine „rationale", die Seele über eine „emotionale" Intelligenz.
Körpersprache äußert sich in Funktions- und Störsignalen.
Hunger, Durst, Sättigungsgefühl oder Müdigkeit sind Ausdruck bestimmter funktioneller Körperbedürfnisse.
Ein „Störfall" in einem Organsystem kann durch Schmerzsignale, Fieber, Unwohlsein und andere körperliche Symptome angezeigt werden.

Aus unserem Gemüt erreichen uns die Signale der **Gefühle** wie Trauer, Wut, Freude, Angst, die wir als Bedürfnisse oder Aufforderung für eine Verhaltensänderung interpretieren können. Es ist wichtig, Gefühle wahrzunehmen und situationsgerecht darauf zu reagieren. So kann sich z.B. unbewältigter Ärger sprichwörtlich auf den Magen schlagen und zu einem Magengeschwür führen.
Gedanken sind Signale unseres Geistes. Die rationale Intelligenz kann Sachverhalte analysieren und daraus Entscheidungen treffen.
Entscheidungen und Verhaltensänderungen auf der Basis von Gesundheitsinformationen sind auf Dauer nur umsetzbar, wenn sie auch von positiven Gefühlen und Körperempfindungen begleitet werden.
Die Motivation für unser Handeln gründet sich auf eine oder mehrere dieser drei Ebenen.

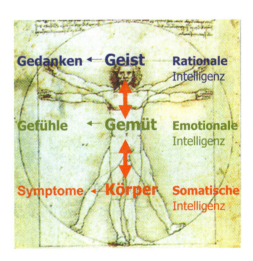

Ihr Körper: Partner oder Knecht? „Corporate Identity"

Viele Menschen sind durch eine Überbetonung des Rationalen zu „Kopfmenschen" geworden. Der Körper wird dabei nur als Knecht betrachtet, der einem „Überkopf" bedingungslos zu gehorchen hat und den man

Ganzheitliche Gesundheit

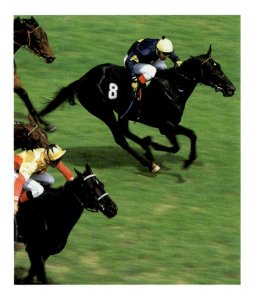

Ist bei Ihnen alles in (der) Ordnung?

Eine andere ganzheitliche Sichtweise von Gesundheit ist der Ordnungsaspekt, der davon ausgeht, dass der Mensch in Lebens-Räumen mit vorgegebenen Ordnungen und Gesetzmäßigkeiten (Körper, Familie, Arbeitsplatz, Staat usw.) lebt. Bei deren Nichtbeachtung können „Unordnungen", Konflikte oder Krankheiten entstehen.

Bewegt sich unsere Ernährung und Lebensweise innerhalb der von unserer **Körperbiologie** vorgegebenen Ordnungen und Bio-Rhythmen, die durch die Evolution geprägt wurden, sind wir im Sinne des Wortes „in (der) Ordnung".

antreiben und ausnutzen darf, um rationale Ziele beruflicher oder persönlicher Art zu erreichen. Ein solcher Umgang mit dem Körper, bei fehlender Wertschätzung, stört das innere Gleichgewicht und damit die Gesundheit.

Leben wir gegen diese „Bioordnungen", warnt uns der Körper mit Störsignalen oder er erkrankt und wir fühlen uns dann nicht mehr „in (der) Ordnung".

Haben Sie sich schon einmal bei Ihren Füßen bedankt?

Mit einer positiven und partnerschaftlichen Einstellung zu meinem Körper kann ich für dessen Bedürfnisse sorgen und mich über dessen Vitalität dankbar freuen.

So kann ich mich z.B. bei meinen Füßen in einem „inneren Dialog" dafür bedanken, dass Sie mich durchs Leben tragen und mir erlauben, meine Umwelt zu erlaufen. Ein wunderbares Geschenk, wenn man an die negative Alternative denkt.

Neben der körperlichen „Ordnung", gibt es auch **psychische** und **soziale** Ordnungen, bei deren Beachtung wir in einem gesunden Verhältnis zu unserer Innen- und Außenwelt stehen.

Sie haben sicher schon einmal die Erfahrung gemacht, wie belastend oder krankmachend eine Lebenssituation sein kann, wenn etwas selbst- oder fremdverschuldet im **sozialen Bereich** (Familie, Arbeitsplatz u.a.) „in Unordnung" gerät.

Ungelöstes vor sich her zu schieben hält die „Unordnung" aufrecht, verbraucht Lebensenergie und macht auf Dauer krank.

Gemeinsame tragfähige Lösungen können die „Ordnung des Miteinander" wiederherstellen. Gesunderhaltend im sozialen Sinn ist die Pflege persönlicher Beziehungen im sozialen Umfeld.

 Auf den Punkt gebracht

Lebens- und Gesundheitsziele sind nur durch ein partnerschaftliches Miteinander von Körper, Geist und Gemüt zu erreichen.

Was ist Gesundheit?

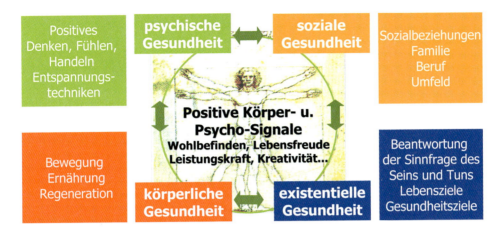

Zusammenspiel der „Ordnungen" und Gesetzmäßigkeiten
Eine Veränderung in einem Teil hat immer Auswirkungen auf das Ganze

Gerät etwas **psychisch** in Unordnung, ist es hilfreich, die Unterstützung eines zuhörenden Freundes, eines Arztes oder Psychotherapeuten in Anspruch zu nehmen, der helfen kann, dass Sie eigene Lösungswege für diese Lebenssituation finden können.

Persönlich kann man z.B. durch aktives Tun (Hobbys), Sozialkontakte und sportliche Aktivitäten allein oder in Gemeinschaft psychische Tiefs leichter überwinden.

In unserem örtlichen oder globalen Lebensraum gelten die **biologisch-ökologischen Ordnungen** unserer Umwelt.

Die Luft, die wir atmen, das Wasser, das wir trinken, die Nahrung, die wir essen, sind krankmachend, wenn wir sie durch Schadstoffe, Hormone, Abfallfütterung usw. verunreinigt haben, wie „Lebensmittelskandale" immer wieder zeigen.

Der Eingriff des Menschen in sensible ökologische Gleichgewichte (Ordnungen) hat Auswirkungen, deren Langzeitfolgen auf die Gesundheit der Menschen noch nicht absehbar sind.

Mit dieser Sichtweise wird eine Verantwortlichkeit erkennbar, die weit über die persönliche Gesundheitsvorsorge des Menschen hinausgeht und auch den ökologischen Aspekt hinsichtlich der Gesunderhaltung unserer Nahrungsquellen mit einbezieht.

Sie sind „in Ordnung", gesund, wenn Sie mit möglichst vielen dieser Ordnungen in Einklang leben.

Verbundsystem Gesundheit

Bei der Darstellung der unterschiedlichen Gesundheitsaspekte ist deutlich geworden, dass Gesundheit mehr bedeutet als nur das Fehlen von Krankheit. Ganzheitliche Gesundheit sieht den Menschen umfassend in seinen Teilaspekten und in deren Beziehungen untereinander sowie im Austausch mit seiner Umwelt.
Er ist dabei eingebunden in Ordnungsprinzipien und Gesetzmäßigkeiten.

Ganzheitliche Gesundheitsgestaltung beruht auf dem Ansatz, sich durch Gesundheitsaktivitäten die positiven Wechselwirkungen der Teilbereiche untereinander nutzbar zu machen und Gesundheitsressourcen zu stärken.

Wesentliche Ansätze für die körperliche Gesundheit sind Ernährung und Bewegung.

Gesundheit gestalten

Ist Gesundheit bis ins hohe Alter ein Geschenk des genetischen Schicksals oder Folge einer gesundheitsbewussten Lebensgestaltung?

Diese Frage ist nicht einfach zu beantworten, da die wissenschaftliche Forschung bis heute nur einen Teil der Einflussfaktoren für die Entstehung bestimmter Krankheiten oder den Alterungsprozess kennt.
Das wissenschaftliche Interesse zur Erforschung des Alterns gilt heute vermehrt den Funktionsabläufen in den einzelnen Zellen (Molekularmedizin) und dem genetischen Bauplan des Menschen, da von dort der Prozess des Alterns seinen Ausgang nimmt.

Unser genetisches Erbe – Chance und Risiko

Heute werden die Menschen dank einer reichhaltigen und vielfältigen Ernährung, eines hohen Hygienestandards und einer guten medizinischen Versorgung immer älter. Unter anderem ist eine genetische Disposition mit dafür verantwortlich, dass es Menschen gibt, die bis ins hohe Alter körperlich und geistig vital sind, während andere schon in jüngeren Jahren einen körperlichen oder geistigen Abbau zeigen.
Die genannten Faktoren, sowie die Lebensführung spielen offensichtlich eine Rolle für eine Erhöhung der Lebenserwartung des Menschen.

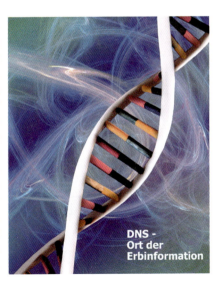

Auf der DNS-Doppelspirale sind die Erbinformationen des Menschen gespeichert. Die bunten Abschnitte sind die „Buchstaben" des genetischen Alphabetes. Erst die Erforschung von genetischen Wörtern oder Sätzen ergeben den Sinn dieser Erbinformationen. Das ist Aufgabe der gegenwärtigen Forschung.

DNS - Ort der Erbinformation

Offensichtlich begünstigt der Alterungsprozess das Entstehen von Krankheiten, da statistisch mit zunehmendem Lebensalter die Krankheitshäufigkeit zunimmt.
Die Zunahme liegt darin begründet, dass wir im Verlauf unseres Lebens in einigen Organsystemen mehrfach verbrauchte Zellen gegen neue austauschen.

Dabei verlieren die Zellen mit jeder Auswechslung an Qualität, Funktion und Widerstandskraft und werden damit anfälliger für Krankheiten.
Auf diese Weise altert auch unser Immunsystem, welches eigentlich die Körperzellen vor krankmachenden Einflüssen schützen soll. Durch eine schwächer werdende Immunabwehr kommt es zu einer Zunahme von Krebserkrankungen und Infektionskrankheiten mit Todesfolge.

Theorien über das menschliche Altern

Wenden wir uns der Frage zu: Warum altert der Mensch?
Der biologische Sinn unseres Daseins besteht darin, Leben weiterzugeben, um das Überleben der „Art Mensch" zu sichern.

Das hormonelle Altern

Für diese Aufgaben hat die Natur eine biologische Rollenteilung zwischen Mann und Frau vorgenommen und sie mit einem Feuerwerk an Wachstums- und Sexualhormonen und anderen ausgestattet, die bei ihnen zu unterschiedlichen Körper- und Leistungsmerkmalen führen.
Der Höhepunkt dieses Hormonfeuerwerks liegt um das 30. Lebensjahr, und die Natur

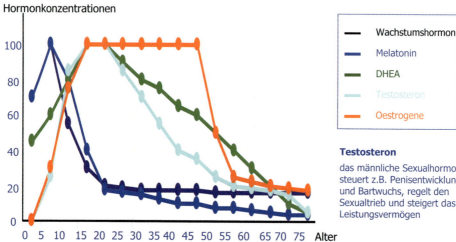

Sparflamme im Alter
Verteilung einiger wichtiger Hormone über die Lebenszeit

Testosteron
das männliche Sexualhormon - steuert z.B. Penisentwicklung und Bartwuchs, regelt den Sexualtrieb und steigert das Leistungsvermögen

Wachstumshormon
fördert Fettabbau und Muskelwachstum, glättet die Haut, stärkt die Knochen und senkt den Blutdruck

Melatonin
hilft gegen Schlafstörungen, schützt vor freien Radikalen und stärkt das Immunsystem

DHEA
wirkt gegen Stress und Übergewicht, erhöht die Widerstandskraft

Oestrogene
weibliche Sexualhormone - steuern den Menstruationszyklus der Frau; bei Männern wichtig für Fruchtbarkeit und Knochenaufbau

baut dann kontinuierlich die Hormonressourcen wieder zurück. Der Mensch beginnt hormonell zu altern, was auch in seinem äußeren Erscheinungsbild zum Ausdruck kommt.

Am deutlichsten zeigt sich die Wirkung des Hormonabbaus bei den Sexualhormonen, wenn dieser bei der Frau als „Wechseljahre" (Menopause) und beim Mann (Andropause) zu altersbedingten Veränderungen an Körper und Psyche führt.

Eine Hormonergänzungstherapie soll diesen Hormonabfall ausgleichen, um die Symptome der Wechseljahre zu mildern oder den Alterungsprozess zu verlangsamen.

Die Theorie der Lebenszeit-Uhr

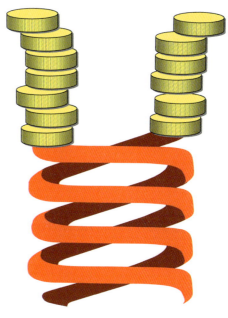

Eine weitere Alterstheorie ist die Theorie der „Lebenszeit-Uhren". In jedem Zellkern einer menschlichen Zelle befinden sich die „Chromosomen", auf denen der komplette Bauplan unseres Körpers aufgezeichnet ist. Es ist Wissenschaftlern gelungen, die Orte des Zellalterungsprozesses auf den Endabschnitten dieser Chromosomen zu lokalisieren und einige Mechanismen des Alterungsprozesses zu verstehen.

Bildlich betrachtet, kann man sich die Lebenszeit-Uhren als Scheibchen (Telomere) ähnlich einer Rolle Drops vorstellen. Der Mensch wird genetisch mit einer unterschiedlich langen „Drops-Rolle" an Lebensscheibchen geboren.

Mit jeder Zellerneuerung wird ein Scheibchen verbraucht. Wenn alle Lebensscheibchen aufgebraucht sind, erlischt die Lebensflamme und die Zelle stirbt ab.

Als die Wissenschaft diesen Mechanismus verstanden hatte, glaubte man den Schlüssel zum ewigen Leben gefunden zu haben und versuchte, durch Blockierung des verantwortlichen Enzyms (Telomerase) diesen Abbau der Scheibchen zu unterbinden. Dabei musste man jedoch feststellen, dass diese blockierten Zellen zu Krebszellen entarteten. Denn nur die Krebszelle kann sich unter geeigneten Bedingungen unendlich lange teilen und besitzt damit die Potenz zum ewigen Leben.

Auch Überforderungen begrenzen die Lebenszeit

Aus wissenschaftlichen Versuchen leitet man die Theorie ab, dass der Mensch nur über ein begrenztes Betriebskapital an Bioressourcen verfügt. Geht er verschwenderisch mit ihnen um, sind sie schneller aufgebraucht. Lebt er maßvoll, bleiben sie länger erhalten, was sich positiv auf die Lebenserwartung auswirken kann.

Zellen, die einer erhöhten Beanspruchung unterliegen, altern vorzeitig und müssen dann durch neue Zellen ersetzt werden.
Bei einem schonenden Umgang mit den Bioressourcen wird der Zellverschleiß und damit die Zellerneuerung erniedrigt, was das Zellalter hinauszögert und „Lebensscheibchen" einspart.

An einigen Beispielen der Verschwendung von Bioressourcen soll dies verdeutlicht werden.

Nikotin, Stoffwechselantreiber Nr. 1

Nikotin ist ein typischer „Stoffwechselantreiber", der die Umdrehungszahl und Verbrennung unseres Stoffwechselmotors unter Verschleiß und Verbrauch von Bioressourcen erhöht.
Stellt man das Rauchen ein, entfällt dieser Antreibereffekt und die Stoffwechselaktivität normalisiert sich. Bei gleichbleibender Nahrungszufuhr nimmt das Körpergewicht in den nächsten Monaten um einige Kilogramm zu. Das ist die Zeit, die der Stoffwechsel benötigt, um sich von einem hochtourigen Raucher- auf einen niedertourigen Nichtraucherstoffwechsel umzustellen.
Nikotin beeinflusst nicht nur den Stoffwechsel, sondern beschleunigt z.B. auch den Alterungsprozess der Haut.

Verbrauch an Enzymressourcen durch Überernährung

In der Biochemie unseres Körpers laufen alle Stoffwechselprozesse in nacheinanderfolgenden Arbeitsschritten ab. Zwischen den einzelnen Schritten sind Katalysatoren (Enzyme) erforderlich. Enzyme sind Eiweißsubstanzen, die vom Körper nach dem Bedarf des Stoffwechselumsatzes hergestellt werden.
Je mehr Nahrung man aufnimmt, umso mehr Stoffwechselarbeit muss der Körper leisten, wobei er erhebliche Mengen an Enzymen verbraucht. Durch diese Überproduktion altern die Zellen vorzeitig.

Insulinverbrauch durch Überernährung

Auch der Insulinvorrat in unserer Bauchspeicheldrüse ist begrenzt. Werden bei Übergewicht infolge überschießender Insulinausschüttung die Insulinressourcen vorzeitig aufgebraucht, kommt es zu einem Insulinmangel durch Erschöpfung der Bauchspeicheldrüse.

Somit stellt sich für jeden von uns die Frage: Verbrauche ich vorzeitig meine Bioressourcen z.B. durch Überernährung und Genussmittelgebrauch oder ernähre ich mich bewusst und maßvoll, um damit länger und gesünder zu leben?

Oxidativer Stress und radikaler Sauerstoff

Eine andere Theorie des Alterns ist die Beschleunigung des Zellalterns durch „oxidativen Stress" durch die Bildung sog. „freier Radikale". Radikale sind hochgradig aggressive Moleküle, die in der Zelle als Nebenprodukt von Stoffwechselprozessen entstehen.
Am bekanntesten ist das Sauerstoffradikal. Sauerstoff, den wir einatmen, wird vom Stoffwechsel nicht ganz aufgebraucht und es entstehen freie Sauerstoffradikale.
Die Zelle produziert freie Radikale als Schutzmechanismus zur Bekämpfung eingedrungener Bakterien und Krankheitserreger. Übersteigt die Zahl der freien Radikale jedoch einen kritischen Wert, schädigen sie

Gesundheit gestalten

den Körper, indem sie Zellstrukturen oder die Erbsubstanz der Zellen angreifen.

Um sich vor einem Überschuss an Sauerstoffradikalen zu schützen, stehen der Zelle besondere Schutzstoffe (Vitamine A, C, E, und das Spurenelement Selen) und andere neutralisierende Mechanismen zur Verfügung, womit sie das Gleichgewicht von Nutzen und Schaden aufrecht erhalten.

Freie Radikale können auch von außen über die Haut oder die Atemluft in den Körper gelangen (z.B. Luftschadstoffe oder Zigarettenrauch).

Die Gesundheitsvorsorge besteht hier in der Vermeidung von „oxidativem Stress", der insbesondere durch Zigarettenrauchen und bei körperlicher Überanstrengung entsteht.

Biosysteme leben von einem angemessenen Erhaltungsreiz

Werden körperliche Leistungsressourcen durch Inaktivität nicht genutzt, wird der nicht beanspruchte Überschuss abgebaut.

Denn in unserem Körper gilt das **Gesetz der Wirtschaftlichkeit: „use it or lose it".**

Ein Beispiel: Bei einem durch Gipsschiene ruhig gestellten Bein kann man nach der Gipsabnahme feststellen, dass sich die Muskulatur des Beines deutlich zurückgebildet hat. Da der Muskel eine Zeit lang nicht beansprucht wurde, hat der Körper den nicht beanspruchten Muskelanteil abgebaut.

Dieser Mechanismus ist bei allen Biosystemen (z.B. Muskel, Knochen, Lungenkapazität, Herzmuskel usw.) wirksam, wenn sie nicht aktiv genutzt werden. Dies gilt übrigens auch für geistige Ressourcen.

Für die Gesunderhaltung ist es wichtig, dass wir alle Biosysteme unseres Körpers durch gesunde Ernährung, Bewegung und geistige Aktivität angemessen beanspruchen.

Neben der Unterforderung führt auch eine Überforderung infolge Verschleiß mit einer erhöhten Zellerneuerung zu einer negativen biologischen Wirkung.

Nachdem Sie jetzt schon viel über Gesundheit gehört haben, erlauben Sie uns, diese Fragen zu stellen:

„Welchen Stellenwert hat für Sie Gesundheit?"

Natürlich werden wir alle verstandesmäßig antworten: „Meine Gesundheit ist mir wichtig!" Aber bei der Gegenfrage:

„Was tun Sie für Ihre Gesundheit?"

ergibt sich dann oft ein Ungleichgewicht zwischen Einsicht und Tun.

Gesundheit aktiv gestalten

Kann man durch langfristig angelegte Gesundheitsaktivitäten vorsorgend für spätere Lebensjahre etwas tun?

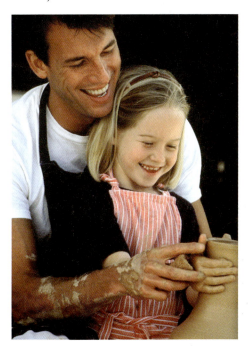

Deutscher Ärzte-Verlag 2001, GESUNDHEIT

Wir sagen „ja", da Sie bei konsequenter Umsetzung schon sehr bald von den Zinsen (Vitalität und Fitness) Ihres angesparten Gesundheitsguthabens bis ins hohe Alter gut leben können.

Gestaltungsspielräume von Gesundheit

Wenn Sie sich entschieden haben für Ihre Gesundheit aktiv zu werden, stellt sich die Frage: **„Was kann ich tun?"**
Die Koordinaten, die wir Ihnen in diesem Buch für Ihren Gesundheitskurs geben, beruhen auf Erkenntnissen wissenschaftlicher Disziplinen wie z.B. der Sportwissenschaft, der Altersforschung, der Ernährungslehre, der Immunbiologie, der Psychologie usw.

Demnach ergeben sich 3 entscheidende Ansatzpunkte einer wissenschaftlich begründeten Gesundheitsvorsorge:

1. **Ernährung**
   So wie ein Übermaß an Nahrung und deren ungesunde Zusammensetzung Übergewichtigkeit und Ernährungskrankheiten auslöst und zu einem vorzeitigen Verbrauch an Bio- und damit Lebensressourcen führt, so kann eine in der Zusammensetzung gesunde und maßvolle Nahrung Ihr **Heilmittel für ein langes und gesundes Leben** sein.

2. **Körperaktivität**
   Sättigen Sie den Bewegungshunger Ihres Körpers durch eine moderate und regelmäßige Bewegung, die einem durch Inaktivität und Alter bedingten Rückbau nicht beanspruchter Bioressourcen vorbeugt. Daher werden Körperfunktionen wieder auftrainiert, die nach dem Wirtschaftlichkeitsprinzip von „Gebrauche es oder verlier es" auf Sparflamme zurückgebildet wurden.

3. **Positives Denken, Entspannung**
   Setzen Sie sich mit positivem Denken realistische Arbeits-, Lebens- und Gesundheitsziele. Machen Sie einen realistischen Optimismus zu ihrem Begleiter. Pflegen Sie auch Ihre intellektuellen und kreativen Ressourcen durch eine angemessene Beanspruchung. Nutzen Sie mentale Entspannungstechniken um Ihrem Körper Zeiten der Ruhe und Entspannung zu schenken und damit schädliche Stressenergie abzubauen. Achten Sie auf Ihren persönlichen Biorhythmus und bleiben Sie „in (den) Ordnungen".

Der griechische Philosoph Demokrit, der 400 Jahre vor Christus lebte, formulierte bei der Beobachtung des Gesundheitsverhaltens seiner Zeitgenossen:
„Die Menschen erbitten sich Gesundheit von den Göttern. Dass sie aber selbst Gewalt oder Gestaltungskraft über ihre Gesundheit haben, wissen sie nicht."

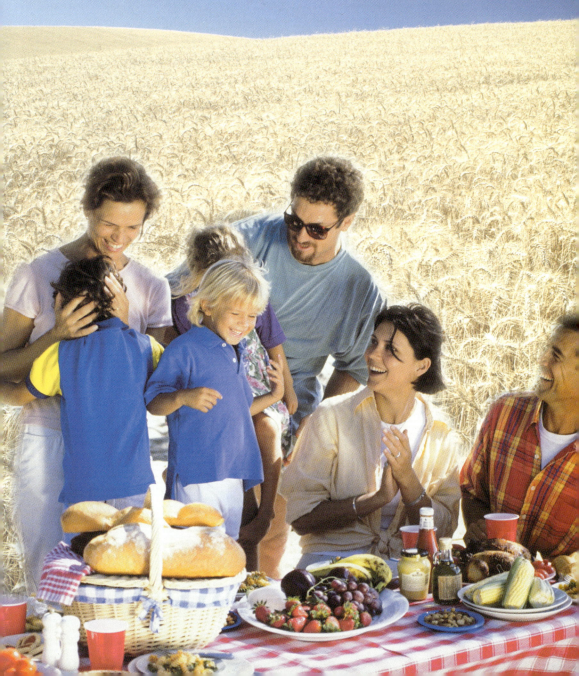

Ernährung
„Der Mensch ist, was er isst"

Ernährungssituation heute

Unsere heutigen Lebensbedingungen sind gekennzeichnet durch einen Überfluss an Nahrungsmitteln.

Diese sind preiswert und in großen Mengen verfügbar, so dass die Menschen jederzeit und überall das zu essen bekommen können, worauf sie gerade Lust haben.

Der „Konsumfaktor Mensch" ist Zielobjekt von milliardenschweren Werbestrategien der Lebensmittelindustrie, die bei ihm lustvolle Verzehrsbedürfnisse wecken sollen.

Essen aus Lust, Frust oder Stress

Nahrungsaufnahme ist bei der verführerischen Vielfalt des Angebotes von einem natürlichen Bedürfnis immer mehr zum Lustprinzip geworden, und wir lassen uns von den sinnlichen Reizen der Nahrungsmittel verleiten, zu viel, zu süß und zu fett zu essen.

Essen dient bei vielen Menschen wegen seiner spannungslösenden Wirkung auch dazu Stress abzubauen, da es ihnen nicht gelingt, mit Konflikten oder Frustrationen situationsgerecht umzugehen. Bei dieser Art von „Stressbewältigung mit der Droge Nahrung" kommt es leicht zu einer Überschreitung des tatsächlich benötigten Kalorienbedarfs.

Wie reagieren die Körperzellen auf den Nahrungsüberfluss?

Körperzellen sind von einer schützenden Doppelmembran umgeben, die für jeden Nahrungsbaustein eine spezielle „Einlasstür" besitzt. Diese Türen werden bei einem Überangebot mit Nährstoffen verschlossen, um sich vor einer Überschwemmung mit Nahrungsbausteinen zu schützen.

Nach einer üppigen Mahlzeit „vagabundieren" dann z.B. Zucker und Fette infolge dieses Aufnahmestopps übermäßig lange in den Blutgefäßen und finden nirgendwo einen Abnehmer.

Wenn das Angebot an Nahrungsbausteinen und die Nachfrage seitens der Verbraucher (Körperzellen) in ein Ungleichgewicht geraten, kommt es zu einer **Stoffwechselstörung**.

Hält diese über einen längeren Zeitraum an, entwickeln sich langsam und schleichend **Stoffwechsel- und Ernährungskrankheiten**.

Diesen „Stoffwechselstau" kann der Arzt durch erhöhte Blutwerte für Zucker, Fett und Harnsäure diagnostizieren.

Der betroffene Patient ist erstaunt, dass er auf einmal „stoffwechselkrank" sein soll. Bisher hat ihm ja nichts weh getan, im Gegenteil – der Appetit war gut und fette, deftige Mahlzeiten wurden problemlos vertragen. Bis auf die Kurzatmigkeit beim Treppensteigen und die paar Pfündchen zuviel war doch alles bestens, oder?

Das ist das Tückische bei vielen Ernährungskrankheiten wie Übergewichtigkeit, Bluthochdruck, Diabetes, Arteriosklerose usw. Sie verlaufen über viele Jahre stumm und schmerzlos und werden lange Zeit nicht erkannt.

Der Arzt müsste jetzt dem Patienten in einem zeitaufwendigen Beratungsgespräch die Zusammenhänge dieses Stoffwechselstaus erklären, ihn zu einer langfristig angelegten Verhaltensänderung ermutigen und ihn dabei unterstützend begleiten. Mit dem alleinigen Hinweis: „Sie sind zu dick, müssen abnehmen, weniger essen, sich mehr bewegen, auf Alkohol verzichten, nicht mehr rauchen, sonst...!" wird sich aber wenig bewegen.

Diese „Drohfingermedizin" bewirkt bei den Betroffenen in der Regel nicht viel, denn ein großer innerer Schweinehund versperrt die Tür zu einer lebenswichtigen Verhaltensänderung. Man weiß, dass man eigentlich etwas tun müsste, aber...

Das Widersprüchliche unseres derzeitigen Gesundheitssystems ist, dass Ärzte für zeitaufwendige Präventionsschulungen und präventive Laboruntersuchungen nicht leistungsgerecht vergütet werden.

Um das Schlimmste zu verhüten, erfolgt der (oft resignierte) Griff zum Rezeptblock und man verordnet „Pillenmedizin" z.B. in Form von Blutfett-Senkern, Blutzucker-Senkern, Harnsäure-Senkern usw.

Da man aber die Ursachen des Problems z.B. durch fantasievolle Aufklärungskampagnen mit allen Möglichkeiten der modernen Medienwelt nicht angeht, steigen die Kosten des Gesundheitssystems für ernährungsbedingte Erkrankungen höher und höher und werden bald nicht mehr bezahlbar sein.

Überfluss-Deponierung – ein verzweifelter „Stoffwechselweg"

Wenn also das, was getan werden müsste, nicht getan wird, versucht der Körper den „Selbstmord mit Messer und Gabel" hinauszuzögern.

Nach Aufnahmestopp für überschüssige Nährstoffe muss dieser Überfluss irgendwohin entsorgt werden.

Da der Körper an der Ferse (leider!) keinen Auslassstopfen hat, um überschüssige Fett- und Zuckermengen abzulassen, verbleibt ihm als einziger Weg die Überfluss-Deponierung.

Das sind für Zucker und Fette das unersättliche Fettgewebe und die Leber, für die Harnsäure die Nieren und Gelenke, für Cholesterin die Gallenblase und Blutgefäße.

Auch innerhalb jeder Körperzelle gibt es eine „Deponie", wo Stoffwechsel-Müll abgelagert wird.

Überernährung erhöht z.B. den Stoffwechselumsatz und es entstehen dabei große Mengen an Abbauprodukten des Zellstoffwechsels, so dass die Zellen im Laufe der Zeit „vermüllen" und vorzeitig altern.

Neben einer **Über- und Fehlernährung mit Übergewichtigkeit** kommen noch andere „Risikofaktoren" hinzu, wie z.B.

- **Bewegungsmangel,**
- **Genussmittel- oder Medikamentenmissbrauch und**
- **un- oder fehlbewältigter psychosozialer Stress,**

die das Bio-System Mensch zusätzlich negativ beeinflussen und überfordern.

Diese Risikofaktoren treffen auf ein über Jahrtausende in der Evolution entwickeltes biologisches Steuer- und Regelsystem, das wir zeitgemäß einmal „Biosoftware" nennen wollen.

Die Biosoftware der Steinzeit für das Computerzeitalter

Stoffwechselprozesse und Körperfunktionen laufen nicht selbstständig ab, sondern müs-

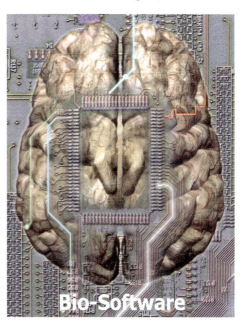

sen durch ein Netzwerk von Bio-Computern gesteuert und überwacht werden.

Die „Biosoftware" des menschlichen Stoffwechsels ist auf Grund der nur langsamen Anpassung der Evolution an Veränderungsprozesse der Umwelt immer noch die „Software der Jäger und Sammler". Die genetischen Softwareprogrammierer laufen der rasanten Menschheitsentwicklung immer noch mehrere tausend Jahre hinterher. Es gibt noch kein aktuelles „update" der Stoffwechsel-Software für die Lebensweise des Menschen im heutigen Computerzeitalter, die geprägt ist durch Überflussernährung und Bewegungsmangel.

Was war damals anders als heute?

Der Mensch der Frühzeit war ein „Lauf-Wanderer" und musste sich seine Nahrung durch Jagen und Sammeln täglich auf einer Wegstrecke von ca. 20-30 km erlaufen. Das Nahrungsangebot war je nach Jahreszeit und Jagdglück einmal knapp, dann wieder reichlich bemessen und sein Stoffwechsel hat sich genetisch auf diesen Rhythmus von **Bewegung, Hungern und Sattsein** bei einem überwiegend **pflanzlichen Nahrungsangebot** optimal eingestellt.

Überschüssige Nahrung wurde als Energiereserve in Form von Fett eingespeichert und in Hungerzeiten wieder aufgebraucht.

Dieser frühzeitliche Speicherreflex war in einer Zeit des Nahrungsmangels überlebensnotwendig, kann aber für den heutigen Menschen tödliche Folgen haben.

Überflussernährung und Bewegungsmangel bedingen den krankmachenden Konflikt unseres Zivilisationsverhaltens mit der biologischen Realität unseres Körpers.

Die Körperintelligenz des Menschen versucht zunächst verzweifelt durch Signale wie Herz- und Magenschmerzen, Migräne, Kurzatmigkeit, Bandscheibenvorfall o. ä. auf diesen Konflikt aufmerksam zu machen, bis zu irgendeinem Zeitpunkt das „Bio-System Mensch" umkippt.

Das böse Erwachen folgt dann mit Herzinfarkt, Schlaganfall, Zuckerschock o.a. auf der Intensivstation eines Krankenhauses.

Hightech-Medizin wird's schon richten – oder...?

Jetzt ist die „Reparaturmedizin" gefordert, medizinischer Hightech soll alles wieder richten. Aber leider erkennen wir – bei allem Respekt für das Geleistete – sehr schnell auch die Grenzen der „Reparatur- und Tablettenmedizin" und auch des in Zukunft wirtschaftlich Machbaren.

Auch darf man die Hoffnungen und Erwartungen in das medizinisch Mögliche nicht zu hoch ansetzen. Was an Körpersubstanz durch Unter- oder Überforderung verbraucht wurde, kann nicht immer durch biologische Ersatzteile oder Medikamente ersetzt werden.

Aus diesem Grund sind wir gefordert selbst Verantwortung für unsere Gesundheit zu übernehmen.

Die Zusammenhänge zwischen Fehlernährung, Bewegungsmangel und Übergewichtigkeit will Ihnen dieses Buch vermitteln, aber auch aufzeigen, wie Sie dieses Wissen einfach und praktisch – auch mit Lust und Erfolg – in Ihrem Alltag umsetzen können.

Achtung Insulinfalle!

Zwischen Hamburger und Sahnetorte einerseits und Herzinfarkt und Zuckerkrankheit andererseits haben die Götter das Insulin gestellt.

Stoffwechsel und Speicherung von Zucker, Fett und Eiweiß werden von dem „Generalschlüssel" der Zellernährung, dem Hormon Insulin in Abhängigkeit von der Menge und Zusammensetzung der Nahrung gesteuert.

Blockieren die Zellen infolge des Nahrungsüberangebotes den Schließmechanismus ihrer Eingangstüren, hat der Insulinschlüssel erhebliche Probleme.

Entdecken Sie in diesem Buch die bisher fast völlig unbeachtete Schlüsselfunktion des Insulins.

Gehören Sie schon dazu?

Millionen von Menschen, vor allem Übergewichtige und Adipöse, stecken mit typischerweise hohen Blut-Insulinwerten (Hyperinsulinämie) in einer „Insulinfalle". Ihnen drohen Zuckerkrankheit und andere ernährungsabhängige Erkrankungen.

Wir möchten Ihnen in diesem Buch zeigen, wie Sie mit gesunder „Urnahrung" Ihr Gewicht normalisieren und sich so aus der „Insulinfalle" befreien können.

Was der Mensch zum Leben braucht

Die Aufnahme von Nahrung dient unserem Körper zur Gewinnung von Energie (**Energiestoffwechsel**) und von Bausteinen für Aufbau, Erhalt und Funktion von Körperzellen und Biostrukturen (**Bau-, Reparatur- und Funktionsstoffwechsel**).

Der Mensch besteht aus ca. 70 Billionen Körperzellen, die sich funktionell in Organen und Geweben spezialisiert haben.

Die einzelne Körperzelle ist eine selbstständige Einheit mit einem eigenen **Zellstoffwechsel**, der Bausubstrate und Energieträger von außen benötigt, die vom **Gesamtstoffwechsel** zur Verfügung gestellt werden.

Die aus dem Darm aufgenommenen Nährstoffe werden zwischen den Körperzellen auf einem kilometerlangen und weitverzweigten Blutgefäßsystem mit Hilfe von spezialisierten Transporteiweißen hin und her transportiert.

Die Nährstoffe werden dabei in vielfältigen Stoffwechselschritten um-, ab- und wiederaufgebaut.

Von der Körperumwelt ist die Zelle durch eine schützende Doppelmembran getrennt. Der Stoffaustausch zwischen der Zelle und ihrer Umwelt erfolgt über energieabhängige Membranpumpen und Transportschächte.

Ein Großteil der Nahrungsenergie wird für den Betrieb dieser Membranpumpen benötigt. Steht zu wenig Energie (z.B. bei längeren Hungerzuständen) für die Pumpenfunktion zur Verfügung, können diese nicht mehr richtig arbeiten und es treten Membranundichtigkeiten auf mit einer Störung des Substrataustausches zwischen innen und außen.

Stoffwechsel und Stoffaustausch findet in unserem Körper rund um die Uhr nach dem Prinzip des Gleichgewichtes von Angebot und Nachfrage statt.

Die einzelnen Stoffwechselwege und -schritte folgen den von der Evolution festgelegten Ablaufplänen (**„Biosoftware"**) und unterliegen einem hormonell gesteuerten **Tag-Nacht-Biorhythmus**.

Am Tag stellt der **Leistungsstoffwechsel** dem Körper die Energie und Ressourcen für seine Bewegungsaktivitäten zur Verfügung.

In der Nacht, wenn der Mensch schläft, kommt es zu einer hormonellen Umschaltung auf den **Regenerations- und Repara-**

turstoffwechsel, wo die am Tage verbrauchten oder beschädigten Biostrukturen repariert und Ressourcen wieder erneuert werden.

Nahrung, Wasser und Sauerstoff – die 3 wichtigsten „Lebensmittel"

Feste Nahrung enthält als sog. **„Makronährstoffe"** Kohlenhydrate, Fette und Eiweiß und als **„Mikronährstoffe"** eine Vielzahl an Vitaminen, Mineralien und Biostoffen.

Flüssige Nahrung (60% des menschlichen Körpers besteht aus Wasser) dient der Aufrechterhaltung des innerhalb und außerhalb der Zellen erforderlichen Flüssigkeitsmilieus, ohne das Leben nicht möglich ist.

Das dritte und wichtigste „Lebensmittel" ist **Sauerstoff**, der für die Verbrennungsvorgänge in den Zellen (Zellatmung) bei der Energiegewinnung unerlässlich ist, und auf den wir nur wenige Minuten verzichten können. Unser Körper kann Energie mit Sauerstoff **(aerob)** oder ohne Sauerstoff **(anaerob)** aus den Nahrungsbausteinen gewinnen (Zucker- und Fettverbrennung).

Die „Stoffwechselheizung"

Der Mensch ist ein „Warmblüter" und braucht zum reibungslosen Funktionieren seines Körpers eine konstante Betriebstemperatur. Diese wird überwiegend durch die Stoffwechselwärme erzeugt und muss konstant 36-37 Grad betragen.

Man unterscheidet beim Menschen zwei „Klimazonen": die **Kern**- und die **Schalentemperatur**. Die Kerntemperatur für die lebenswichtigen Organe (Kopf und Rumpf) ist konstant, während die Schalentemperatur (Arme und Beine) durch Regulationsvorgänge schwanken kann.

Woher bezieht der Körper seine Heizenergie?

Dem Körper stehen drei Bio-Brennstoffe für die „Stoffwechsel- und Muskelheizung" zur Verfügung.

1. Unter Normalbedingungen nutzt er überwiegend die **Kohlenhydrate** als bequemsten und schnellsten Weg der Energiegewinnung. Kohlenhydrate fördern auch die Fettverbrennung, denn „Fette verbrennen im Feuer der Kohlenhydrate".

2. Parallel dazu werden die **Nahrungs-** und **Speicherfette** vorwiegend in der Herz- und Körpermuskulatur durch den Prozess der Fettverbrennung „verheizt".

3. Als Sonderweg bei Hungerzuständen (z.B. bei „Null-Diäten") werden als Notmaßnahme auch **Muskel- und Bluteiweiße** zur Energiegewinnung verbrannt.

	Physiologischer Brennwert pro 1g	Spezifisch-dynamische Wirkung (Energieverlust des Brennwertes)
Kohlenhydrate	4,1 kcal	6%
Eiweiß	4,25 kcal	16-20%
Fett	9,3 kcal	3%

Etwa 60% der Nahrungsenergie wird unter Ruhebedingungen (Grundumsatz) für die Produktion von Körperwärme und 40% zur Aufrechterhaltung der Organfunktionen umgesetzt.

Die zugeführte Nährstoffenergie wird aufgrund eines Energieverlustes bei der Verarbeitung von Nährstoffen im Stoffwechsel (sog. spezifisch dynamische Wirkung) nicht vollständig zur Energiegewinnung genutzt. Für die Gruppe der Kohlenhydrate beträgt dieser Energieverlust ca. 6%, für Fette ca. 3% und für Eiweiß ca. 16-20% des Brennwertes (bei Mischkost 10%).

Kohlenhydrate – die Schlankmacher

Der wichtigste Energieträger der Erde entsteht aus Luft, Sonne und Wasser

Aus dem Kohlenstoff der Luft (Kohlendioxyd) bilden Pflanzen in ihrem Blattgrün mit Hilfe von Sonnenenergie und Wasser Zuckerbausteine, die **Kohlenhydrate**.
Entsprechend der Zahl ihrer Grundbausteine unterscheidet man Ein-, Zwei-, Mehr- und Vielfachzucker.

Der wichtigste **„Einfachzucker"** für den menschlichen Stoffwechsel ist die Glukose (Traubenzucker).
Glukose wird als Speicherform zu **„Vielfachfachzuckern"** verknüpft, bei Pflanzen als Stärke, bei Tieren und Menschen als Glykogen.
Da aus dem Darm nur Einfachzucker in die Blutbahn aufgenommen werden können, muss Stärke durch Enzyme der Mund- und Bauchspeicheldrüsen und des Darmes wieder in die einzelnen Glukose-Bausteine aufgespalten werden.
Im Stoffwechselkreislauf der **Glykolyse** (Zuckerspaltung) kann nur Glukose zur Energiegewinnung verbrannt werden. Alle anderen Nahrungszucker müssen vorher zu Glukose umgebaut werden.

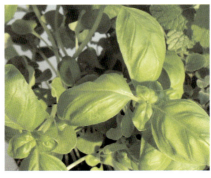

Nicht alle in der Nahrung enthaltenen Zucker (z.B. Zellulose) können im Dünndarm für den Stoffwechsel aufgeschlossen werden. Sie werden von den Dickdarmbakterien als Nährstoffe benötigt und dienen somit als „Ballaststoffe" der Darmgesundheit.

Glukose stimuliert die Insulinausschüttung

Wird Glukose aus dem Darm in die Blutbahn aufgenommen, steigt der Blutzuckerspiegel an, was in der Bauchspeicheldrüse eine der Höhe des Blutzuckers entsprechende Ausschüttung von Insulin auslöst. Insulin hat die Aufgabe die Glukose auf die Verbraucher (Körperzellen) zu verteilen und deren Aufnahme in die Zelle zu ermöglichen. Dadurch sinkt der Blutzuckerspiegel wieder auf seinen Ausgangswert.
Als zentrales Stoffwechselhormon hat Insulin aber noch weitere wichtige Funktionen im Zucker- Fett- und Eiweißstoffwechsel (siehe Insulinfalle).

Bei der Bewertung von Kohlenhydraten wird ihre Eigenschaft eine niedrige oder hohe Insulinausschüttung hervorzurufen zugrunde gelegt.

Deutscher Ärzte-Verlag 2001, GESUNDHEIT

Kohlenhydrate – die Schlankmacher

Kohlenhydrate haben je nach Zahl ihrer Zuckerbausteine und ihrer Einbindung in Ballaststoffe „gesunde" oder „ungesunde" Stoffwechseleigenschaften.

„Einfachzucker" machen dick und hungrig

Aus der Nahrung können nur 3 Kohlenhydrate als „Zuckerbausteine" (**Glukose** = Traubenzucker, **Fructose** = Fruchtzucker, **Galactose** = Schleimzucker der Milch) aufgenommen werden. Während Fructose und Galactose in der Leber erst noch zu Glukose umgebaut werden müssen, gelangt die Nahrungsglukose sehr rasch in die Blutbahn, führt zu einem hohen Blutzuckeranstieg und löst dabei eine schnell ansteigende und gleichzeitig auch hohe „Insulinantwort" aus. Dies führt zu einer raschen Senkung des Blutzuckers bis unter den Normalwert („überschießende Insulinwirkung"), so dass es zu einer Unterzuckerung mit Hungergefühl kommt.
Gleichzeitig schleust Insulin die im Blut zirkulierenden Fette ins Fettgewebe ein und blockiert dessen Ausgangstüren für mehrere Stunden („Dickmachereffekt").

Vollwertige „Vielfachzucker" machen schlank und satt

Ganz anders sind die Stoffwechselreaktionen bei Kohlenhydraten, die aus einer Kette von Zuckerbausteinen bestehen (Vielfachzucker wie z.B. Stärke) und die noch in der Bioverpackung ihrer Ballaststoffe stecken, wie z.B. naturbelassene Vollwertprodukte (Reis, Kartoffeln, Getreideprodukte).

Die langen Stärke-Zuckerketten können nur aufwendig und unter Energieverbrauch zu einzelnen Zuckerbausteinen abgebaut werden, und die Ballaststoffe verlangsamen zusätzlich ihre Aufnahme in die Blutbahn.
Der Blutzuckerspiegel steigt nach einer Mahlzeit mit Vollwert-Stärkekohlenhydraten nur langsam und in einer geringeren Höhe an (flacher Verlauf der Blutzuckerkurve).
Parallel dazu verhält sich auch die Insulin-Antwort. Insulin wird nur langsam und in

"Ungesunde"= kurzkettige Kohlenhydrate (Einfachzucker)
Vorkommen: Haushaltszucker, Süßwaren

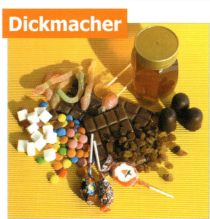

Dickmacher

– schnelle Aufnahme und Verstoffwechselung
– hoher Blutzucker- und Insulinanstieg
– bei Überangebot schnelle Umwandlung zu Fett („Fettzucker")
– machen schon nach kurzer Zeit wieder "Heißhunger" (hohe Insulinausschüttung mit schnellem Blutzuckerabfall)

„Gesunde" = langkettige Kohlenhydrate (Vielfachzucker)
Vorkommen als Stärkekohlenhydrate:
In Brot und Getreideprodukten, Reis, Kartoffeln

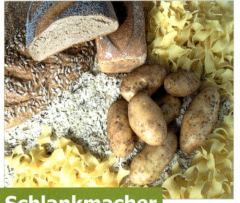

Schlankmacher

– langsame, energieaufwendige Verstoffwechselung (Stärke muss erst unter Energieverbrauch in Einfachzucker zerlegt werden)
– führen zu einem niedrigen Blutzucker- und Insulinanstieg
– sind langfristig sättigend

geringer Menge ausgeschüttet. Eine Unterzuckerung mit Heißhunger bleibt aus, im Gegenteil: Stärkekohlenhydrate machen länger satt auch wegen ihrer längeren Verweildauer im Magen.

Nur Vollwert-Stärke bewirkt eine niedrige Insulinantwort

Die gesunde Stoffwechselwirkung der Vollwert-Stärkekohlenhydrate geht jedoch verloren, wenn die Ballaststoffe und andere Begleitstoffe durch industrielle Verarbeitungsprozesse entfernt werden.
So enthalten z.B. Weißmehl, Kartoffelmehl, Maismehl und polierter Reis nur reine Stärke, die schnell und ohne großen Energieaufwand zerkleinert werden kann und dann wie die Einfachzucker einen hohen Blutzucker- und Insulinspiegel auslöst.

Die wichtigsten Stärke-Kohlenhydrat-Träger

Roggenmischbrot	45 g/100 g
Parboiled Reis	78 g/100 g
Teigwaren (ohne Ei)	72 g/100 g
Linsen	52 g/100 g
Kartoffel (gekocht)	15 g/100 g

Kohlenhydrate – die Schlankmacher

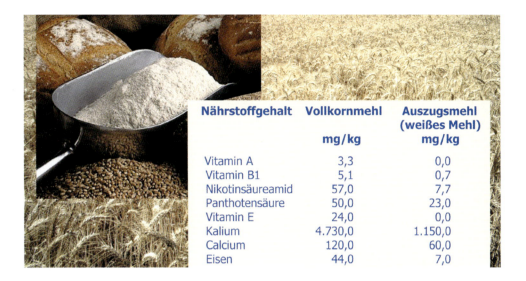

Nährstoffgehalt	Vollkornmehl mg/kg	Auszugsmehl (weißes Mehl) mg/kg
Vitamin A	3,3	0,0
Vitamin B1	5,1	0,7
Nikotinsäureamid	57,0	7,7
Panthotensäure	50,0	23,0
Vitamin E	24,0	0,0
Kalium	4.730,0	1.150,0
Calcium	120,0	60,0
Eisen	44,0	7,0

Vollwert-Nahrung, da ist noch Power drin!

Vollkornprodukte sind ernährungsphysiologisch deshalb wertvoller, weil z.B. in Weißmehl- und Weißmehlbackwaren die meisten Nähr- und Ballaststoffe ausgesiebt wurden. Mehl vom Typ 405 wird in ca. 22 technischen Schritten hergestellt und am Ende dieses Verarbeitungsprozesses kommen dann praktisch „leere" Stärkekalorien heraus. Je kleiner die Typen-Zahl des Mehles, umso geringer ist sein Ballaststoff-, Mineral- und Vitamingehalt und umgekehrt.
In Vollwertprodukten findet sich ein Mehrfaches an Ballaststoffen, Vitaminen und Mineralien (Tabelle oben).

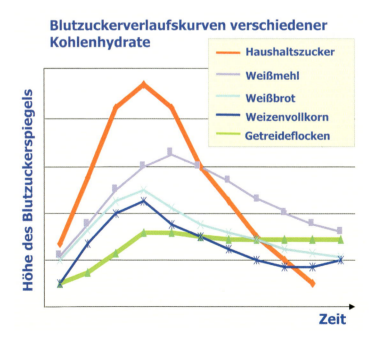

Der „Glykämische Index"

Eine praktische Orientierung über Lebensmittel, die einen hohen bzw. niedrigen Blutzuckerspiegel und damit auch Insulinspiegel auslösen, gibt der **glykämische Index (GI)**. Prof. Crapo, USA hat bei Testpersonen nach standardisierter Aufnahme von verschiedenen kohlenhydrathaltigen Lebensmitteln den Blutzucker bestimmt und in einer Skala von 1-100 eingeordnet.

Die Abbildung (Seite 33 unten) verdeutlicht die enge Beziehung zwischen Verlauf und Höhe des Blutzuckers und des Insulins im Blut.

Die Kurvenverläufe von Blutzucker und Insulin sind dabei praktisch identisch.

Nahrungsmittel mit vielen Mehrfachzuckern und Ballaststoffen haben einen **niedrigen GI (kleiner als 50)**, da sie einen niedrigen Blutzuckerspiegel und damit auch eine niedrige Insulinantwort auslösen.

Nahrungsmittel mit vielen Einfachzuckern und wenig Ballaststoffen haben dementsprechend einen **hohen GI (größer als 50)**, da sie einen hohen Blutzuckerspiegel und damit eine hohe Insulinantwort bewirken.

Unser Ernährungstipp

Vollwert, da ist noch Power drin!

- Vollwertige Stärke-Kohlenhydrate haben einen deutlich höheren Gehalt an Vitaminen, Mineralstoffen, Spurenelementen und Ballaststoffen und sättigen deutlich länger als Weißmehlbackwaren.
- Der Blutzuckerspiegel und die Insulinausschüttung zeigen keine ungesunden Spitzenwerte.
- Unterzuckerungshunger wird vermieden.
- Die Fettverbrennung wird nicht durch Insulin blockiert.

Stärke-Kohlenhydrate sind keine Dickmacher – sie machen satt und schlank!

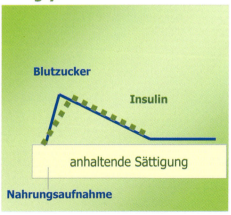

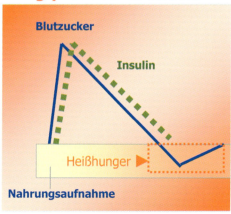

Deutscher Ärzte-Verlag 2001, GESUNDHEIT

Kohlenhydrate mit niedrigem glykämischen Index

Obst/Gemüse
Frisches Obst	10-30
Frisches Gemüse	15
Pilze	15
Sojabohnen	15
Grapefruit	25
Kirschen	25
Limabohnen	30
Trockenbohnen	30
Linsen	30
rohe Karotten	30
getrocknete Aprikosen	30
Kichererbsen	30
Trockenerbsen	35
Feigen	35
rote Bohnen	40
grüne Bohnen	40
Erbsen	50
frische Aprikosen	15
Tomaten	<15
Auberginen	
Zucchini	<15
Knoblauch	
Zwiebeln	<15

Getreideprodukte
Roggen	35
Haferflocken	40
Vollkornmüsli (o. Zucker mit hohem Kleiegehalt)	40

Brot
Vollkorn- oder Kleiebrot	50
Pumpernickel	40
Roggenvollkornbrot	40
Schrotbrot	35

Getränke
Frischer Fruchtsaft (ohne Zucker)	40
Frische Gemüsesäfte	15

Beilagen
Nudeln aus Vollkornschrot	30
Vollkornnudeln	40
Naturreis	50

Süßes
Fruchtzucker (Fructose)	2
Bitterschokolade (ab 70% Kakao-Anteil)	20
Marmelade mit Fruchtzucker	30

Milchprodukte
Naturjoghurt (ohne Zucker)	15
Magermilch	30
Milchprodukte	ca. 35

Nüsse
Erdnüsse	15
Nüsse	15-30

Deutscher Ärzte-Verlag 2001, GESUNDHEIT

Kohlenhydrate mit hohem glykämischen Index

Obst/Gemüse
Gekochte Karotten	85
Kürbis	75
Mais	70
Wassermelone	70
Ananas	65
Rosinen	65
Dörrobst	65
Rüben	65
Reife Bananen	60
Honigmelone	60

Kartoffeln
Bratkartoffeln	95
Gebackene Kartoffeln	95
Kartoffelpüree	90
Chips	90
Pommes frites	80
Gekochte Kartoffeln	70
Pellkartoffeln	65

Getreideprodukte
Cornflakes, Popcorn	85
Reiskuchen	80
Reis-Crispies	80
Mais und Mais-Chips	75
Kräcker	75
Gezuckertes Müsli	70
Croissant	70
Maismehl	70
Weizenmehl	70
weißer Gries	60

Brot
ganz weißes Brot (Fastfood)	95
Brezeln	85
Weißbrot (Baguette)	70
Graubrot	65

Getränke
Maltose (Bier)	110
Limonaden	100
Gezuckerte Fruchtsäfte	80

Beilagen
Instant-Reis	90
Schnellkochreis	85
Weißer Reis	70
Polierter Reis	70
Couscous	60
Basmati-Reis	60
Nudeln	60

Süßes
Glukose	100
Traubenzucker	100
Honig	75
Zucker (raffiniert)	75
Schokoriegel	70
Vollmilchschokolade	70
Kekse	70
Konfitüre	60

Versteckte Zucker – die unerkannten Dickmacher

Durch die Kultivierung der Zuckerrübe wird heute raffinierter Einfachzucker tonnenweise auf dem Lebensmittelmarkt ausgeschüttet (100 g einer „Hochleistungs"-Zuckerrübe liefert einen Esslöffel = 18 g Zucker). Viele Lebensmittel sind mit Haushaltszucker (Saccharose) angereichert

Die Zuckerspeicher

Glukose (Traubenzucker) ist das „Superbenzin" des Stoffwechsels und wird in der Leber und den Muskeln in seiner Speicherform als Glykogen eingelagert.
Der Glykogenspeicher der **Leber** (ca. 100 g) stellt eine konstante Energieversorgung der Körperorgane insbesondere des Gehirns rund um die Uhr sicher.

So viel raffinierter Zucker steckt in 100 ml/100 g:

Bonbons (Hartkaramellen)	97 g
Konfitüre	70 g
Nougat	66 g
Brotaufstrich (auf Nussbasis)	54 g
Gummibärchen	42 g
Schokolade	40 g
Müsliriegel	30 g
Tomatenketchup	23 g
Käsesahnetorte	23 g
Plätzchen	17 g
Fruchtsaftgetränk	12 g
Limonaden	11 g
Joghurt (Fruchtzubereitung)	11 g

(„versteckter" Zucker). In einem Liter Limonadengetränk sind z.B. 110 g Zucker, in 1 Liter Fruchtnektar bis zu 200 g Zucker versteckt.
Die Körperzellen können dieses Kraftstoffüberangebot oft nicht verarbeiten. Der Mensch lagert es dann als Zucker-Fett ein und wird dabei übergewichtig.

Der Glykogenspeicher in den **Muskeln** (ca. 300 g) dient zur Energieversorgung der Muskulatur für schnelle Kraftleistungen. Je nach Bedarf und Trainingszustand kann der Muskel seine Glykogenvorräte erhöhen.

Die zentrale Bedeutung der Kohlenhydrate für die Energiegewinnung

Die Endstrecke bei der Verbrennung der Nahrungsbausteine zur Energiegewinnung ist der **„Citratzyklus"**.
Die Stoffwechselwege von Kohlenhydraten, Fetten und Eiweiß enden auf der gemeinsamen Stufe der aktiven Essigsäure (Acetyl-CoA), welche im Citrat-Zyklus zu ATP-Energie verbrannt wird. ATP ist der universelle Energieträger für alle Zellen.

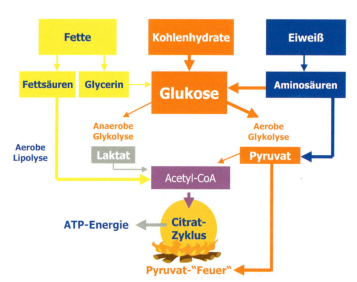

Das Funktionieren des Citratzyklus erfordert neben einem Angebot an Acetyl-CoA auch eine ausreichende Menge an Pyruvat, welches überwiegend aus Kohlenhydraten (aerobe Glykolyse) gebildet wird.
Die Fettsäuren können im Citratzyklus nur verbrannt werden, wenn genügend Kohlenhydrate zur Verfügung stehen.

Daher gilt: Fette verbrennen im Feuer der Kohlenhydrate.

Eine Grundversorgung des Körpers mit Kohlenhydraten ist die Voraussetzung für die Verbrennung von Fett.
Bei Kohlenhydratmangel kann Pyruvat auch aus Aminosäuren der Eiweiße hergestellt werden. Dies erklärt den unerwünschten Eiweiß- und Muskelabbau bei Hungerzuständen.

Zwei Hormone der Bauchspeicheldrüse regeln den Zuckerstoffwechsel

Insulin, das Hormon des Nahrungsüberflusses, hat eine Spediteur- und Steuerungsfunktion, indem es die Aufnahme des Blutzuckers in die Körperzellen und Glykogenspeicher ermöglicht. Es ist ein „Multitalent" und für fast alle Stoffwechselprozesse von zentraler Bedeutung.
Man nimmt heute an, dass die Insulin-Ressourcen nicht unbegrenzt zur Verfügung stehen und bei Fehlernährung mit Übergewichtigkeit vorzeitig verbraucht werden, was den Ausbruch einer Zuckerkrankheit zur Folge hat.
Glukagon, das Hormon des Nahrungsmangels, ist der Gegenspieler des Insulins und setzt bei einer Unterzuckerung aus den Glykogenspeichern Glukose frei und stellt damit die lebenswichtige Versorgung des Gehirns mit Glukose sicher.

Hyperinsulinämie und Körperverfettung – eine globale Epidemie

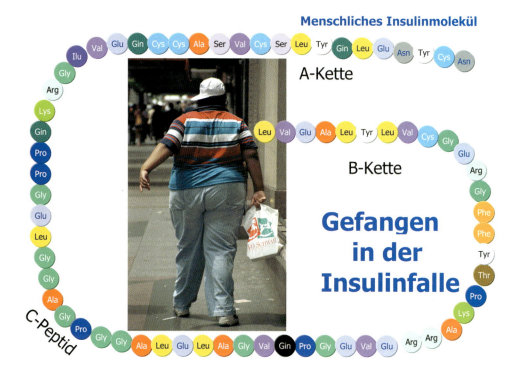

Die **Übergewichts-Zuckerkrankheit (Diabetes mellitus Typ 2b)** ist die am schnellsten zunehmende Krankheit in Deutschland **bei Alt und Jung.** Dieser Typ der Zuckerkrankheit wurde früher als „Alterszucker" bezeichnet. Er betrifft in den westlichen Wohlstandsgesellschaften aber auch immer mehr übergewichtige Kinder und Jugendliche!

Ursachen dafür sind: Fast food, Süßigkeitenverzehr und süße Limonaden, gepaart mit körperlicher Inaktivität durch einen hohen Fernsehkonsum. Die Folgen sind Übergewichtigkeit und sog. „Altersdiabetes".

Bereits zwei Drittel der Schulkinder haben Gefäßverkalkungen mit einem erheblichen Risiko schon in jungen Jahren an Herzinfarkt oder Schlaganfall zu erkranken.

Viele Menschen stecken durch Ihre Übergewichtigkeit in einer „Insulinfalle".

In den letzten 40 Jahren ist es wohlstandsbedingt zu einer Verzehnfachung(!) der Diabeteserkrankungen gekommen und die Tendenz ist immer noch steigend!

Deutscher Ärzte-Verlag 2001, GESUNDHEIT

Man schätzt, dass die Zahl der Diabetiker in Deutschland wahrscheinlich bereits 5 bis 6 Millionen erreicht hat. Wenn die Übergewichtigkeit weiter ansteigt, werden wir nach Berechnungen der Weltgesundheits-Organisation im Jahr 2010 in Deutschland bis zu 8 Millionen Diabetiker haben. Das heißt: **Jeder Zehnte, den Sie dann auf der Straße treffen, ist zuckerkrank** und gefährdet, später an Diabetes-Folge-Erkrankungen wie Herzinfarkt, Erblindung, Nierenversagen zu erkranken und daran zu sterben.

Die erheblichen Kosten der Zuckerkrankheit für unser Gesundheitssystem entstehen durch die Folgeerkrankungen. Man hat berechnet, dass von den Übergewichts-Zuckerkranken jährlich 6.000 **erblinden**, bei 8.000 ein **dialyse-pflichtiges Nierenversagen** eintritt, 28.000 **Fußamputationen** vorgenommen werden müssen, 40.000 **Herzinfarkte** schon in jüngerem Lebensalter auftreten und 40-80.000 einen **Schlaganfall** erleiden.

Häufigkeit der Diabeteserkrankungen in Abhängigkeit vom Wohlstandsverlauf in Deutschland

1950	0,2	Millionen
1994	4	Millionen
2010	8	Millionen
		(jeder 10. Einwohner!)

Die Überlebenszeit der Zuckerkranken mit einer Koronaren Herzkrankheit beträgt nach oft verspäteter Diagnosestellung noch ca. 8 Jahre.

Der Grund allen Übels ist eine Fehlernährung mit Übergewichtigkeit, denn **90% aller Diabetiker haben eine Übergewichts-Zuckerkrankheit.**

Nur 10% der Zuckerkranken sind **Diabetiker vom Typ 1**, dessen Ursache eine Entzündung der Bauchspeicheldrüse mit einer Antikörperbildung gegen die insulinproduzierenden Beta-Zellen ist, so dass diese kein Insulin mehr herstellen können.

Eine Vermeidung der Erkrankung bzw. eine deutliche Erhöhung der Lebenserwartung bei vorhandenem Diabetes kann nur durch eine Gewichtsreduktion erreicht werden. Nicht nur die Zuckerkrankheit, sondern auch weitere ernährungsbedingte Erkrankungen oder „Zivilisationskrankheiten" sind die Folgen von Fehlernährung mit Übergewichtigkeit.

Viele Menschen befinden sich, ohne es zu wissen, ernährungsbedingt bereits in der „Insulinfalle".

Die Befreiung daraus gelingt durch das Verstehen des Wirkungsmechanismus des „Schlüsselhormons Insulin" und durch ein entsprechendes Ernährungsverhalten.

Das „gewusst wie" wird Ihnen nachfolgend beschrieben.

Die Wirkung des zentralen Nahrungshormons Insulin

Hormone sind Regulationsstoffe, die über eine speziell für sie codierte Bindungsstelle an der Zellmembran (Hormonrezeptor) den Stoffwechsel der Zellen beeinflussen.

Das zentrale Schlüsselhormon des Ernährungsstoffwechsels ist das Insulin. Es hat wesentlichen Einfluss auf den Zellstoffwechsel und ist verantwortlich für die Versorgung der Zellen mit :

- **Kohlenhydraten**
- **Fetten**
- **Eiweiß**

Ohne Insulin würde der menschliche Körper „innerlich" verhungern, weil die Zellen trotz eines Nahrungsüberflusses in der Blutbahn ohne den Insulin-Schlüssel ihre Eingangstüren für Nährstoffe nicht öffnen könnten.

Die Wirkungen des Insulins auf den Gesamtstoffwechsel sind:

1. Die Gewinnung von Energie
   - durch Anregung der Zuckerverbrennung (Glykolyse)

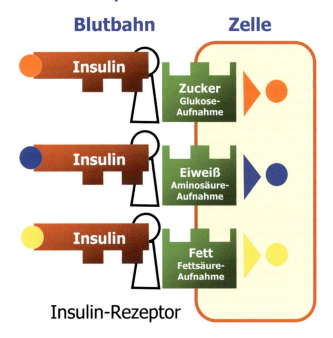

Der „Generalschlüssel" Insulin
Transport-Taxi und Türöffner

Insulin-Rezeptor

2. Die Speicherung von Energie
- **Insulin fördert:**
   - den Aufbau von Speicherzucker (Glykogen) in Leber und Muskel
   - den Aufbau von Fett aus Zucker
   - die Aufnahme von Zucker und Fettsäuren in das Fettgewebe
- **Insulin hemmt:**
   - Die Freisetzung von Fett aus dem Fettgewebe

3. Die Förderung des Zellwachstums
   - durch Aufbau von Eiweiß
   - durch Hemmung des Eiweißabbaus

Nach einer Mahlzeit kommt es zu einem Anstieg von Nährstoffen im Blut. Durch diesen Kohlenhydrat-, Fett- und Eiweiß-„Reiz" wird Insulin in der Bauchspeicheldrüse produziert, gespeichert und in die Blutbahn freigesetzt.

Insulin wirkt an den wichtigsten Organen des Energiestoffwechsels. Die insulinabhängigen Gewebe sind:
- Muskel
- Leber
- Fettgewebe

Die Insulinwirkung an der Zelle

Wenn der Mensch mit seiner Nahrung Kohlenhydrate, Fett oder Eiweiß aufnimmt, schüttet die Bauchspeicheldrüse Insulin in die Blutbahn aus. Die Höhe der Insulinfreisetzung wird von der Nahrungszusammensetzung und vom Ernährungsstatus des Menschen bestimmt.
Muskel-, Leber-, und Fettzellen haben auf ihrer Zellmembran Insulin-Rezeptoren, an denen sich Insulin anlagert, einen Schließ-Kontakt öffnet und eine **Signalkette** auslöst. Diese veran-

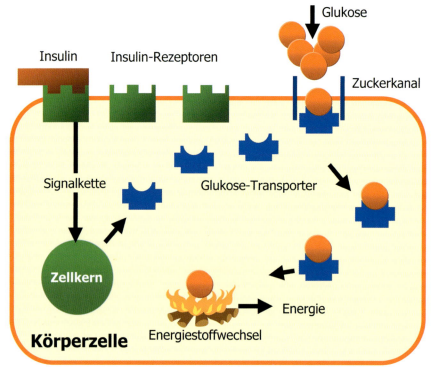

Die Körperzellen sind autonom und bestimmen durch die Anzahl der Insulinrezeptoren, wieviel Zucker, Amino- und Fettsäuren sie bedarfsgerecht aufnehmen wollen.

lasst im Zellkern die Bildung von Transportern, welche die Aufnahme von Glukose, Aminosäuren und Fettsäuren in die Zelle durch einen Transportschacht ermöglichen. Dort können sie zur Energiegewinnung verbrannt oder als Bausubstrat verwendet werden.

Krank durch Insulinresistenz und Hyperinsulinämie

Ist durch Überernährung mehr Zucker im Blut vorhanden als die Körperzellen verbrauchen können, schützen sie sich vor einer „Überzuckerung" durch Rückbau der Insulinrezeptoren an der Zellmembran (**Down-Regulation**) und der Zuckertransportsysteme innerhalb der Zelle.

Die Zuckermoleküle stehen nun vor den verschlossenen Türen der Körperzellen und es kommt zu einem stundenlangen **Verwertungsrückstau** im Blut. Man spricht von einer **Insulinresistenz**.

Um diesen Stau zu beseitigen versucht der Körper nun mit aller Gewalt den Zucker in die blockierte Zelle einzuschleusen. Wie macht er das?

Er verdoppelt, verdrei- oder vervierfacht dazu die Insulinausschüttung (**Hyperinsulinämie**). Mit dieser hohen Insulinmenge zwängt er dann wie mit einer Brechstange den Zucker in die Zelle hinein, was anfangs auch noch gelingt.

Das führt dazu, dass sich der Blutzuckerspiegel (bei gleichzeitig hohem Insulinspiegel) zunächst noch im Normbereich befin-

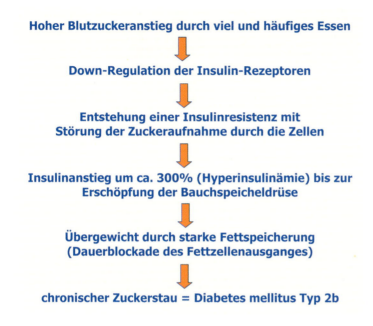

troffenen nehmen noch mehr an Gewicht zu. Die Übergewichts-Zuckerkrankheit (Diabetes mellitus Typ 2b) wird manifest, wenn der Blutzuckerspiegel trotz des hohen Insulinspiegels nicht mehr im Normbereich gehalten werden kann.

Durch eine langzeitige Hyperinsulinämie erschöpft sich die Bauchspeicheldrüse und es kommt zu einem relativen Insulinmangel. Die Insulinresistenz kann nicht mehr durchbrochen werden, die Zuckerkrankheit bricht offen aus.

det und der Beginn einer Zuckerkrankheit dadurch oft übersehen wird.

Dieser hohe Insulinspiegel mästet nun das Fettgewebe (siehe „Insulinfalle") und die Be-

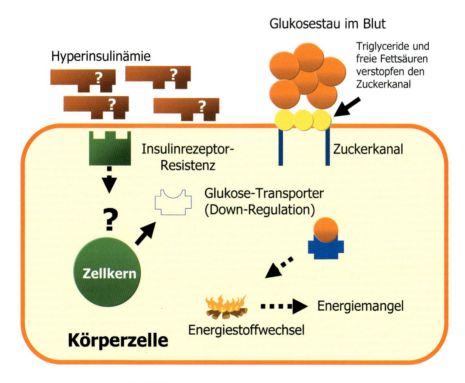

Triglyceride und gesättigte Fettsäuren, die sehr oft bei einer Zuckerkrankheit erhöht sind, blockieren zusätzlich die Transportschächte und verschlechtern somit noch die Stoffwechselsituation. Hält dieser Zustand weiter an, kommt es zu der paradoxen Situation, dass die Zellen durch die Rezeptorblockade keine Nährstoffe mehr aufnehmen können und hungern, während in den Blutgefäßen eine krankmachende Überflusssituation herrscht.

Der Zusammenhang zwischen einer übermäßigen Insulinausschüttung (Hyperinsulinämie) und Übergewichtigkeit wurde bereits 1963 von J.H. Karam und Mitarbeitern beschrieben, aber in seiner Bedeutung für den Gesamtstoffwechsel bis heute kaum zur Kenntnis genommen.

Die Abbildung zeigt den annähernd parallelen Verlauf der Blutzuckerkurven bei Normal- (grün) und Übergewichtigen (rot) nach einer Zuckerbelastung.

Die Abbildung unten (unterer Teil) zeigt jedoch, dass beim Übergewichtigen (rot) gegenüber einem Normalgewichtigen (grün) ein Vielfaches an Insulin (Hyperinsulinämie) erforderlich ist, um noch eine normale Blutzuckersenkung (obere Teil) zu erreichen.

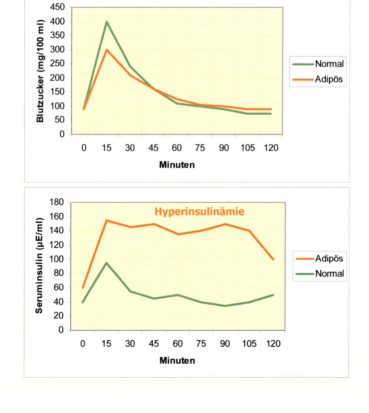

Quelle: Karam, J.H. und Mitarbeiter, 1963

Entsorgungswege von überschüssigem Blutzucker

Steigt der Glukosespiegel durch die schlechte Zuckerverwertung über einen Wert von ca. 160 mg an, (oberer Nüchtern-Normwert 110 mg) wird die sog. „Kontrollschwelle der Niere" überschritten und Glukose läuft wie über eine Staumauer aus der Blutbahn in das Harnkanalsystem über. Es ist eine „Überschussentsorgung" über die Harnwege. Die Urinzucker-Teststäbchen färben sich positiv, der Urin wird durch den Zuckergehalt klebrig.

Ein weiterer Entsorgungsweg ist die **Umwandlung von Zucker in Speicherfett.** Überschüssiger, nicht verwertbarer Zucker wird in der Leber und im Fettgewebe zu Fett umgewandelt eingelagert. Dadurch wird der Zuckerkranke noch übergewichtiger, die Insulinresistenz und die Insulinausschüttung nehmen weiter zu und die Krankheitsspirale dreht sich immer schneller und schneller.

Verlauf der Übergewichts-Zuckerkrankheit

Die Abbildung unten zeigt die Entwicklung der Übergewichts-Zuckerkrankheit. Der **erste Krankheitsabschnitt** ist symptomfrei, der Blutzuckerspiegel noch normal und die untersuchten Patienten wiegen sich in falscher Sicherheit.

Aufgrund einer abnehmenden Empfindlichkeit der Insulinrezeptoren (Insulinresistenz) muss die Bauchspeicheldrüse immer mehr Insulin ausschütten (Hyperinsulinämie), um den Blutzuckerspiegel noch im Normbereich zu halten, die Übergewichtigkeit wird verstärkt.

Im **zweiten Krankheitsabschnitt** nimmt die Empfindlichkeit der Insulinrezeptoren noch weiter ab. Der Insulinspiegel steigt dadurch bis zu einem Höhepunkt an, um dann

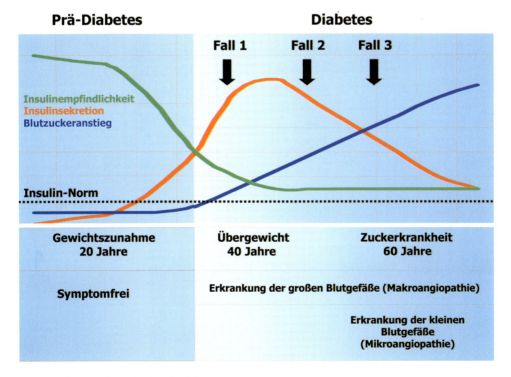

nach Erschöpfung der Bauchspeicheldrüse stetig abzusinken.

Infolge des relativen Insulinmangels steigt der Blutzuckerspiegel nun kontinuierlich an und die Zuckerkrankheit wird manifest.

Diabetes löst als Risikofaktor Gefäßveränderungen an den großen Arterien (Makroangiopathie) und im späteren Verlauf auch an den kleinen Gefäßen (Mikroangiopathie) aus. Dies führt im fortgeschrittenen Stadium zur Erblindung, einem Erliegen der Nierenfunktion, Herzinfarkt, Schlaganfall, Diabetikerfuß usw.

Der zeitliche Ablauf der Erkrankung kann unterschiedlich schnell ablaufen es können jedoch schon Kinder und Jugendliche einen manifesten „Alterszucker" haben.

Praxisbeispiele für den Verlauf der Übergewichts-Zuckerkrankheit

Die Praxisbeispiele auf der folgenden Seite verdeutlichen, dass lange bevor ein krankhaft erhöhter Blutzuckerwert in einem Zuckerbelastungs-Test festgestellt werden kann (Beispiel 1 und 2), die Zuckerkrankheit bereits durch eine übergewichtsbedingte Hyperinsulinämie infolge eines kontinuierlichen Abfalls der Insulinempfindlichkeit erkennbar ist.

Zum Ausbruch der Erkrankung, d.h. Nachweis eines erhöhten Blutzuckerwertes kommt es, wenn das im Übermaß ausgeschüttete Insulin der Bauchspeicheldrüse nicht mehr in der Lage ist, den Blutzucker zu senken (Beispiel 3).

Hyperinsulinämie und Körperverfettung – eine globale Epidemie

Fallbeispiel 1

Patientin: 39 Jahre - Größe 170 cm - Gewicht 118 kg - Körperfett 36 kg

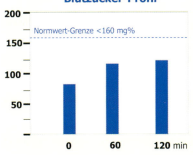

Blutzucker kann im Normbereich gehalten werden.

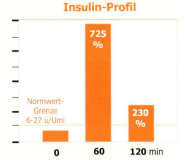

Enormer Insulinanstieg auf 725% über der Norm, rascher Abfall auf 230% nach 2 Stunden.

Fallbeispiel 2

Patientin: 29 Jahre - Größe 160 cm - Gewicht 142 kg - Körperfett 64 kg

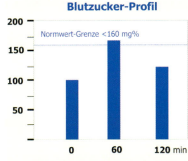

Blutzucker überschreitet die Obergrenze (Nierenschwelle) knapp, dann Normalisierung.

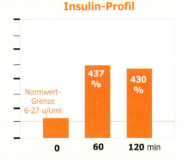

Starker Insulinanstieg auf 437% über Norm, Dauersekretion bei 430% nach 2 Stunden.

Fallbeispiel 3

Patient: 54 Jahre - Größe 173 cm - Gewicht 99,5 kg - Körperfett 29 kg

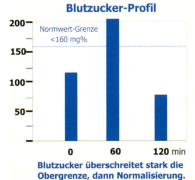

Blutzucker überschreitet stark die Obergrenze, dann Normalisierung.

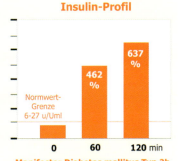

Manifester Diabetes mellitus Typ 2b Starker Insulinanstieg auf 462% über Norm, ansteigende Nachsekretion auf 637% nach 2 Stunden.

Deutscher Ärzte-Verlag 2001, GESUNDHEIT

„Die Insulinfalle" – die Insulinwirkung im Fettgewebe

Mit **jeder** Mahlzeit und Zwischenmahlzeit wird Insulin aus der Bauchspeicheldrüse ausgeschüttet und **verschließt für ca. 4-5 Stunden die Ausgangstüren der Fettzellen** (Blockierung der hormonsensitiven Fettgewebslipase). Die Höhe der Insulinausschüttung ist abhängig von der Menge und Art der aufgenommenen Nährstoffe.

Das Speicherfett des Fettgewebes bleibt durch dieses „Wegschließen" eingesperrt und kann für die Verbrennung in der Muskulatur nicht freigesetzt werden. Dieser Effekt ist besonders ausgeprägt bei Hyperinsulinämie infolge Übergewichtigkeit.

Nahrungsfette und der zu Fett umgewandelte Nahrungszucker strömen wie auf einer Einbahnstraße ins Fettgewebe, können es jedoch infolge der Insulinblockade durch die Ausgangstür nicht mehr verlassen. Erst in einer Insulin-Niedrigphase wird die Insulinblockade der Ausgangstüren im Fettgewebe aufgehoben.

Bei andauernder Hyperinsulinämie bleibt das Körperfett eingeschlossen.

Diese „Insulinmast" des Fettgewebes kann durch Fehlernährung bereits in der Jugend beginnen.

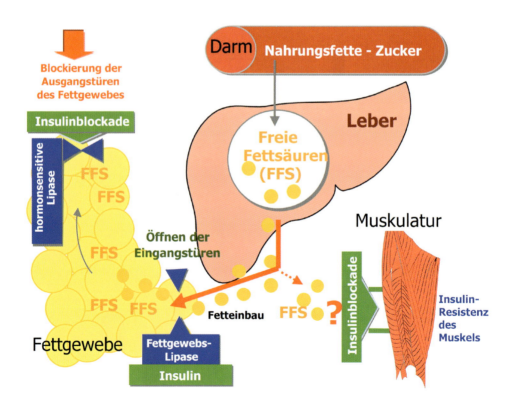

Wie können Sie der „Insulinfalle" entgehen?

Zur Vermeidung einer langanhaltenden Blockierung des Fettgewebes empfehlen wir Ihnen **3 kohlenhydratreiche Mahlzeiten** (möglichst mit Vollwert-Stärke-Produkten) **ohne Zwischenmahlzeiten** wegen folgender Auswirkungen:
- Absinken der Blutzuckerkurve in den unteren Normbereich zwischen den Mahlzeiten.
- Flacher Insulinanstieg und „Insulin-Niedrigphasen" zwischen den Mahlzeiten.
- Erholungszeit für die Bauchspeicheldrüse zwischen den Mahlzeiten.
- „Entkorkung" der Fettzellen in den „Insulin-Niedrigphasen" zwischen den Mahlzeiten und Freisetzung von Fettsäuren zur Verbrennung im Muskel.

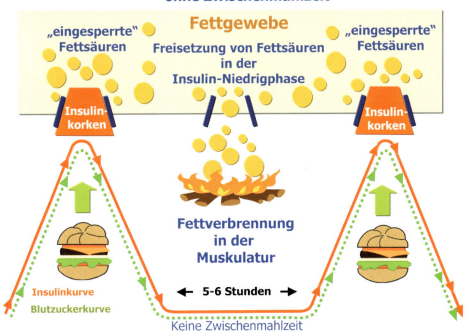

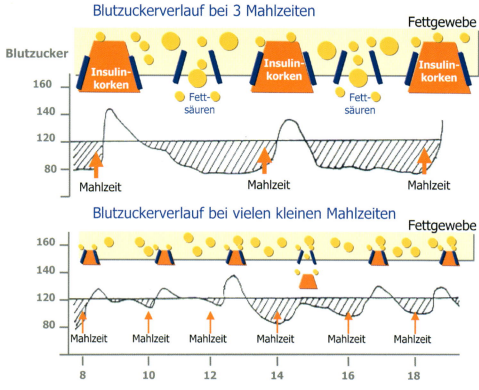

Modifiziert nach Kasper, Heinrich: „Ernährungsmedizin und Diätetik", 1991

Auf die richtige Mahlzeitenfolge kommt es an

Die verschiedenen Blutzuckerkurven in Abhängigkeit von der Mahlzeitenfolge sind in obiger Tabelle dargestellt. Die Insulinkurven verlaufen parallel dazu.

Beispiel für 3 Hauptmahlzeiten
Der obere Teil der Abbildung zeigt den Blutzuckerverlauf bei 3 Zuckergaben in einem Abstand von 5 Stunden (parallel dazu verläuft die Insulinkurve). Mit zunehmender Insulinkonzentration werden zunächst die Ausgangstüren des Fettgewebes vom Insulin „verkorkt". Die freien Fettsäuren sind im Fettgewebe eingesperrt und stehen der Muskulatur zur Energiegewinnung nicht zur Verfügung.

Nach Absinken der Zuckerkurve und damit auch des Insulins wird das Fettgewebe „entkorkt" und die freien Fettsäuren können wieder im Fettgewebe verbrannt werden.

Warum empfehlen wir Ihnen keine Zwischenmahlzeiten?

Beispiel für viele Zwischenmahlzeiten
Der untere Teil der Abbildung zeigt, dass viele Zwischenmahlzeiten den Blutzucker- und Insulinspiegel fast durchgehend erhöhen und das Fettgewebe „verkorkt" bleibt. Insulin füttert damit die Fettdepots an und verhindert die Freisetzung von Fettsäuren.

Das „Igelprinzip"
Dickwerden durch Obst?

Der Igel legt sich für die kalten Wintertage Speckvorräte an und wird dabei kugelrund. Die Frage lautet: Wie kriegt die Natur den Igel für den Winter dick und fett?

Durch die Umwandlung von Zucker zu Fett!

In der Natur erfolgt dies durch die **„Zuckerstimulation"** oder **Insulinmast.**

Der Igel ist wie der Mensch ein Allesfresser. Im Frühjahr stellt ihm die Natur Schnecken und Würmer zur Verfügung. Im Herbst fällt reifes Obst von Baum und Strauch und es gibt Zucker in Hülle und Fülle. Je später der Sommer, umso süßer das Obst!
Obst enthält je nach Fruchtart in unterschiedlicher Menge Traubenzucker (Glukose) und Fruchtzucker (Fruktose). Gleichzeitig werden Ölsaaten und Nüsse reif. Insgesamt ein **süßer und fettiger Speiseplan.**

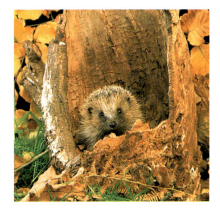

Die Natur gibt dem Igel dadurch das Bio-Signal: Es ist Herbst, es müssen Fettvorräte für den kalten Winter angelegt werden und der Igel fängt an zu fressen.
Der Zucker im Obst führt zu einem Anstieg des Blutzuckerspiegels und damit zu einer Ausschüttung von Insulin, welches den Blutzuckerspiegel rasch bis unter das Normal-Niveau senkt. Damit wird ein Heißhungergefühl ausgelöst und der Igel geht erneut auf Nahrungssuche.
Die Muskelzellen sind bei diesem Überangebot an Nahrung schnell übersättigt und machen ihre Einlasstüren für Nährstoffe dicht, so dass Zucker und Fett direkt vom Fettgewebe aufgenommen werden können. Tag für Tag speichert er Fettschicht auf Fettschicht durch eine Insulindauerblockade.
Das „Zuckerfett" bleibt als Vorrat für kalte Wintertage eingeschlossen. Am Ende des Herbstes ist der Igel kugelrund und kann mit all den angesammelten Energievorräten problemlos den Winter überstehen.

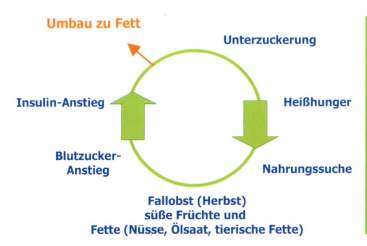

Auch Sie haben die Fähigkeit eines Igels, Zucker in Fett zu verwandeln!
Wenn Sie Lust auf Obst und Süßes haben, dann als Nachtisch nach einer ballaststoffreichen Hauptmahlzeit.
Menschen mit Neigung zu Übergewicht essen sich sonst auch mit gesundem Obst dick und krank.

Der gleiche Stoffwechselweg vollzieht sich auch beim Menschen mit süßen Zwischendurch-Mahlzeiten.

Den Menschen der Frühzeit standen wie dem Igel nur im Herbst die süßen Früchte und fetthaltigen Nüsse zur Verfügung und seine Biosoftware ist auch heute noch darauf eingestellt. Daher gaukeln Eiscremes, Süßigkeiten und traubenzuckerreiches Obst „so zwischendurch" dem Körper vor: Es wird Winter. So wird das ganze Jahr über durch süße Zwischenmahlzeiten Winterspeck eingelagert.

Die **„Winterspeck-Spirale"** wird dem Menschen zum Verhängnis, wenn er durch Wohlstand „moderne" fett- und zuckerreiche Lebensmittel nicht nur in den Herbstmonaten August bis Oktober, sondern das ganze Jahr über zur Verfügung hat.
So „ernten" und essen wir andauernd süßes Fett in Form von Weintrauben, Erdbeeren, Äpfeln, Kiwis und Bananen, Rohr- und Rübenzucker, Fruchtsaftgetränken, Kokos- und Palmfett, Sahne, Käse und fetter Wurst, als sei das völlig normal.
Nur unser Körper versteht nicht, warum der Herbst seit kurzem 12 Monate andauert und das „Winterspeckprogramm" permanent aktiviert ist.
Vielleicht ahnen Sie jetzt, warum es für übergewichtige Kinder nicht gut ist, ihnen als Getränk Fruchtsaft mit und ohne Zucker oder Saftschorle anzubieten!

Von „Nomaden" und „Ackerbauern"

Seit kurzem arbeitet man in der Übergewichts-Forschung mit der Theorie eines menschheitsgeschichtlich „alten/langsamen" und eines „neuen/schnellen" Insulin-Rezeptors.

In Australien konnten Wissenschaftler den Unterschied zwischen „altem" und „neuem" Insulin-Rezeptor beobachten. Als Ureinwohner, die Aborigines (Nomaden), aus gutgemeinter sozialer Absicht an Stadträndern angesiedelt wurden, ernährten sie sich aus den Supermärkten der weißen Einwanderer.
In wenigen Jahren waren die meisten Aborigines verfettet und fast die Hälfte bekam eine Übergewichts-Zuckerkrankheit.
Bereits ein Jahr, nachdem die Regierung sie wieder zurück in das Buschland gebracht hatte und sie sich wieder ursprünglich ernährten, bildeten sich das Übergewicht und die Zivilisationskrankheiten rasch zurück.
Das ist der Grund, warum sich in Dritteweltländern durch Übernahme westlicher Ernährungsformen die Übergewichts-Zuckerkrankheit rasant ausbreitet.
Man nimmt heute an, dass ca. 25% der Europäer „langsame" Rezeptoren vom „Nomadentyp" und ca 75% „schnelle" Rezeptoren vom „Ackerbautyp" besitzen.
Die Kenntnis dieser Rezeptoren hat eine praktische Bedeutung in der Ernährungsberatung.

Insulin-Reaktionen des „Nomaden" und des „Ackerbauern"

Die Gabe einer gleichen Menge Traubenzucker (75 g entsprechend 500 g Weintrauben) führt bei den zwei jungen Frauen in ungefähr gleichem Alter zu einer dramatisch unterschiedlichen Insulinantwort (Tabelle Seite 53).
Die **„Nomadin"** klagte aufgrund einer **überschießenden Insulinausschüttung** eine Stunde nach Zuckergabe über Heißhunger auf Süßes und ihr Körper reagierte mit Zittern, Schweißausbruch und Schwindel als typische Zeichen einer „reaktiven" Unterzuckerung. Mit dieser Diagnose wurde

Hyperinsulinämie und Körperverfettung – eine globale Epidemie

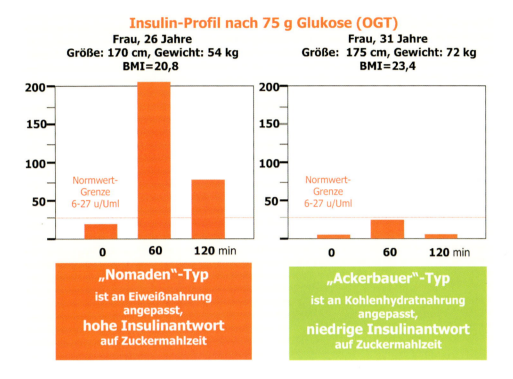

sie von 3 auf 5-7 kleine Mahlzeiten umgestellt. Sie spürte danach seltener Heißhunger, nahm aber in nur 4 Monaten 6 kg Gewicht (Fett) zu trotz intensiven Sports. Sie berichtet, dass alle Familienmitglieder dick seien und Diabetes in der Familie liege.

Seit Umstellung auf 2 stärkekohlenhydratreiche (2 x 3 Scheiben Vollkornbrot) Tagesmahlzeiten und eine eiweißreiche Mahlzeit am Abend hält sie ihr Gewicht.

Die **„Ackerbäuerin"** hingegen reagiert auf die Zuckerbelastung mit einer **normalen Insulinantwort.**

Der Nomade muss abends wie ein Nomade essen

Falls sich jemand als **„Nomadentyp"** wiedererkennt, der jedes Stück Kuchen oder Schokolade sofort auf den Hüften hat, empfiehlt sich besonders abends eine eiweißbetonte, kohlenhydratarme Mahlzeit mit Fisch, Geflügel, magerem Fleisch oder Quark mit viel Salat und Gemüse zum Sättigen, evtl. auch klare Bouillon.

Am Tag sollten zur Deckung der Wärme- und Leistungsenergie zwei stärkekohlenhydratreiche Mahlzeiten im Abstand von 5-6 Stunden gegessen werden.

Der normalgewichtige **„Ackerbauertyp"** darf drei kohlenhydratreiche Mahlzeiten essen, am besten nach dem Kaiser-König-Bettelmann-Prinzip ohne Zwischenmahlzeiten! Auch kohlenhydratangepasste „Ackerbauern" entwickeln Übergewicht, wenn Sie sich überwiegend von schnellen Kohlenhydraten ernähren und die Energiezufuhr den tatsächlichen Bedarf übersteigt.

Sowohl für den „Nomaden" als auch für den „Ackerbauern" gilt die Empfehlung, eine kohlenhydratarme oder -lose Abendmahlzeit zu verzehren.

Deutscher Ärzte-Verlag 2001, GESUNDHEIT

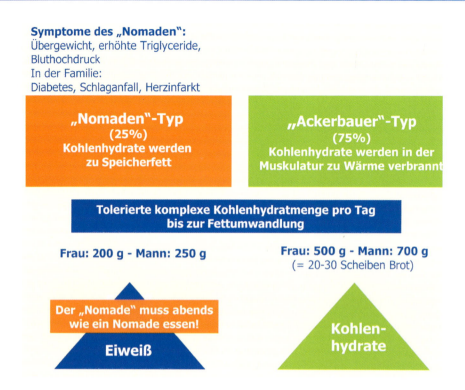

Der Insulinfalle entkommen

Insulinfalle Nr. 1

Heike S., 37 Jahre, Sitzberuf, nahm innerhalb von 2 Jahren unter den kritischen Augen ihrer Arbeitskollegen und des Lebensgefährten 20 kg an Gewicht zu.

Sie spürte ein zunehmendes Herzrasen, die Beine wurden immer dicker, man konnte tiefe Wasserdellen eindrücken. Mit jedem zugenommenen Kilogramm sank die allgemeine Leistungsfähigkeit immer mehr ab.

Der Laborcheck zeigte eindeutig eine beginnende Übergewichts-Zuckerkrankheit, d.h. zu hohe Zucker- und Insulinspiegel und als „Sahnehäubchen" obendrauf eine Erhöhung der Triglyceride und des Cholesterins. Der Arzt sagte, dies sei eine sog. kombinierte Fettstoffwechselstörung.

Die dicken Beine waren störend. Als man ihr als Behandlung eine Krampfaderentfernung vorschlug, stimmte sie zu. Doch nach der OP waren die Beine immer noch dick, kein Wunder, denn diese waren insulinbedingt.

Es kriselte in der Beziehung, der Freund machte ihr Vorhaltungen wegen des Gewichtes und sie entschloss sich zu einer „Allergie-Diät" bei einem Heilpraktiker mit anfänglich tollem Erfolg: In nur wenigen Wochen waren 12 kg abgespeckt und nur 4 Wochen später waren 12 kg wieder drauf, die Verzweiflung umso größer.

Der nächste Diät-Anlauf hatte eine ähnliche Wirkung. Dieses schnelle Runter und Rauf ist typisch für Crash-Diäten.

Der letzte Versuch war eine medizinische Ernährungsberatung. Unter einer nach einer Körperanalyse (siehe Gewichtsnormalisierung) maßgeschneiderten kohlenhydratreichen Mischkost (75-100 g Kohlenhydrate) an zwei Mahlzeiten sowie einer bilanzierten Trinkmahlzeit, nahm sie kontinuierlich 7,5 kg Körpergewicht ab, davon 5,5 reines Körperfett!

Hyperinsulinämie und Körperverfettung – eine globale Epidemie

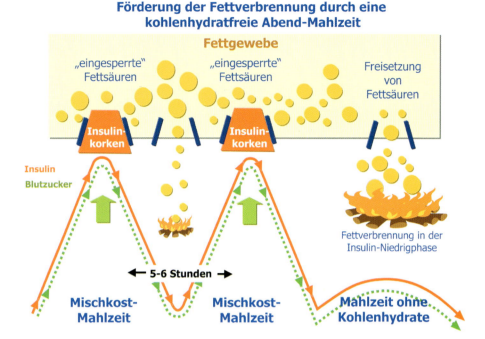

Gabriele und ihr Arzt waren hochzufrieden: Blutzucker und Insulin lagen im Normbereich, Herzrasen und die Wassereinlagerung in den Beinen verschwunden. Die Sahnehäubchen im Blut (Blutfettwerte) waren nicht mehr nachweisbar.
Diese Frau ist durch eine medizinische Diätberatung der Insulinfalle mit all ihren Folgen ohne frustrierende Hungerdiäten entkommen. Sie hat sich mit kohlenhydratreichen Mahlzeiten gesund gegessen.

Insulinfalle Nr. 2

Nicht nur Frauen haben mit zuviel Pfunden zu kämpfen, sondern natürlich auch Männer.
Bei Günter S., 50 Jahre alt, 1,72 m groß und mit 121 kg ein „schwer"-gewichtiger Mann wurde verspätet vor 13 Jahren eine Übergewichts-Zuckerkrankheit festgestellt und mit Tabletten und Diät behandelt. Er wog damals 108 kg. Nach 4 Jahren, als die Medikamente nicht mehr „anschlugen", erfolgte eine Umstellung der Therapie auf Insulin. Zu dem bereits vorhandenen eigenen hohen Insulinspiegel gesellten sich jetzt noch zusätzlich die therapeutischen Insulininjektionen und Sie wissen bereits, was passierte. Das Insulin sperrte fast jede Kalorie in dass Fettgewebe ein und Günter S. nahm innerhalb von 9 Jahren kontinuierlich um 13 kg zu. Die Stoffwechselsituation wurde einfach nicht besser.
Auch er fand den Weg aus der Insulinfalle durch eine differenzierte Ernährungsberatung: Innerhalb von 5 Monaten hat er durch täglich 2 bilanzierte Trinkmahlzeiten und eine kohlenhydratreiche Mahlzeit 15 kg Fett abgeschmolzen. Der Erfolg war in der Tat überwältigend. Mit Beginn der ärztlich begleiteten Ernährungsumstellung und einer langsamen Gewichtsnormalisierung sank der Bedarf an „künstlichen Insulin", bis er ganz auf die lästigen Injektionen von Insulin verzichten konnte und nur noch mit Medikamenten und Diät weiterbehandelt wurde.

Auch bei der Ernährung konnte er jetzt eine Trinkmahlzeit durch eine zweite, kalorisch angepasste, kohlenhydratreiche Mischkostmahlzeit ersetzen.

Mit dieser Ernährungsumstellung wurde Schlimmeres (siehe Ernährungskrankheiten) verhütet. Sowohl die Lebensqualität, als auch das Selbstbewusstsein stieg bei Herrn S. Er war der selbstgebauten Insulinfalle entkommen.

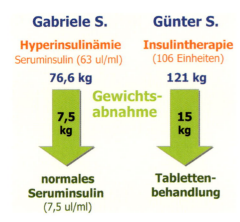

Auf den Punkt gebracht

- Ein erhöhtes Körpergewicht führt zu einer Abnahme der Empfindlichkeit der Insulinrezeptoren (Rezeptorresistenz) und dadurch
- zu einer Vermehrung der Insulinausschüttung (Hyperinsulinämie).
- Die Folge ist unter anderem die sog. „Insulinmast" des Fettgewebes, was eine Krankheitsspirale auslöst (sog. metabolisches Syndrom), die sich immer schneller dreht.

Der Weg aus dieser „Insulinfalle" ist die Normalisierung des erhöhten Körpergewichts!

Fettgewebe und Übergewicht

Fettgewebe – das zweitgrößte Körperorgan

Nahrungsüberschuss, der infolge Überernährung und Bewegungsmangel entsteht, wird als Triglyceridfett in das Fettgewebe eingelagert. Die Fettspeicher des Bauchraumes und des Unterhautfettgewebes werden dabei immer größer und der Betroffene wird übergewichtig.

Es gibt 2 Arten von Fettspeichern:
- **Innenspeicher 30%**
  (Bauchfett 15%, Organfett 15%)
- **Außenspeicher 70%**
  (Unterhautfettgewebe)

Übergewichtigkeit (Adipositas)

Adipositas ist eine über das normale Maß hinausgehende Vermehrung des Körperfettes mit Krankheitswert, von der mittlerweile Millionen von Menschen betroffen sind. Obwohl sie der Vorläufer für viele Zivilisationskrankheiten ist, wird Übergewichtigkeit oft nicht als Krankheit angesehen.

Früher glaubte man, Fettgewebe habe nur eine Speicherfunktion und sei sonst ohne Bedeutung. Heute weiß man aber, dass Fettgewebe ein „denkendes" und hormonell aktives Körperorgan ist. Es kommuniziert z.B. über das Hormon Leptin mit dem Sättigungs-

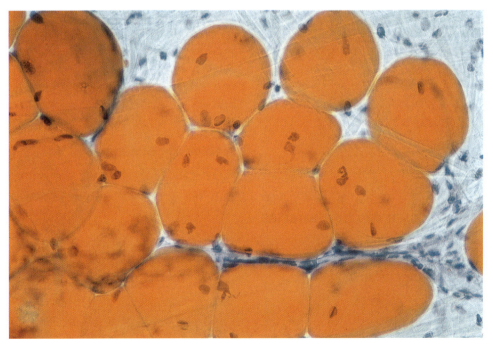

Fettgewebszellen

zentrum in unserem Gehirn und schüttet blutdruckerhöhende Substanzen aus.

Größe und Aktivität der Fettspeicher werden durch Ernährung und genetische Faktoren bestimmt. Wer bis zum 10.-14. Lebensjahr (Pubertät) übergewichtig ist, bleibt es infolge der angegessenen Zahl an Fettzellen oft lebenslang.

Fettgewebe

Fettzellen – die „Alles- und Immerfresser"

Untersucht man Fettgewebe unter dem Mikroskop, sieht man in der Mitte der Fettzellen einen dicken Fetttropfen, der den Zellkern und die Zellorgane an die Zellwand drückt, so dass die Zelle wie ein „Siegelring" aussieht.

Die Fettzellen können sich bis um das 200 fache vergrößern. Ist die Grenze ihrer Speicherkapazität erreicht, werden bei einer weiteren Fettzufuhr aus Bindegewebszellen einfach neue Fettzellen gebildet.

Hungert der Übergewichtige seine Fettzellen aus, stellen diese sich „schlafend". In Wirklichkeit liegen sie auf der Lauer, um am Ende der Hungerkur jede nicht verbrannte Kalorie gierig aufzusaugen und ihre Speicher wieder aufzufüllen. Das ist ein Grund für die schnelle Gewichtszunahme nach Fastenkuren (Jo-Jo-Effekt).

Die Aufgaben des Körperfettes

Fettgewebe hat wichtige Aufgaben zu erfüllen:

1. Schutz vor Auskühlung

Menschen sind Warmblüter mit einer konstanten Körpertemperatur von ca. 36-37 Grad. Der Fettmantel des Unterhautfettgewebes schützt sie vor Auskühlung.

2. Energiereserve für Notzeiten

Fett ist eine hervorragende Brennstoffreserve (hohe Energiedichte auf wenig Speicherraum).

Da dem Steinzeitmenschen nicht regelmäßig Nahrung zur Verfügung stand, veranlasste seine Bio-Software bei einem Überangebot die Einlagerung überschüssiger Nahrung in „Nahrungsspeicher" für Hungerzeiten.

Zusätzlich ging sein Körper sehr sparsam mit der Abgabe von Energie bei Bewegung um. Hätten z.B. die Neandertaler jeden Tag eine größere Menge Fett bei ihren Wanderungen verloren, wären sie sehr schnell ausgestorben. Speicherfett durfte nur sparsam in die Brennkammern der Muskulatur geschleust werden. Je langsamer jemand Fett an seinen Stoffwechsel abgab, desto länger konnte er in Hunger- und Kälteperioden überleben.

Fett wird also immer nur sparsam freigesetzt.

Erst nach ca. 3-4 Wochen einer Hungerperiode mit täglich weit weniger als 1.000 kcal greift der Körper intensiv auf seine Fettreserven zurück.

Diesen Energiesparmechanismus haben wir von unseren Vorfahren geerbt und er ist auch heute noch uneingeschränkt wirksam.

3. Kalorische Stillreserve

Frauen haben wegen der biologischen Aufgabe, Kinder zu gebären und durch Stillen zu ernähren einen größeren und langsamer zu mobilisierenden Fettspeicher als Männer. Die Natur stellt damit den Energievorrat für Schwangerschaft und Stillperiode sicher.

Eine Frau benötigt für Schwangerschaft, Geburt und eine 1-jährige Stillperiode etwa 140.000 kcal. Das entspricht ca. 20 kg Fettgewebe.

Fettgewebe und Übergewicht

Früher betrug die Stillzeit ungefähr 3 Jahre. Die Steinzeitfrau hatte Säuglinge und Kleinkinder zu versorgen, die noch keine grobe Nahrung kauen konnten und aufgrund des pflanzlichen Nahrungsangebotes länger gestillt werden mussten. Auch wenn die Eltern hungerten, mussten die Kinder durch Stillen mit Nahrungsenergie aus den Fettreserven der Mutter überleben können.

Wenn Frauen im gebärfähigen Alter bei einer Gewichtsreduktion die Körperfettgrenze von 20 kg erreichen, sperrt sich der Körper zunächst vor einem weiteren Fettabbau um diese Stillreserven zu bewahren.

4. Fett als „Bau- und Stützfett"

Einige Körperorgane (z.B. Nieren, Herz) und Strukturen des Bewegungsapparates sind von einer Fettschicht umgeben, welche mechanische Schwingungsbelastungen bei Bewegungen dämpft.

Die Fettverteilungsmuster von Mann und Frau

Da der Mensch ein „Nesthocker" und in seiner Kinderzeit sehr schutzbedürftig ist, kam es in der Menschheitsgeschichte zu einer biologischen Rollenaufteilung von Mann und Frau. Der Mann war verantwortlich für die Jagd, die Frau für Gebären und Aufziehen der Kinder. Für diese Aufgaben hat die Natur sie mit geschlechtstypischen Eigenschaften ausgestattet. So auch bei der Verteilung und Lagerung ihrer Energievorräte. Für das Jagen und Laufen musste der Mann die Beine frei haben und die Natur hat ihm für seine Energievorräte Bauch und Hüftring zugewiesen.

Die Frau wiederum brauchte Platz im Bauchraum für die Schwangerschaften und deshalb verteilte die Natur ihre Energievorräte auf Gesäß und Hüften.

„Birnentyp"

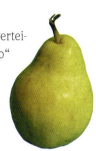

Beim weiblichen Fettverteilungstyp oder „Birnentyp" (85% Frauen, 15% Männer) erfolgt eine Fettvermehrung **unter der Haut im Bereich von Hüfte und Oberschenkel.**

„Apfeltyp"

Beim männlichen Fettverteilungstyp oder „Apfeltyp" (80% Männer, 20% Frauen) kommt es zu einer Fettvermehrung überwiegend im Bauchraum.

Es gibt auch Mischformen für beide Geschlechter oder einen Typenwechsel durch Hormoneinflüsse, z.B. in den Wechseljahren der Frau.

Bestimmen Sie Ihren Körpertyp

Beim weiblichen Fettverteilungstyp („Birnentyp") beträgt das Verhältnis Taille zu Hüfte („waist-to-hip-ratio") bei Frauen <0,85, bei Männern <1,0.

Beim männlichen Fettverteilungstyp liegt der Wert jeweils darüber.

Achtung Bauchfettspeicherer!

Der Bauchfettspeicher beim Apfeltyp ist gefährlicher als der Fettspeicher des Birnentyps. Die Bauchraumfettzellen sind aktiver als die Fettzellen des Unterhautgewebes, da sie sich schneller entleeren (Fettsäure-Mobilisierung) und die Blutbahn mit Fettsäuren überschwemmen. Je größer der Bauchumfang (Maß für den Bauchfettspeicher), umso größer ist die Gefahr des „Fettüberlaufs in die Gefäße".

Überschreitet der Bauchumfang eine kritische Grenze, entsteht im Fettgewebe ein

"Quelldruck" und Fett läuft in die Blutbahn über wie ein „Topf Milch, der ständig leicht überkocht".

Wenn es für diese Fette keinen Abnehmer gibt, vagabundieren sie für eine längere Zeit in der Blutbahn. Dies hat negative Auswirkungen auf den Cholesterinstoffwechsel und begünstigt die Entstehung der Arteriosklerose.

Risikoabschätzung anhand des Bauchumfanges

Bauchfett ist also sowohl für Männer als auch für Frauen gefährlich. Der Risikogrenzwert für den Bauchumfang beträgt
- bei Frauen **88 cm,**
- bei Männern **102 cm.**

Männer vom „Apfeltyp" können schneller abnehmen als Frauen vom „Birnentyp".

Bei Muskelarbeit oder bei Hunger kann das Fett aus den Bauchfettzellen des Apfeltyps leichter mobilisiert und in der Muskulatur verbrannt werden als das Fett des Birnentyps.

Übergewicht – Willensschwäche, Drüsenstörung oder Erbschaden?

Warum gibt es **„schnelle Kostverwerter"**, die essen können so viel sie wollen und dabei nicht zunehmen, und andere, denen schon die kleinste süße Sünde am nächsten Morgen auf der Waage angezeigt wird?

Die Ursache für das konstante Körpergewicht bei den schlanken „Vielessern" liegt in einer erhöhten Stoffwechselaktivität. Die Nahrung wird bei ihnen vermehrt zu Wärme verbrannt und es bleibt weniger übrig um in das Fettgewebe eingelagert zu werden.

Essen nur ansehen und dick werden – gibt es das?

Umgekehrt haben etwa 25% der Menschen eine niedrige Stoffwechselaktivität und eine besonders hohe Aufnahme- und Speicherbereitschaft für Fett- und Zuckernahrung.

Diese **„langsamen Kostverwerter"** speichern durch eine überschießende Insulinausschüttung jede überschüssige Kalorie sofort in ihre Fettdepots ein.

Aus dem Blickwinkel der Steinzeit betrachtet hatten die „Fettspeicherer" hervorragende Überlebenschancen, denn sie konnten mit ihren Fettvorräten ähnlich wie der Igel oder der Bär eiskalte Hungerwinter relativ unbeschadet überstehen.

Dieser genetische Vorteil der Frühzeit ist unter den heutigen Lebensbedingungen ins Gegenteil verkehrt, da die Adipositas in erheblichem Maße zu einer Verkürzung der Lebenszeit beiträgt.

Die Eigenschaft mehr zu verbrennen oder mehr zu speichern ist jedem Menschen als genetische Veranlagung in die Wiege gelegt. Die Wissenschaft vermutet als Erklärung dafür zwei unterschiedliche Typen von Insulinrezeptoren am Muskel.

Ein „alter", langsamer Insulinrezeptor (Rezeptor vom „Nomadentyp") führt zu einer verzögerten Kohlenhydrat-Aufnahme in die Muskulatur, dies schützt bei Kohlenhydratmangel das Gehirn vor gefährlichen Unterzuckerungen und führt zu einer Einspeicherung der vom Muskel nicht aufgenommenen Zucker ins Fettgewebe.

Der „neue" schnelle Insulinrezeptor (Rezeptor vom „Ackerbauertyp") führt hingegen zu einer beschleunigten Kohlenhydrat-Aufnahme in die Muskelzellen und deren Verbrennung zu Wärme.

Dies ist nach den Eiszeiten eine Anpassung an selbstangebaute Kohlenhydrat-Nahrung wie

Fettgewebe und Übergewicht

Getreide. Der sesshaft gewordene Mensch (Ackerbauer) war mit Lagerhaltung nun ganzjährig unabhängig vom Jagdglück.

Sind Sie übergewichtig – Der Body Mass Index

Wird die Hose, der Rock oder der Hemdkragen zu eng, stellt man sich die Frage: Bin ich übergewichtig?
Bei der Beantwortung hilft Ihnen die Kenntnis Ihres Body-Mass-Index.
Der Body-Mass-Index (BMI) ist eine Methode zur Klassifizierung von Körpergewicht und wird in **Kilo pro Körpergröße zum Quadrat** angegeben.
Die Aussage über eine Übergewichtigkeit mittels dieser Formel ist im Gegensatz zum älteren BROCA-Index relativ unabhängig von der Körpergröße. Mit dem BMI kann man jedoch keine Aussage über den Anteil der Muskelmasse am Körpergewicht treffen, er korreliert jedoch im Allgemeinen annähernd mit der Fettmasse. So entspricht z.B. ein BMI von 30 ungefähr einer Fettmasse von 30 kg.

So können Sie Ihren BMI bestimmen

Haben Sie Ihr Körpergewicht und Ihre Körpergröße ermittelt, können Sie mit dem Taschenrechner (BMI = Gewicht : Körpergröße : Körpergröße) oder aus der nachstehenden Tabelle Ihren persönlichen BMI bestimmen.

Formel zur Berechnung des BMI

$$BMI = \frac{kg\ Körpergewicht}{Körpergröße^2}$$

Bewertung Ihres BMI

- **Grüne Zone:** Ein Mensch mit einem **BMI von 18,5-25** ist normalgewichtig und erkrankt selten an Stoffwechselkrankheiten.
- **Gelbe Zone:** Bei einem **BMI von 25-30** beginnt Übergewichtigkeit mit langsam steigendem Krankheitsrisiko.
- **Rote Zone:** Ein Mensch mit einem **BMI größer als 30** hat ein stark erhöhtes Krankheitsrisiko.
- **Dunkelrote Zone:** Der BMI ist größer als 40. Es besteht höchste Alarmstufe für Stoffwechselkrankheiten („morbide Adipositas").

Bei einem BMI größer als 30 wird eine Gewichtsreduktion unter ärztlicher Aufsicht angeraten.

BMI-Werte

Untergewicht	<18,5
Normalgewicht	18,5-25
Übergewicht	25,0-30
Adipositas	>30
morbide Adipositas	>40

Risikobeispiele für die Zuckerkrankheit:

Frauen mit einem BMI von 32 haben z.B. fast das 40fache, Schwerstübergewichtige mit einem BMI von 40 sogar das 70fache Risiko an einer Zuckerkrankheit zu erkranken.
Mit zunehmender Unterschreitung des BMI-Wertes unter 18,5 steigt das Gesundheitsrisiko durch Ernährungsmangelkrankheiten.

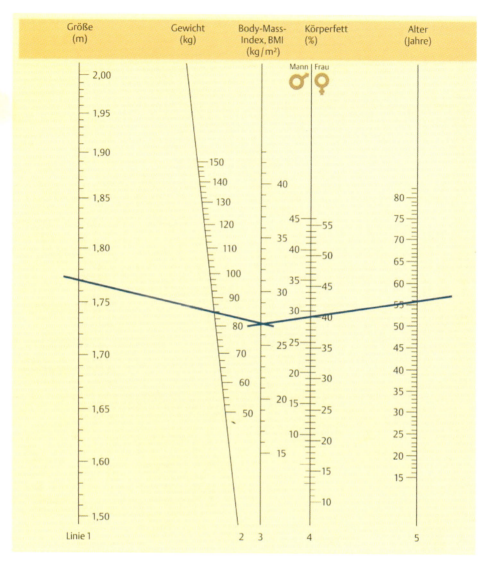

Nach P. Deurenberg, 1995
Quelle: Biesalski et al.; „Ernährungsmedizin", 1995
Mit freundlicher Genehmigung des Georg Thieme Verlages

Bestimmung von BMI und Körperfettanteil anhand des Nomogramms

Zur Ermittlung des BMI wird die Größe (Linie 1) mit dem Gewicht (Linie 2) verbunden. Am Schnittpunkt mit Linie 3 kann der BMI abgelesen werden. Zur Ermittlung des Körperfettanteils (Linie 4) wird im Anschluss der BMI mit dem Alter (Linie 5) verbunden.

Körperfettmessung

Liegt Ihr BMI über 25, sollten Sie Ihren Körperfettanteil bestimmen!
Die Körperfettmessung kann mit zwei Methoden vorgenommen werden.

Einfache Impedanzmessung
(Messung von einem Körperwiderstand)

Mit einer z.B. im Handel erhältlichen Körperfettwaage oder einem Handgerät kann man nach Eingabe von Größe, Alter, Gewicht und Geschlecht orientierend seinen **Körperfettanteil in % des Gesamtgewichtes** bestimmen.

Körperfettwerte in %

	Frauen	Männer
Normalbereich	20-30	10-20
Grenzbereich	30-35	20-25
Adipositas	35-45	25-35
morbide Adipositas	>45	>35

Die Messung erlaubt eine grobe Abschätzung, ob ein erhöhtes Körpergewicht durch eine Vergrößerung der Muskelmasse oder durch einen erhöhten Körperfettanteil bedingt ist.
Das Körperfett sollte beim Mann ca. 10-20% und bei der Frau ca. 20-30% betragen.

Körperanalyse mit der doppelten Impedanzmessung
(Messung von zwei Körperwiderständen)

Eine medizinisch wissenschaftliche Methode zur Bestimmung der Körperzusammensetzung ist die Körperanalyse mit der Methode der **bio-elektrischen Impedanzmessung,** die in der Ernährungsberatung angewandt wird. Dabei werden mit einem nicht wahrnehmbaren Wechselstrom zwei elektrische Widerstandswerte des Körpergewebes gemessen.
Der zweite Widerstandswert, die sog. Reaktanz erlaubt eine Einschätzung der Masse an stoffwechselaktiven Zellmembranen. Damit wird erkennbar, ob ein Mensch trotz Übergewicht „innerlich" mangelernährt ist.
Die Messwerte werden abhängig von Alter, Geschlecht, Körpergröße und Gewicht interpretiert und daraus u.a. der Flüssigkeits- und Fettgehalt des Körpergewebes, sowie die Magermasse berechnet.

Die **Magermasse**, die sich überwiegend aus der Muskelmasse und den Körperorganen zusammensetzt, ist bei jedem Menschen nach seinem Muskel-Körpertyp individuell angelegt.
Aus der Magermasse errechnet sich der **Grundumsatz** (Basisenergiebedarf) des Menschen, wobei jedes Kilogramm Magermasse ca. 30 kcal/Tag verbraucht.
Der mit der Körperanalyse ermittelte Grundumsatz ist genauer als ein errechneter Wert, da hierbei die tatsächliche Magermasse zu Grunde gelegt wird.
Je mehr Muskelmasse vorhanden ist, umso höher ist der Bedarf an Grundumsatzkalorien.
Ab dem 30. Lebensjahr wird jährlich ca. 1% der Muskelmasse zu Fett umgebaut, was zu einer Reduktion der Magermasse und des Grundumsatzes führt. Deshalb kann man mit zunehmendem Alter immer weniger Kalorien verbrennen.

Für die Verlaufskontrolle einer kalorienreduzierten Ernährungsumstellung zur Gewichtsnormalisierung ist die Bestimmung des BMI, des Körperfettes und der Zellmasse mit der Bioelektrischen Impedanzmessung sehr aussagekräftig.

Modell des menschlichen Körpers in einem Stromkreis

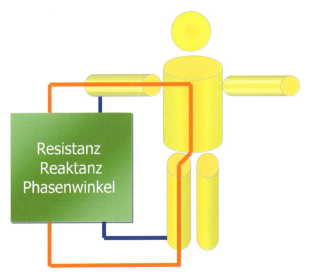

Elektrische BIO-Impedanzmessung
mit 2 Widerstandswerten
(6V, 50kHz, 800uA)

Messergebnisse der elektrischen Bio-Impedanzmessung

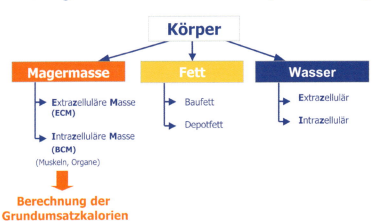

Nahrungsfette

Fette nehmen wir über pflanzliche und tierische Lebensmittel auf. Pflanzliche Fette kommen in Form von Ölen vor, die überwiegend aus ungesättigten Fettsäuren bestehen.

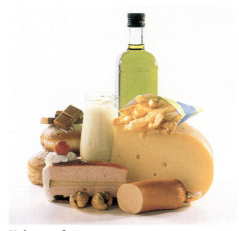

Nahrungsfette

Tierische Nahrungsfette sind **Cholesterin** und **„Triglyceride"**, welche überwiegend gesättigte Fettsäuren enthalten.

Triglyceride

Triglyceride sind in Fleisch- und Wurstwaren als „weißes Fett" erkennbar.
Beim Menschen sind sie die Transport- und Speicherform für Fettsäuren.

Cholesterin

Cholesterin ist eine lebenswichtige Bausubstanz für Hormone und Biostrukturen der Körperzellen. Es kommt reichlich in tierischen und menschlichen Zellmembranen vor, wo es eine wichtige Stützfunktion ausübt.
Über die Fleischnahrung nehmen wir dieses „Stütz"-Cholesterin der tierischen Zellmembranen in unseren Körper auf.
Cholesterin ist für unser Auge in den „mageren" Fleischwaren nicht sichtbar.

Herkunft der Nahrungsfette

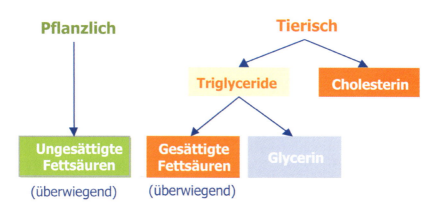

Deutscher Ärzte-Verlag 2001, GESUNDHEIT

Fettfabrik Leber

In der Frühzeit, als den Menschen nur wenig Fleischnahrung zur Verfügung stand, entwickelte die Leber die Fähigkeit, den Bedarf an Cholesterin (600-1.000 mg/Tag) und Triglyceriden vollständig durch Eigenproduktion abzudecken.

Diese Fähigkeit hat sich die Leber bis heute erhalten, denn die Natur geht immer noch davon aus, dass der Mensch sich überwiegend aus pflanzlichen und damit fettarmen Nahrungsquellen ernährt, was bis vor einigen Generationen armutsbedingt auch noch stimmte.

Eigentlich kann der Mensch auf Fleischnahrung verzichten, was die Vegetarier beweisen, die sich ohne Fleischverzehr vollwertig ernähren.

Wie Verzehrsstudien zeigen, nehmen wir bei unserer heutigen fleischreichen Ernährung zu viel Cholesterin auf und es kommt durch das Überangebot im Stoffwechsel zu einem Verwertungsstau.

Triglyceride

Triglyceride bestehen aus einem Glycerinmolekül (Alkohol), an dessen 3 Bindungsstellen sich die verschiedenen Fettsäuren ankoppeln können.

Tierische und pflanzliche Fette enthalten gesättigte, einfach und mehrfach ungesättigte Fettsäuren in einem unterschiedlichen Mischungsverhältnis.

Gesättigte und ungesättigte Fettsäuren – Partner des Glycerins

Die ungesättigten Fettsäuren werden als „Bau- und Strukturfett" z.B. als Zellmembran-Bausteine verwendet und haben eine positive Wirkung auf den Fettstoffwechsel. Sie kommen überwiegend in Pflanzenölen (Olivenöl, Weizenkeimöl, Sojaöl, Sonnenblumenöl, Rapsöl u.a.) vor.

Die gesättigten Fettsäuren stammen überwiegend aus Fleisch- und Milchprodukten und werden im Körper hauptsächlich als **„Brennfett"** zur Energiegewinnung verstoffwechselt. Bei Überernährung werden sie als **Speicherfett** eingelagert.

Eine besondere Gruppe stellen die **essentiellen Fettsäuren** (Linol- und Linolensäure) dar, die vom Körper selbst nicht hergestellt werden können und deshalb über die Nahrung (besonders konzentriert in Leinöl und Rapsöl) zugeführt werden müssen.

Tri - Glyceride

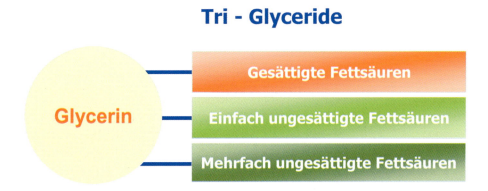

Nahrungsfette

Fettsäurezusammensetzung verschiedener Nahrungsfette

	Gesättigte Fettsäuren	Einfach ungesättigte Fettsäuren	Mehrfach ungesättigte Fettsäuren
Tierische Fette			
Butter	71%	24%	5%
Milchfett	60%	37%	3%
Schweineschmalz	41%	49%	8%
Geflügelfett	36%	37%	27%
Pflanzliche Fette			
Distelöl	10%	15%	75%
Erdnussöl	19%	50%	31%
Kokosfett	92%	6%	2%
Maiskeimöl	14%	29%	57%
Olivenöl	19%	73%	8%
Palmöl	46%	44%	10%
Rapsöl	6%	63%	31%
Sesamöl	17%	40%	43%
Sojaöl	14%	24%	54%
Sonnenblumenöl	8%	27%	65%
Walnussöl	49%	10%	41%

Tierische gesättigte Fettsäuren haben eine **negative Wirkung** auf den Fettstoffwechsel und sollten daher durch pflanzliche ungesättigte Fettsäuren ersetzt werden.

Ohne Nahrungsfette können viele Biostoffe und fettlösliche Vitamine vom Körper nicht aufgenommen werden und es kommt zu Vitamin-Mangelerscheinungen. Eine fettfreie Ernährung, die wegen der versteckten Fette in den Lebensmitteln praktisch nicht möglich ist, ist gesundheitsschädlich.
Ein übermäßiger Fettverzehr führt zu Übergewichtigkeit und Ernährungskrankheiten. Mit ca. 60 g wird der tägliche Fettbedarf gedeckt!
Es wird ein Mischungsverhältnis von gesättigten, einfach und mehrfach gesättigten Fettsäuren im Verhältnis 1:1:1 empfohlen, was durch Oliven-, Sonnenblumen-, Maiskeim- oder Rapsöl bzw. entsprechende Margarinen erreicht werden kann.
Sehr ungünstig sind Palmöl (Frittierfett! und in Zukunft billige Schokolade) sowie Kokosfett, häufig in Süßigkeiten und Schokoladenglasur!

Nutzen Sie die Heilkraft des Meeres

Eine besondere Gruppe von Fettsäuren sind die **Omega-3-Fettsäuren,** die reichlich in fetten Salzwasserfischen wie Makrele, Hering und Lachs enthalten sind. Sie wirken als Blutverdünner, da sie die Fließeigenschaft des Blutes verbessern und Herzinfarkt und

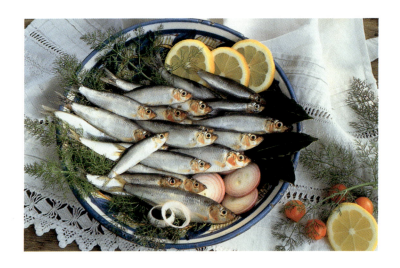

Schlaganfall vorbeugen. Anrainer der holländischen Meeresküste haben wegen ihres hohen Fischverzehrs weniger Infarkte, ebenso Eskimos, die sich noch ursprünglich ernähren.

Fettsäuregehalt einer Portion Seefisch (150 g)

	mehrfach ungesättigte Fettsäuren	Omega-3 Fettsäuren
Hering	6,1 g	4,5 g
Lachs	3,9 g	5,0 g
Makrele	3,9 g	3,5 g

Omega-3-Fettsäuren besitzen auch entzündungshemmende Eigenschaften in Blutgefäßen, was sich vorbeugend auf den Prozess der Arteriosklerose auswirkt.
Wenn Sie 1 bis 2 x in der Woche z.B. 150-250 g Hering essen, haben Sie eine ganze Woche lang diesen Gesundheitseffekt. Nutzen Sie die Heilkräfte aus der Apotheke des Meeres.

Unser Ernährungstipp

- Tauschen Sie ungesunde tierische (Milch- und Fleischfette) gegen gesunde pflanzliche Nahrungsfette aus.

- Ihr täglicher Verzehr an offenen und versteckten Fetten sollte die Menge von 60 g nicht überschreiten.

- Verwenden Sie gesättigte, einfach ungesättigte und mehrfach ungesättigte Fettsäuren im Verhältnis 1 : 1 : 1 (z.B. durch eine Mischung von Oliven-, Sonnenblumen-, Maiskeim- oder Rapsöl).

- Verwenden Sie nur ungehärtete pflanzliche Fette.
Als Brotaufstrich ist z.B. Olivenölmargarine geeignet.

- Decken Sie Ihren Bedarf an Omega-Fettsäuren mit 150-250 g Seefisch pro Woche (Hering, Makrele oder Lachs).

Cholesterin

Cholesterin wird in das
- „gefäßschützende" oder „gute" HDL-Cholesterin und in das
- „gefäßschädigende" oder „schlechte" LDL-Cholesterin unterteilt.

HDL und LDL bestehen aus Eiweißstrukturen und sind die Transportsysteme für das Cholesterin in der Blutbahn.

Der Transportweg der Nahrungsfette

Fette können im Blut nur an Eiweiß gebunden transportiert werden. Deshalb werden Cholesterin und Triglyceride nach ihrer Aufnahme aus dem Darm gemeinsam mit Eiweiß zu „Chylomikronen" verpackt und über die Blutbahn zur Leber transportiert.

Der Transportweg der körpereigenen Leberfette

Cholesterin aus Nahrung und Eigenproduktion wird in der Leber zusammen mit Triglyceriden auf „VLDL"-Eiweißtransporter verladen und in die Blutbahn ausgeschleust.
Nach Abgabe der Triglyceride an die Muskelzellen und das Fettgewebe wird VLDL zu LDL, das als Fracht nur noch Cholesterin transportiert.
Aufgabe des LDL ist es nun, das Cholesterin bedarfsgerecht auf alle Körperzellen zu verteilen.

LDL – der Cholesterinlieferant der Körperzellen

LDL hat die Aufgabe, Cholesterin von der Leber zu den Verbraucher-Zellen zu transportieren.
Die Zellen regeln die Cholesterinaufnahme über eine „Eingangstür".

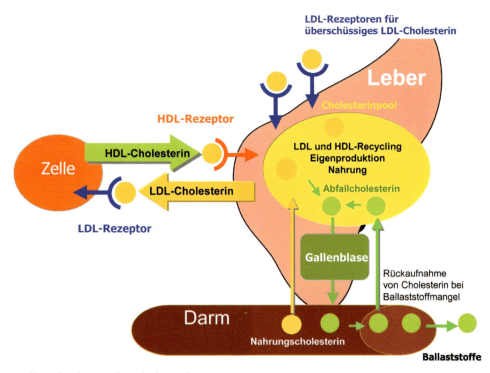

Stoffwechselwege des Cholesterins

Deutscher Ärzte-Verlag 2001, GESUNDHEIT

Bei Bedarf an Cholesterin bauen die Zellen einen **LDL-Rezeptor** in die Zellmembran ein und LDL kann sich dort anlagern.

Dadurch wird eine „Eingangstür" in der Zellmembran geöffnet und Cholesterin kann in die Zelle eingeschleust werden.

Umgekehrt schützt sich die Zelle vor einer Überladung mit Cholesterin, indem sie den LDL-Rezeptor wieder entfernt (sog. Down-Regulation).

Überschüssiges LDL, das im Körper keinen Abnehmer für sein Cholesterin findet, kann von der Leber aus der Blutbahn wieder zurückgenommen werden. Dazu fahren die Leberzellen LDL-Rezeptoren aus, die das LDL-Cholesterin einfangen und in die Leberzelle zurückziehen, wo es wiederverwendet oder über die Gallenwege entsorgt werden kann.

Ist die Rücknahmekapazität der Leber verringert oder nahrungsbedingt zu viel LDL im Blut vorhanden, lagert sich LDL-Cholesterin wie Wachs an der Gefäßinnenwand an.

HDL – das „Schutz- und Putz-Cholesterin"

Das **HDL** hat als Gegenspieler des LDL die Aufgabe, Abfall-Cholesterin aus den Zellen aufzunehmen und zum Abbau in die Leber zu transportieren.

HDL ist für den Rücktransport des Cholesterins von der Zelle zur Leber verantwortlich.

Es hat daneben aber noch eine wichtige Reinigungsfunktion:

Auf dem Weg von der Zelle zur Leber „putzt" das HDL die Blutgefäße von angelagertem LDL-Cholesterinwachs frei. Ein Molekül HDL-Cholesterin kann dabei vier Cholesterinmoleküle aufnehmen.

An der Oberfläche der Leberzellen befinden sich spezielle HDL-Bindungsstellen (Rezeptoren), an denen es sich anlagert und dadurch einen Transportschacht in der Zellmembran öffnet, wo das „Abfallcholesterin" durchfällt. In der Leberzelle kann dieses Cholesterin entweder recycelt oder über die Gallenwege entsorgt werden.

Für die Risikobewertung eines erhöhten Cholesterinwertes kommt es daher nicht ausschließlich auf die Höhe des Gesamtcholesterins, sondern auf sein Verhältnis zum HDL an!

Ein hoher HDL-Wert ist ein Verkalkungsschutz für die Blutgefäße.

Je höher der HDL-Spiegel, umso größer ist seine „Schutzwirkung".

Ein HDL-Wert kleiner als 40 mg bedeutet ein erhöhtes Risiko an einer koronaren Herzkrankheit zu erkranken.

Ein HDL-Wert größer als 50 mg garantiert i.d.R. bis ins Alter „saubere" Arterien, wenn keine anderen Risikofaktoren vorliegen.

Das männliche Geschlechtshormon **Testosteron senkt,** das weibliche Geschlechtshormon **Oestrogen erhöht** das HDL.

Frauen haben vom 14.-54. Lebensjahr durch das Oestrogen, i.d.R. einen doppelt so hohen Anteil an HDL-Cholesterin wie Männer. Erhöhte Triglyceride erniedrigen das HDL, was durch einen übermäßigen Verzehr tierischer Nahrungsfette, einen hohen Zuckerkonsum und Alkohol verursacht wird.

Kennen Sie Ihren HDL-Schutzfaktor?

Nach Ergebnissen der amerikanischen Ärztestudie sollte das Verhältnis:
**Gesamtcholesterin : HDL
kleiner als 4 : 1 sein.**

Beispiel 1
Gesamtcholesterin = 180 mg, HDL = 30 mg.

Nahrungsfette

Trotz eines normalen Gesamtcholesterins beträgt das Verhältnis 6 : 1 und stellt ein ca. 6faches Gefäßrisiko dar.

Beispiel 2
Gesamtcholesterin = 280 mg, HDL = 70 mg. Trotz erhöhtem Gesamtcholesterin beträgt das Verhältnis 4 : 1 und stellt kein erhöhtes Gefäßrisiko dar.

Risikobeispiele für das Verhältnis Gesamtcholesterin zu HDL

4   : 1= kein erhöhtes Gefäßrisiko
4,5 : 1= ca. 2,5faches Risiko...
5,5 : 1= ca. 4,5faches Risiko...
6   : 1= ca. 6faches Risiko...
6,5 : 1= ca. 7faches Risiko...
7   : 1= ca. 12faches Risiko...,

...in den nächsten 10 Jahren an Herzinfarkt zu erkranken.
(Risikoberechnung des Gesamtcholesterin/HDL Quotienten aus der amerikanischen Ärztestudie)

Unser Ernährungstipp

Einen hohen HDL-Wert erzielt man...
- durch 3-4 Esslöffel Haferkleie zum Frühstück und Mittagessen
- durch eine Gewichtsnormalisierung
- durch eine fettarme und kohlenhydratreiche Vollwerternährung
- durch den Verzehr einer Fischmahlzeit (Hering, Lachs, Makrele) 1-2 mal/Woche

zusätzlich:
- Moderates Laufen erhöht das HDL um 10% und verringert die Herzinfarktgefahr um 20%

Cholesterin-Stoffwechselstörung

Die Ursachen erhöhter Cholesterinwerte können
- angeboren (mangelnde Blutfilterung durch LDL-Rezeptor-Mangel) oder
- erworben (durch übermäßigen Verzehr von Fleisch- und fettreichen Milchprodukten) sein.

Stoffwechselkatastrophe „Fettleber"

Das eigentlich kranke Organ bei Gefäßkrankheiten ist die Leber, weil sie das zentrale Organ des Fettstoffwechsels ist.
- Sie versorgt den Organismus mit Cholesterin aus der Eigenproduktion.
- Sie sortiert und regelt den Transport der Lipo-Proteinfamilien (Fett-Eiweißverbindungen) des Blutes.
- Sie ist wie ein Ölfilter im Motorkreislauf, der „Altöl" (Überschuss-Cholesterin) aus dem Blutkreislauf ausfiltert und über das Gallensystem entsorgt.

70% aller LDL-Rezeptoren, die für die Cholesterin-Aufnahme aus dem Blut verantwortlich sind, befinden sich auf den Leberzellen.

Als Folge einer fett- und zuckerreichen Ernährung sowie durch Alkohol lagern sich Fette in die Leberzellen ein und es entwickelt sich eine Fettleber.
Die Leber schützt sich vor einer weiteren Fettüberladung auf 3 Wegen:
1. sie drosselt die Eigenproduktion von Cholesterin auf 50%,
2. sie zieht die LDL-Cholesterin-Rezeptoren an der Zelloberfläche zurück (sog. Down-Regulation) und

3. sie produziert weniger HDL-Transporter für den Rücktransport von „Abfallcholesterin" aus den Zellen.

Mit diesem Mechanismus schützt die Leber sich vor einer weiteren Cholesterinaufnahme, was zu einem **Cholesterinstau in der Blutbahn führt.** Die Blutwerte für Cholesterin sind erhöht.
Die Fette kreisen dann bis zu 48-56 Stunden (normalerweise 24 Stunden) in der Blutbahn und können von „freien Radikalen" angegriffen, in ihrer Baustruktur verändert und von den Makrophagen der Blutpolizei in die Zellwand entsorgt werden. Der Prozess der **Arteriosklerose** beginnt.

Cholesterinentsorgung über die Gallenblasenkanalisation

In der Nacht entsorgt die Leber altes Abfallcholesterin in die Gallenblase. Diese füllt sich, wird prall und dick und wartet in den Morgenstunden auf ein ballaststoffreiches Frühstück um sich entleeren zu können. Trifft dieses ein, bindet sich die Cholesterin-Galle an die Ballaststoffe der Nahrung (z.B. Haferkleie) und das Abfallcholesterin wird über den Darm ausgeschieden.

Ist das Frühstück hingegen ballaststoffarm (z.B. durch Weißmehlbackwaren), wird das Abfallcholesterin wieder aus dem Darm aufgenommen und gelangt über die Leber erneut in die Gallenblase. Dort wird es in einer eingedickten Form als Gallenblasenschlamm gespeichert.
Wiederholt sich dieser Vorgang ständig bei chronischer Fehlernährung, verklumpt die eingedickte Gallenflüssigkeit zu **Gallensteinen.**

Cholesterinquellen in unserer Nahrung

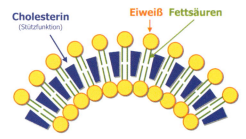

Cholesterin in tierischen Zellmembranen
(schematisch)

Der Mensch bezieht Cholesterin aus drei Nahrungsquellen:

1. Fleisch- und Wurstwaren
Ein wesentlicher Lieferant für Cholesterin und Triglyceride ist Fleisch. Nicht nur das sichtbare weiße Fett von Fleisch- und Wurstwaren (Triglyceride) ist gesundheitsschädlich, sondern auch das in den Zellwänden des „mageren" Muskelfleisches verborgene Cholesterin.
„Rotes" Muskelfleisch (Rind, Schwein und Geflügel) **ist cholesterinreich.** Es enthält **60-70 mg Cholesterin/100g.**

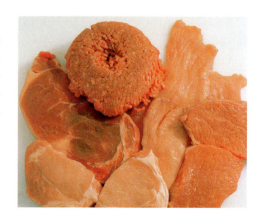

Nahrungsfette

2. Milch- und Milchprodukte
Käse, Sahne und fettreiche Milchprodukte haben je nach Fettstufe einen unterschiedlich hohen Cholesteringehalt.

3. Eier und Eiprodukte
Eine weitere Nahrungsquelle für Cholesterin sind **Eier und Eiprodukte** (Kuchen, Eiernudeln u.a.). 1 Eigelb enthält **300 mg Cholesterin.** Das ist bereits die maximale empfohlene Tagesverzehrsmenge für Cholesterin, denn nur um diese Menge kann die Leber ihre Eigenproduktion bei Zufuhr von außen reduzieren.
Eine darüber hinaus gehende Cholesterinzufuhr führt im Laufe von Jahren zu einer Erhöhung des Blutcholesterins.
Ein neugeborenes Kind hat einen Cholesterinwert von 50-100 mg, der erwachsene Deutsche im Mittel 240 mg.
Empfehlung:
Bei normalen Cholesterinwerten sollten Sie maximal 3 Eier, bei erhöhten Werten maximal 1 Eigelb pro Woche verzehren.

Vom Unsinn der Lebensmittel-"Veredelung"

Herzinfarkte und Gefäßkrankheiten haben wohlstandsbedingt auch durch einen hohen Fleischverzehr rasant zugenommen.
Früher haben sich die Menschen armutsbedingt vollwertig mit reichlich Brot und Kartoffeln ernährt und Fleisch gab es nur selten als „Sonntagsbraten".

Die Ernährung mit dem Grundnahrungsmittel Kartoffel ist um 80% zurückgegangen. Mit der Wohlstandswelle in den 50er Jahren begann man die Kartoffeln nicht mehr selbst zu essen, sondern zur „Veredelung" durch das Schwein zu schicken. Die Kartoffel wanderte aus der Küche in die Futtertröge und

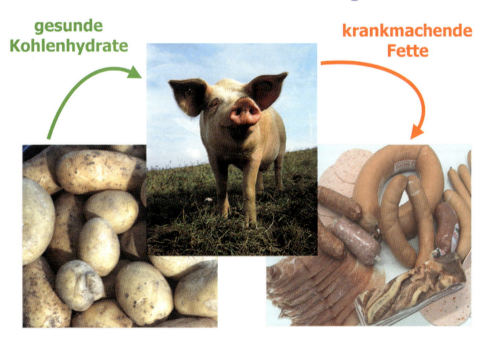

Lebensmittel-"Veredelung"

gesunde Kohlenhydrate → krankmachende Fette

der fehlernährte Mensch auf die Intensivstationen der Krankenhäuser.
Der subventionierte Agrarüberschuss führt heute dazu, dass gesunde Kohlenhydrate (z.B. Getreide, Kartoffeln, Mais) an Tiere verfüttert werden, um eine ungesunde, fettreiche Fleischnahrung, oft noch mit Rückständen an gesundheitsschädlichen Mast- oder Abfallverwertungsstoffen (Tiermehl, Frittenfette), zu produzieren.

Um 1 Fleischkalorie zu erzeugen, müssen vorher ca. 8 gesunde Kohlenhydratkalorien an das Schwein verfüttert werden. Diesen ökologisch unsinnigen und letztlich gesundheitsschädlichen „Veredelungsprozess" gilt es zu reduzieren.

Das Endglied der Nahrungskette ist immer der Mensch, der die Schadstoffe des Tierfutters über den Fleischverzehr wieder in seinem Fettgewebe als „Müllhalde der Umweltgifte" speichert.

Haferkleie – der Cholesterinsenker

Haferkleie enthält einen hohen Anteil an wasserlöslichen und nicht wasserlöslichen Ballaststoffen.
Nahrungs- und Abfallcholesterin kann durch diese Ballaststoffe im Darm gebunden und ausgeschieden werden. Dies hat zwei Gesundheitseffekte:
1. bis zu 20%ige Cholesterinsenkung und Erhöhung des HDL-Spiegels.
2. Vorbeugung von Gallensteinen

Haferkleie ist in einer groben und in einer löslichen Flockenform im Handel erhältlich und kann geschmackvoller Bestandteil einer Frühstücksmahlzeit sein.

Sie kann außerdem Backwaren zur Ballaststoffanreicherung zugefügt werden.

Unser Ernährungstipp

Streichen Sie Nahrungsmittel mit einem hohen Cholesteringehalt von Ihrer Hitliste!

- Mit der zusätzlichen Einnahme von 3-4 Esslöffeln Haferkleie oder Apfelpektinen zum Frühstück (in einem Glas Orangensaft, mit Joghurt oder Müsli) kann Abfallcholesterin gebunden und das Blutcholesterin deutlich gesenkt werden.

Eiweiß
(Proteine)

Pflanzliche und tierische Eiweißquellen

Nahrungseiweiß aus **pflanzlicher** Herkunft (Getreide, Hülsenfrüchte, Kartoffeln) und **tierischer** Herkunft (Fleisch, Eier, Milch) wird durch den Verdauungsprozess in seine Einzelbausteine, die **Aminosäuren** aufgeschlossen. Diese werden nach der Aufnahme aus dem Darm durch Insulin zu den Körperzellen transportiert und dort eingeschleust. Im Zellstoffwechsel erfahren Sie eine vielseitige Verwendung.

Auch hier ist der Mensch von der Pflanze abhängig, denn nur diese kann Stickstoff als Grundbaustein der Aminosäuren gewinnen, um pflanzliches Eiweiß aufzubauen. Dieses wird dann von Pflanzen(fr)essern (Tier und Mensch) zu arteigenem Eiweiß umgebaut.

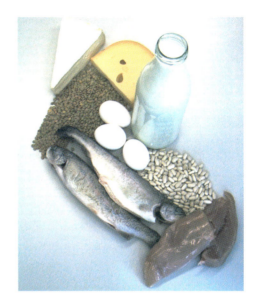

Aminosäuren werden zum Aufbau von Struktur- und Transporteiweißen des Blutes, Hormonen, Abwehr- und Schutzeiweißen des Immunsystems, Enzymen (Steuerungseiweiße des Stoffwechsels) und vielen anderen biologisch aktiven Substanzen benötigt. Die 22 im menschlichen Körper vorkommenden Aminosäuren werden im Eiweißstoffwechsel der Zelle je nach ihrer Funktion zu verschiedenen Mustern verknüpft.

Der Körper ist in der Lage, einen großen Teil der Aminosäuren auch selbst aufzubauen. Die 8 sog. essentiellen Aminosäuren, die er nicht selbst herstellen kann, muss er über die Nahrung beziehen.

Für den vielseitigen Bedarf an Aminosäuren steht dem Eiweißstoffwechsel ein freier Aminosäurepool (600-700 g) im Blut und in der Muskulatur zur Verfügung.

Im Körper findet ein ständiger Abbau (Katabolismus) und Neuaufbau (Anabolismus) von Eiweißstrukturen statt. Ein Überschuss von Aminosäuren aus der Nahrung oder den Abbauprozessen des Stoffwechsels fließt in den Aminosäurepool ein, um bei Bedarf von dort wieder abgerufen zu werden.

Im Hungerzustand wird ein Teil dieses Eiweißvorrates zu Glukose (Traubenzucker) umgewandelt, um damit die Versorgung des Gehirns sicherzustellen.

Unsere Ernährung enthält durch den reichlichen Verzehr von Fleisch und Milchprodukten einen relativ hohen Anteil an tierischem Eiweiß.

Damit ist jedoch immer auch die Aufnahme von unerwünschten Begleitstoffen wie tierischen Fetten (Cholesterin und gesättigten Fettsäuren) und Purinen (Zellkernsäuren) verbunden, welche sich negativ auf den Harnsäure- und Fettstoffwechsel auswirken. Die Begleitfette pflanzlicher Eiweißträger (ungesättigte Fettsäuren) haben auf den Fettstoffwechsel eine positive Wirkung.

Biologische Wertigkeit der Nahrungseiweiße

Tierische Eiweiße können im menschlichen Stoffwechsel besser verwertet werden als pflanzliche Eiweißträger. Sie sind aber als Eiweißträger aus o.g. Gründen nicht zu bevorzugen.
Die biologische Verfügbarkeit der pflanzlichen Eiweißträger kann durch Kombination verschiedener Eiweißträger aufgewertet und ergänzt werden (Optimierung des Aminosäurespektrums).
Wie die nachfolgende Tabelle zeigt, kann man sich auch fleischlos mit biologisch hochwertigen Eiweißkombinationen vollwertig ernähren.
Auch für den Abbau von Körperfett ist ein hoher Eiweißanteil in der Nahrung günstig, denn durch eine eiweißreiche Ernährung wird der Stoffwechsel angeregt, der Fettabbau erleichtert und das Appetitverhalten reguliert.

Unser Ernährungstipp

Bevorzugen Sie häufiger pflanzliche Eiweißträger in Kombination, z.B. Brot zu Eintöpfen aus Hülsenfrüchten (Erbsen, Bohnen, Linsen), Reis mit Erbsen oder Reis mit Bohnen.

Eine Ernährung mit überwiegend tierischem Eiweiß ist wegen der unerwünschten Begleitstoffe (Cholesterin, gesättigte Fettsäuren, Purine) nicht empfehlenswert.

Günstige Nahrungsmittelkombinationen für die Eiweißernährung
(nach M. Hamm)

Getreide		Hülsenfrüchte
Reis, Buchweizen, Weizen, Hafer, Dinkel, Gerste, Roggen, Hirse		Bohnen, Sojabohnen, Kichererbsen, Erbsen, Linsen
Getreide		**Ei/Milch**
Reis, Buchweizen, Weizen, Hafer, Dinkel, Gerste, Roggen, Hirse		Ei, Milch, Dickmilch, Joghurt, Quark, Käse
Kartoffeln		**Ei/Milch** Ei, Milch, Dickmilch, Joghurt, Quark, Käse

Gesunde Ernährung

Das „Pyramidenprinzip" der gesunden Ernährung

Bausteine der Ernährungspyramide

Grundlage einer gesunden Ernährung ist eine überwiegend pflanzliche Nahrung, reich an vollwertigen Stärke-Kohlenhydraten, Obst und Gemüse.
Pflanzliche Kohlenhydrate, insbesondere Getreide, Kartoffeln und Hülsenfrüchte, liefern einen Großteil der Stoffwechsel-Energie und enthalten wertvolle Eiweiße und Fette.
Der Fleischverzehr kann sich daher auf kleinere Genuss-Beilagen beschränken.
Das gesunde Verhältnis der Nahrungsmittel zueinander wird in der Ernährungspyramide dargestellt und entspricht dem Grundprinzip der **„Urnahrung"** des Menschen.

Getreide, Getreideprodukte und Kartoffeln

Vollwertige Stärke-Kohlenhydrate als Energiespender und Schlankmacher sollten die sättigende Grundlage Ihrer Mahlzeiten sein. Sie halten die Betriebstemperatur des Körpers aufrecht und überschüssige Fette, die

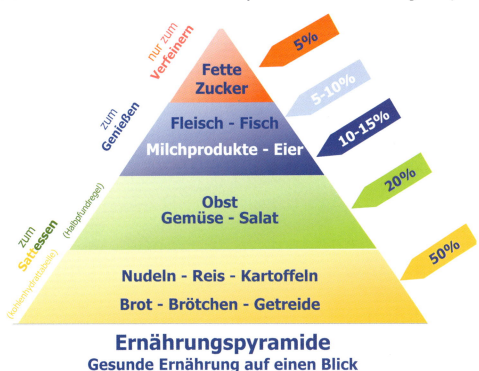

Ernährungspyramide
Gesunde Ernährung auf einen Blick

Deutscher Ärzte-Verlag 2001, GESUNDHEIT

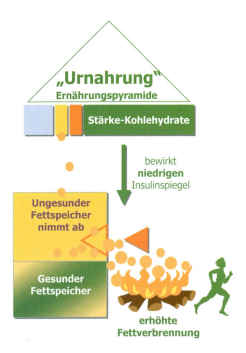

Gewichtsabnahme

wir ja loswerden wollen, verbrennen am besten „im Feuer der Kohlenhydrate".
Daneben enthalten Lebensmittel dieser Gruppe wertvolles pflanzliches Eiweiß, Vitamine und Ballaststoffe.

Gemüse

Gemüse enthält Mikronährstoffe wie Vitamine, Mineralien, sekundäre Pflanzen- und Ballaststoffe. Sie sollten täglich 250 g Gemüse (Mindestmenge), zur Hälfte als Rohkost, verzehren.
Wegen des Vitaminverlustes durch Lagerung sollten Sie Gemüse möglichst frisch oder aus der Tiefkühltruhe vitaminschonend (z.B. durch Dünsten) zubereiten.

Obst

Früchte enthalten wasserlösliche Vitamine und Mineralstoffe.
Sie sollten täglich ca. 250 g frisches Obst (Halbpfundregel), jedoch nur zusammen mit den Mahlzeiten als Nachtisch verzehren. Denn durch den hohen Gehalt einiger Obstsorten an Traubenzucker (insbesondere Trauben) steigt bei einer Obst-Zwischenmahlzeit der Insulinspiegel stark an und blockiert damit die Fettverbrennung.

Milch und Milchprodukte

sind Träger von hochwertigem Eiweiß, Calcium und Vitaminen. Wegen des hohen Fettgehaltes sollten Sie Sahne und sahnehaltige Produkte sowie fette Käsesorten vermeiden. Bevorzugen Sie fettarme Milch- und Milchprodukte.

Fleisch, Fisch, Hülsenfrüchte und Eier

Lebensmittel aus dieser Gruppe sind wertvolle Eiweißlieferanten. Da Fleisch aber auch einen hohen Anteil an Triglycerid-Fett und Cholesterin enthält, sollten Sie nur mageres Fleisch als Beilage 2-3 mal in der Woche genießen.
Auch sollte Ihr Speiseplan 1-2 Fischmahlzeiten pro Woche enthalten.
Wegen des hohen Cholesteringehaltes des Eigelbs sollten Sie sich auf 2-3 Eier pro Woche beschränken.
Als gesunde pflanzliche Eiweißträger sind Hülsenfrüchte in Kombination mit Getreide sehr zu empfehlen.

Fette und Öle

sollten wegen ihres hohen Kaloriengehaltes nur sparsam verwendet werden. Viele Fette sind in Lebensmitteln bereits als versteckte Fette verborgen und sehr schnell ist die empfohlene Verzehrsmenge von 60 g/Tag überschritten.
Verwenden Sie nur hochwertige pflanzliche Fette und Öle. Vermeiden Sie gehärtete und tierische Fette.

Gesunde Ernährung

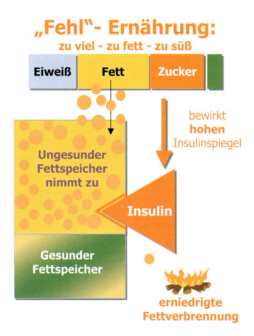

"Fehl"- Ernährung:
zu viel - zu fett - zu süß

Gewichtszunahme

Zucker

Weißer oder brauner Zucker enthält nur „leere" Kalorien (d.h. ohne Mikronährstoffe) und regt eine hohe Insulinausschüttung an. Er begünstigt dadurch eine schnelle Einlagerung von Nahrungsfetten. Die Kombination von Zucker und Fett (Eis, Sahnetorten, Sahnejoghurt, Schokolade! u.a.) mästet das Fettgewebe.
Mit Zucker sollten Sie daher sparsam umgehen und insbesondere auf den Gehalt an versteckten Zuckern in den Nahrungsmitteln achten.

Getränke

Sorgen Sie für eine ausreichende Flüssigkeitszufuhr von mindestens 2 Litern kalorienfreier Getränke.
Limonaden und Fruchtsaftgetränke haben einen hohen Anteil an versteckten Zuckern und sollten vermieden werden.
Ein hoher Insulinspiegel mästet Ihr Fettgewebe (siehe „Kohlenhydrate") und wird entsprechend der Zusammensetzung der Nahrung ausgeschüttet.
Wenn Sie Ihren Energiebedarf entsprechend den Grundsätzen der Ernährungspyramide decken, hat Insulin bei Ihnen keine Chance, seine Wirkung als Dickmacher zu entfalten.

Kennen Sie Ihren Kalorienbedarf?

Eine gesunderhaltende Ernährung basiert auf einer ausgeglichenen Energiebilanz. Die zugeführten Nahrungskalorien müssen dem tatsächlichen Energiebedarf entsprechen.
In Ruhe benötigt der Körper Energie für zwei Aufgaben:
1. Zum Erhalt der Körpertemperatur (60%),
2. für das Funktionieren der Körperorgane (40%).

Den Energieverbrauch im Ruhezustand nennt man Grundumsatz.
Er wird von der Größe der Muskelmasse und Körperorgane (stoffwechselaktive Zellmasse oder Magermasse) bestimmt und er ist daher abhängig von Körperbautyp, Alter und Geschlecht.
Ein weiterer Energiebedarf entsteht durch den Verdauungsprozess der Nahrung und beträgt bei Mischkost ca. 10% des Grundumsatzes.
Bei körperlicher Arbeit addiert sich zum Grundumsatz der zusätzliche Kalorienbedarf für den Leistungsstoffwechsel hinzu (Aktivitätszuschlag).

Der **„Leistungsumsatz"** ist abhängig von der Dauer und Schwere der körperlichen Arbeit und Aktivitäten.
Grundumsatz und Leistungsumsatz ergeben zusammen den **Gesamtenergiebedarf.**
Ernähren Sie sich entsprechend Ihrem tatsächlichen Kalorienbedarf, befinden Sie sich in einer **ausgeglichenen Energiebilanz** und Ihr Körpergewicht bleibt konstant.

Deutscher Ärzte-Verlag 2001, GESUNDHEIT

Ernähren Sie sich darüber, ist Ihre **Energiebilanz positiv** und das Körpergewicht nimmt zu.

Ernähren Sie sich darunter, ist Ihre **Energiebilanz negativ** und das Körpergewicht nimmt ab.

Eine negative Energiebilanz ist die Grundlage für jede Gewichtsabnahme.

Ausnahmen bestätigen die Regel

Läuft ihr Stoffwechselmotor auf einer niedrigen Tourenzahl (erniedrigter Grundumsatz), gehören Sie zu den „langsamen Kostverwertern". Dann müssen Sie Ihren errechneten Tageskalorienbedarf etwas nach unten korrigieren.

Umgekehrt: Läuft Ihre Stoffwechselverbrennung auf Hochtouren (erhöhter Grundumsatz), gehören Sie zu den „schnellen Kostverwertern" dann dürfen Sie noch ein paar „Kohlen"-(hydrate) drauflegen.

Ihr tatsächlicher Kalorienbedarf ist ein Anhaltswert für eine Ernährung mit einer ausgeglichenen Energiebilanz, den Sie für sich persönlich mit nachstehender Formel berechnen können.

Formel zur Berechnung Ihres persönlichen Grundumsatzes (GU)

Frauen
Grundumsatz (pro Tag) =
Körpergewicht in kg x 0,9 x 24 h

Männer
Grundumsatz (pro Tag) =
Körpergewicht in kg x 24 h

Männer haben auf Grund ihrer größeren Muskelmasse einen höheren Bedarf an Grundumsatzkalorien als Frauen. Mit zunehmendem Körpergewicht steigt, mit abnehmendem Körpergewicht verringert sich der Bedarf an Grundumsatzkalorien (durch Änderung der Muskelmasse).

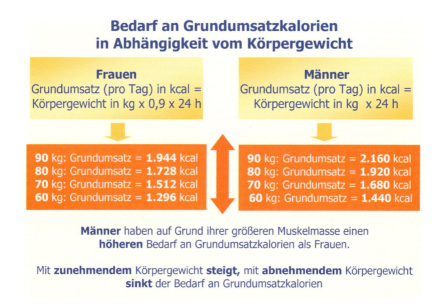

Bedarf an Grundumsatzkalorien in Abhängigkeit vom Körpergewicht

Frauen
Grundumsatz (pro Tag) in kcal =
Körpergewicht in kg x 0,9 x 24 h

90 kg: Grundumsatz = **1.944** kcal
80 kg: Grundumsatz = **1.728** kcal
70 kg: Grundumsatz = **1.512** kcal
60 kg: Grundumsatz = **1.296** kcal

Männer
Grundumsatz (pro Tag) in kcal =
Körpergewicht in kg x 24 h

90 kg: Grundumsatz = **2.160** kcal
80 kg: Grundumsatz = **1.920** kcal
70 kg: Grundumsatz = **1.680** kcal
60 kg: Grundumsatz = **1.440** kcal

Männer haben auf Grund ihrer größeren Muskelmasse einen **höheren** Bedarf an Grundumsatzkalorien als Frauen.

Mit **zunehmendem** Körpergewicht **steigt,** mit **abnehmendem** Körpergewicht **sinkt** der Bedarf an Grundumsatzkalorien

Gesunde Ernährung

Berechnung Ihres persönlichen Tageskalorienbedarfes unter Berücksichtigung der Leistungskalorien

Die körperliche Aktivität eines Menschen ergibt sich aus den beruflichen Tätigkeiten und seinem Freizeitverhalten.
Sie ist messbar und wird als PAL (physical activity level) bezeichnet.

Der tägliche Energiebedarf ergibt sich aus den zeitlichen Anteilen von Arbeit, Freizeit und Schlaf, verteilt auf 24 Stunden.
Die Richtwerte für die Energiezufuhr können Sie für Ihr Geschlecht und Ihre Altersgruppe unter Berücksichtigung Ihrer körperlichen Aktivität (PAL-Wert) aus nachfolgenden Tabellen ersehen.

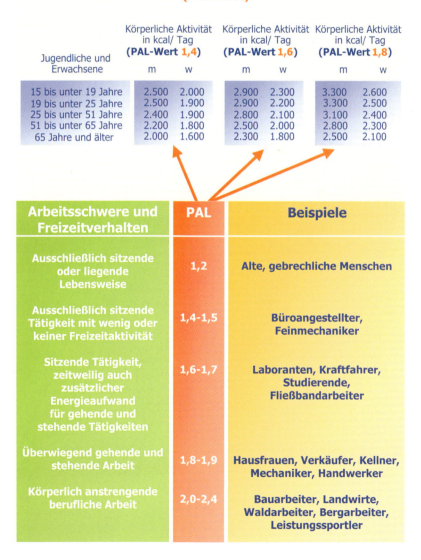

Richtwerte für die durchschnittliche Energiezufuhr in Abhängigkeit vom Grundumsatz und steigender körperlicher Aktivität (PAL-Werte)

Jugendliche und Erwachsene	Körperliche Aktivität in kcal/Tag (PAL-Wert 1,4)		Körperliche Aktivität in kcal/Tag (PAL-Wert 1,6)		Körperliche Aktivität in kcal/Tag (PAL-Wert 1,8)	
	m	w	m	w	m	w
15 bis unter 19 Jahre	2.500	2.000	2.900	2.300	3.300	2.600
19 bis unter 25 Jahre	2.500	1.900	2.900	2.200	3.300	2.500
25 bis unter 51 Jahre	2.400	1.900	2.800	2.100	3.100	2.400
51 bis unter 65 Jahre	2.200	1.800	2.500	2.000	2.800	2.300
65 Jahre und älter	2.000	1.600	2.300	1.800	2.500	2.100

Arbeitsschwere und Freizeitverhalten	PAL	Beispiele
Ausschließlich sitzende oder liegende Lebensweise	1,2	Alte, gebrechliche Menschen
Ausschließlich sitzende Tätigkeit mit wenig oder keiner Freizeitaktivität	1,4-1,5	Büroangestellter, Feinmechaniker
Sitzende Tätigkeit, zeitweilig auch zusätzlicher Energieaufwand für gehende und stehende Tätigkeiten	1,6-1,7	Laboranten, Kraftfahrer, Studierende, Fließbandarbeiter
Überwiegend gehende und stehende Arbeit	1,8-1,9	Hausfrauen, Verkäufer, Kellner, Mechaniker, Handwerker
Körperlich anstrengende berufliche Arbeit	2,0-2,4	Bauarbeiter, Landwirte, Waldarbeiter, Bergarbeiter, Leistungssportler

Deutscher Ärzte-Verlag 2001, GESUNDHEIT

Kennen Sie Ihren Brennstoffbedarf an Kohlenhydraten?

Schlank werden durch Kohlenhydrate

Der Tageskalorienbedarf kann, wie wir Ihnen gezeigt haben, rechnerisch oder durch die Bestimmung der Magermasse mit der Körperanalyse ermittelt werden.

Da man sich aber nicht mit einer Kalorientabelle in der Hand ernährt, machen wir es Ihnen mit der Kohlenhydrattabelle leicht, die richtige Menge an Kohlenhydraten für die Basis der Ernährungspyramide zu ermitteln.

An dem nachfolgenden Beispiel einer Frau mit einem Tageskalorienbedarf von 1.800 kcal wird die Nahrungszusammensetzung der drei Mahlzeiten nach der optimalen Verteilung der Makronährstoffe dargestellt.

Bei Aufteilung des Tageskalorienbedarfs von 1.800 kcal auf 3 Mahlzeiten ergibt sich ein Bedarf von 600 kcal pro Mahlzeit. 50-60% der Kalorien/Mahlzeit ergeben demnach eine Verzehrsempfehlung von 73-88 g Kohlenhydraten. Das entspricht z.B. für das Frühstück einer Menge von 3 Körnerbrötchen oder 3 Scheiben Vollkornbrot.

Diese brauchen Sie natürlich nicht trocken zu verzehren, aber beim Belag sollten Sie zurückhaltend sein. Um das richtige Verhältnis der Nährstoffe der Urnahrung zu bewahren, sollte der Belag (fettarmer Käse, Wurst oder Marmelade) nur einlagig nach dem Prinzip des „Klappbrötchens" erfolgen: Ein Brötchen durchschneiden, Einfachbelag hineinlegen, zuklappen und schon haben Sie die Ernährungsbausteine optimal zusammengesetzt.

Für die anderen Mahlzeiten ist die entsprechende Verzehrsmenge an Kartoffeln, Reis und Nudeln in der Tabelle angegeben.

Sie können durchaus übliche Produkte wie Misch- und Graubrot, Parboiled-Reis und Hartweizen-Nudeln verwenden, besonders hochwertig und mikronährstoffhaltig sind natürlich Vollkornbrot, Naturreis und Vollkornnudeln.

Bei einer Ernährung mit einem Anteil von 50-60% Stärkekohlenhydraten pro Mahlzeit verändert sich Ihr Stoffwechsel gravierend. Statt auf bequemem Wege schnell Einfachzucker zu verbrennen, muss der Stoffwechsel jetzt echte Schwerarbeit leisten. Denn das Verbrennen von Stärkekohlenhydraten ist ein energieaufwendiger Vorgang, in den selbst Energie hineingesteckt werden muss. Dabei erhöht sich der körpereigene Grundumsatz, also der Kalorienbedarf unter Ruhebedingungen, was für den Abbau von Fettdepots sehr vorteilhaft ist.

Durch die Vollwertbestandteile wird zudem ein langanhaltender Sättigungseffekt und durch den niedrigen Insulinspiegel eine optimale Fettverbrennung erzielt.

Gewichtsnormalisierung

Tageskalorienbedarf
von z.B. 1.800 kcal

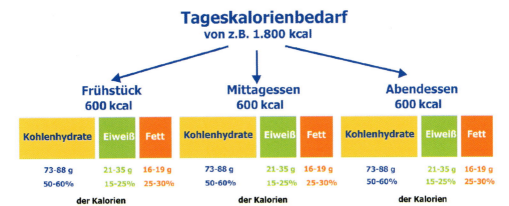

	Frühstück 600 kcal			Mittagessen 600 kcal			Abendessen 600 kcal		
	Kohlenhydrate	**Eiweiß**	**Fett**	**Kohlenhydrate**	**Eiweiß**	**Fett**	**Kohlenhydrate**	**Eiweiß**	**Fett**
	73-88 g	21-35 g	16-19 g	73-88 g	21-35 g	16-19 g	73-88 g	21-35 g	16-19 g
	50-60%	15-25%	25-30%	50-60%	15-25%	25-30%	50-60%	15-25%	25-30%
	der Kalorien			der Kalorien			der Kalorien		

75 g Kohlenhydrate sind enthalten in:

3 Brötchen	(150 g)
3 Scheiben Brot	(150 g)
6 Kartoffeln	(450 g)
Reis	(100 g, roh)
Nudeln	(100 g, roh)

kcal/Mahlzeit	**350**	**525**	**700**	**875**	**1.050**	**1.225**
Kohlenhydrate pro Mahlzeit (kcal)	**210**	**315**	**420**	**525**	**630**	**735**
Kohlenhydrate (g)	**50**	**75**	**100**	**125**	**150**	**175**

sind enthalten in:

	Brot	100 g	150 g	200 g	250 g	300 g	350 g
	Scheiben	2	3	4	5	6	7
	Kartoffeln	300 g	450 g	600 g	750 g	900 g	1.050 g
	Stück	4	6	8	10	12	14
	Reis (roh)	75 g	100 g	125 g	150 g	175 g	200 g
	Nudeln (roh)	75 g	100 g	125 g	150 g	175 g	200 g

Deutscher Ärzte-Verlag 2001, GESUNDHEIT

Mahlzeitenfolge

Im Gegensatz zu anderen Autoren empfehlen wir Ihnen 3 Mahlzeiten nach dem Grundsatz: Kaiser-König-Bettelmann in einem Abstand von 5-6 Stunden ohne Zwischenmahlzeiten.

Dadurch wird zwischen den Mahlzeiten eine Insulin-Niedrigphase erreicht, die eine ungehinderte Freisetzung und Verbrennung von Speicherfetten ermöglicht.

Eine besonders langanhaltende „Fettverbrennung" im Schlaf wird durch eine Abendmahlzeit mit einem niedrigen glykämischen Index wegen der niedrigen Insulinantwort erzielt.

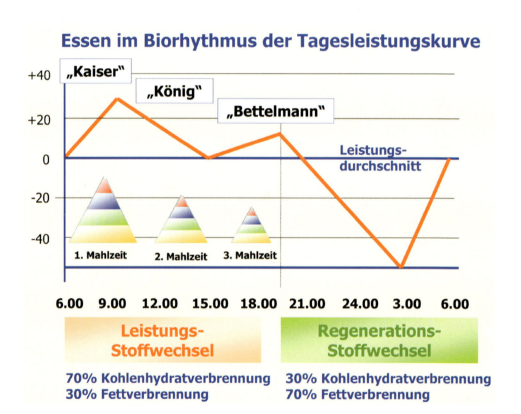

Vitamine
Bioaktive Pflanzenstoffe
Ballaststoffe

Vitamine

Vitamine sind sog. essentielle Mikronährstoffe, die bis auf Vitamin D dem Körper von außen zugeführt werden müssen. Der Vitamin A = Beta-Karotin, Vitamin C, E, in geringem Umfang auch die Vitamine B1, B6 und Pantothensäure. Die wichtigsten Vitaminquellen stammen aus der pflanzlichen Nahrung.

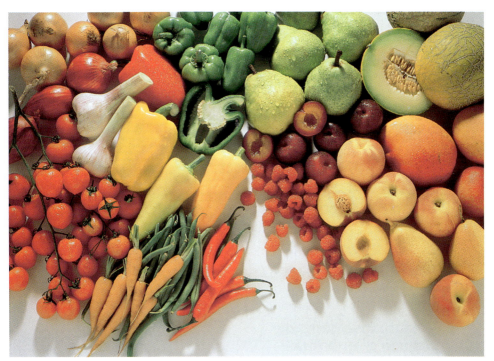

Vitamine – Bioaktive Pflanzenstoffe – Ballaststoffe

minbedarf ist beim gesunden Menschen von der körperlichen Aktivität und damit vom Stoffwechselumsatz abhängig.
Einige Vitamine sind aktive Bestandteile der Stoffwechselkreisläufe, andere schützen die Zellen vor dem zerstörerischen „oxidativen Stress" durch freie Radikale wie das Provita-

Warum gibt es in Pflanzen Vitamine?

Da die Keimlinge und Früchte der Pflanzen den Sonnenstrahlen (UV-Strahlung) und den freien Radikalen in der Umwelt ausgesetzt sind, hat die Natur sie mit Zellschutzstoffen, den Vitaminen, ausgestattet. Pflanzenvitamine schützen die Keimlinge (z.B. Weizenkeimöl mit einem hohen Gehalt an Vitamin E) und die Frucht (mit hohem Gehalt an Vitamin C).

Der Mensch nimmt diese Schutzstoffe bei einer gemüse- und obstreichen Ernährung auf und macht sich diese Vitaminquellen für seinen Stoffwechsel zu eigen.

Vitamine aus der tierischen Nahrung stammen aus den Vitaminspeichern von Muskel und Leber.

Bei den Vitaminen unterscheidet man die Gruppe der **wasserlöslichen** Vitamine (B1, B2, B6, B12, C, Niacin, Folsäure, Pantothensäure, Biotin) von den **fettlöslichen** Vitaminen (A, D, E, K), die nur zusammen mit Nahrungsfetten vom Darm aufgenommen werden können.

Eine absolut fettfreie Ernährung wäre aufgrund eines Mangels an fettlöslichen Vitaminen krankmachend.

Bei einem Überschuss an wasserlöslichen Vitaminen kann ein Teil der Vitamine über die Niere ausgeschieden werden. Bei den Vitaminen A und D ist eine Überdosierung gesundheitsschädlich.

Bei einer Unterversorgung an Vitaminen kommt es zunächst zum Auftreten einer allgemeinen Leistungsminderung und dann zu typischen Vitaminmangelkrankheiten.

Ist eine Nahrungsergänzung mit Vitaminen erforderlich?

Bei einer ausgewogenen Vollwerternährung mit Kohlenhydraten und einem hohen Anteil an rohem und schonend gegartem Gemüse sowie frischem Obst und einem geringen Fleischanteil – also der „Urnahrung" des Menschen – ist sein Vitaminbedarf ausreichend gedeckt.

Die sekundären Pflanzenstoffe, in denen die natürlichen Vitamine verpackt sind, erhöhen ihre biologische Wirksamkeit. Daher sind „lebende" Bio-Vitamine (rohes Gemüse, Frischobst und Vollkorngetreide) den chemischen Fabrikvitaminen mit einer geringeren biologischen Wirksamkeit (die durch eine höhere Dosierung erkauft werden muss) vorzuziehen.

Der Verzehr einer Orange ist z.B. der „Nahrungsergänzung" durch eine Vitamin-C Tablette mit Sicherheit überlegen.

Durch eine vitaminschonende Lagerung (kalt und dunkel) von Obst und Gemüse sowie durch einen schonenden Garungsvorgang kann der Vitamingehalt der Nahrung weitgehend erhalten werden.

Zubereitungsempfehlungen

- Wenn Ihnen kein frisches Gemüse zur Verfügung steht, können Sie sehr gut auf Tiefkühlgemüse zurückgreifen (kein Vitaminverlust durch Transport und Lagerung), welches Sie nur dünsten sollten. Da das Dünstwasser noch einen Teil der wasserlöslichen Vitamine enthält, sollten Sie es für die Zubereitung einer Gemüseboullion weiterverwenden.
- Vermeiden Sie langes Warmhalten von Mahlzeiten, denn dieses zerstört die Vitamine. Besser ist ein Aufwärmen in der Mikrowelle.
- Verwenden Sie möglichst frisch geschnittenen und kurzgelagerten Salat. Kopfsalat verliert innerhalb von 10-20 Stunden 90% seines Vitamin C-Gehaltes, wenn er nicht dunkel und kühl gelagert wird.

Vitamine und ihr Vorkommen

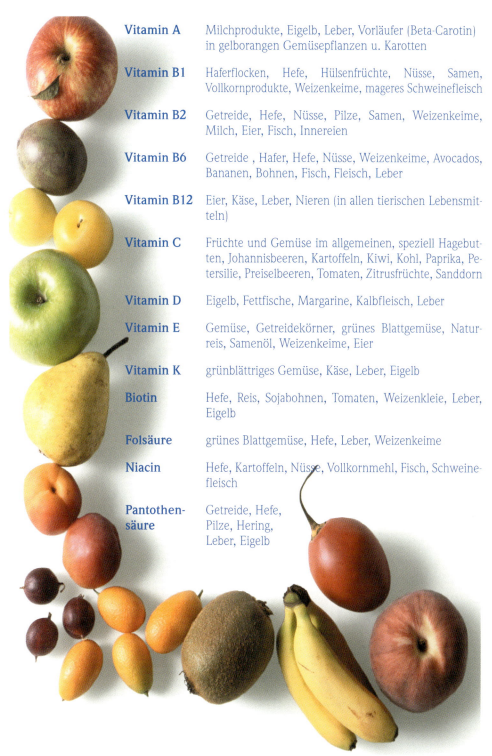

Vitamin A	Milchprodukte, Eigelb, Leber, Vorläufer (Beta-Carotin) in gelborangen Gemüsepflanzen u. Karotten
Vitamin B1	Haferflocken, Hefe, Hülsenfrüchte, Nüsse, Samen, Vollkornprodukte, Weizenkeime, mageres Schweinefleisch
Vitamin B2	Getreide, Hefe, Nüsse, Pilze, Samen, Weizenkeime, Milch, Eier, Fisch, Innereien
Vitamin B6	Getreide, Hafer, Hefe, Nüsse, Weizenkeime, Avocados, Bananen, Bohnen, Fisch, Fleisch, Leber
Vitamin B12	Eier, Käse, Leber, Nieren (in allen tierischen Lebensmitteln)
Vitamin C	Früchte und Gemüse im allgemeinen, speziell Hagebutten, Johannisbeeren, Kartoffeln, Kiwi, Kohl, Paprika, Petersilie, Preiselbeeren, Tomaten, Zitrusfrüchte, Sanddorn
Vitamin D	Eigelb, Fettfische, Margarine, Kalbfleisch, Leber
Vitamin E	Gemüse, Getreidekörner, grünes Blattgemüse, Naturreis, Samenöl, Weizenkeime, Eier
Vitamin K	grünblättriges Gemüse, Käse, Leber, Eigelb
Biotin	Hefe, Reis, Sojabohnen, Tomaten, Weizenkleie, Leber, Eigelb
Folsäure	grünes Blattgemüse, Hefe, Leber, Weizenkeime
Niacin	Hefe, Kartoffeln, Nüsse, Vollkornmehl, Fisch, Schweinefleisch
Pantothensäure	Getreide, Hefe, Pilze, Hering, Leber, Eigelb

Bioaktive Pflanzenstoffe – Heilmittel der Natur

Neben den Nähr- und Wirkstoffen Fett, Kohlenhydrate, Vitaminen und Mineralien enthalten Getreide, Gemüse und Obst noch „sekundäre Pflanzenstoffe", die erst vor kurzem wegen ihrer gesundheitsfördernden Wirkung in das Interesse der Nahrungsmittelforschung gerückt sind.

Die auf eine Anzahl von 10.000 bis 30.000 geschätzten Pflanzenstoffe sind für die menschlichen Sinne als Farb-, Geschmacks- und Aromastoffe wahrnehmbar. Der Pflanze dienen sie als Schutzstoffe gegen die UV-Strahlung, als Wachstumsregulatoren, zur Abwehr von Fressfeinden (Bitterstoffe) oder als Lockstoffe für Tiere, welche über die Aufnahme der Früchte deren Samen weitertragen und somit zum Artenerhalt beitragen.

Im menschlichen Körper werden den Pflanzenstoffen folgende Wirkungen zugeschrieben:
- Senkung des Krebsrisikos der inneren Organe
- Schutz vor Bakterien, Pilzen und Viren
- Schutz vor freien Radikalen
- Stärkung des Immunsystems
- Senkung des Cholesterinspiegels
- Blutverdünnung
- Blutdrucksenkung

Die biologische Wirksamkeit oder Heilkraft von Heilpflanzen, Kräutern, Gemüse und Obst beruht auf ihrem Wirkstoffgehalt an bioaktiven Stoffen, die oft erst im Zusammenwirken mit anderen bioaktiven Stoffen ihre positive Wirkung entfalten können.

Hatte man bis vor kurzem nur einige negative Wirkungen dieser Pflanzenstoffe bewertet (z.B. die Phytinsäure des Getreides), ist heute der Nutzen einer gemüse- und obstreichen Ernährung und einer vollwertigen Getreidenahrung wissenschaftlich unbestritten.

In vergleichenden Studien hat man festgestellt, dass in südlichen Ländern mit einem hohen Gemüseverzehr (z.B. Griechenland mit 230 kg/Person/Jahr) eine geringere Häufigkeit besteht an bestimmten Krebsarten zu erkranken als in Ländern mit einem niedrigen Gemüseverzehr (z.B. Deutschland mit 83 kg/Person/Jahr).

Wollen Sie die Heilkräfte der Nahrung in vollem Umfang für Ihre Gesundheit nutzen, empfehlen wir Ihnen täglich den **abwechslungsreichen Verzehr von mindestens 250 Gramm Gemüse und 250 Gramm Obst („Halbpfundregel"),** das möglichst vital und erntefrisch als Rohkost verzehrt werden sollte.

Schätzungen gehen davon aus, dass bei einer gemischten Kost pro Tag ca. 1,5 Gramm an sekundären Pflanzenstoffen aufgenommen werden.

Deutscher Ärzte-Verlag 2001, GESUNDHEIT

Da sich viele Pflanzenstoffe direkt unter der Schale von Gemüse und Obst befinden, wird deren ungeschälter Verzehr (z.B. bei Äpfeln) empfohlen.

Ballaststoffe – die Darmregulierer

Als Ballaststoffe bezeichnet man eine Vielzahl von Kohlenhydraten und anderen Verbindungen, z.B. Zellulose, Hemizellulosen **(nicht lösliche Ballaststoffe)** und Pektine **(lösliche Ballaststoffe),** die von den menschlichen Verdauungsenzymen nicht aufgeschlossen werden können.
Sie können daher vom Dünndarm nicht aufgenommen werden und gelangen unverändert in den Dickdarm, wo sie den Darmbakterien als Nahrung zur Verfügung stehen. Dadurch kommt es zu einer Vermehrung der gesunden Darmflora.
In Verbindung mit der hohen Wasserbindungsfähigkeit der Ballaststoffe führt dies zu einer Erhöhung des Volumens, einer weicheren Beschaffenheit und einer verkürzten Durchgangszeit des Nahrungsbreis im Darm. Ballaststoffe fördern damit eine gesunde Darmfunktion.
Kohlenhydrate aus ballaststoffreicher Nahrung haben eine längere Verweildauer im Magen und bewirken ein länger anhaltendes Sättigungsgefühl.
Die löslichen Ballaststoffe insbesondere aus Haferkleie und Apfelpektin können Cholesterin und Gallensäuren im Darm binden und ihre Wiederaufnahme ins Blut verhindern. Damit fördern sie deren gewünschte Ausscheidung.
Ballaststoffe haben auch eine wichtige Entgiftungsfunktion. Sie binden krebserzeugende Stoffe und Toxine, die mit der Nahrung aufgenommen werden oder die bei einer langen Verweildauer des Darminhaltes im Darm entstehen. Damit wird ihre Ausscheidung ermöglicht.
Ballaststoffe haben insgesamt einen positiven und vorbeugenden Einfluss auf Zucker- und Fettstoffwechselerkrankungen, Arteriosklerose und Gallensteinleiden, Darmträgheit, Hämorrhoiden, Darmwandausstülpungen (Divertikulose) und Darmkrebs.

Ballaststoffe...

- führen nach Mahlzeiten zu einem flachen Anstieg der Blutzuckerkurve und damit zu einer niedrigen Insulinausschüttung,
- binden cholesterinhaltige Gallensäuren und senken damit das Blutcholesterin.
- binden Giftstoffe (Toxine) im Darm.
- binden sog. sekundäre hydrolysierte Gallensäuren.
  (Diese werden bei zu langer Verweildauer durch Darmbakterien gespalten und sind krebserzeugend.)
- führen durch ihre hohe Wasserbindungskapazität zu einer guten Stuhlformung, einem erhöhtem Stuhlvolumen und damit zu einer verkürzten Verweildauer des Darminhaltes.
- sorgen für die Zufuhr von Begleitsubstanzen, Proteinen, Mineralstoffen, Enzyminhibitoren usw.

Ballaststoffe erhalten also Ihren Darm gesund!

Die Aufnahme von Ballaststoffen ist bei der heutigen Ernährungsweise mit kaloriendichten Nahrungsmitteln ständig zurückgegangen und die Darmerkrankungen haben zugenommen.

Im Jahr 1880 wurden z.B. noch 130 g Ballaststoffe/Tag (Verzehr von ca. 700 g Roggenbrot/Tag) aufgenommen.
Im Jahr 1980 waren es nur noch 18-30 g Ballaststoffe/Tag.

Ein Vollkornbrot erzeugt z.B. das gleiche Stuhlvolumen wie 8 Weißbrote.
Bei einer ballaststoffarmen Ernährung ist eine „Nahrungsergänzung" mit Hafer- und Weizenkleie in Verbindung mit einer ausreichenden Flüssigkeitszufuhr eine sinnvolle Maßnahme.

Unser Ernährungstipp

für eine gesunde Ernährung bei **Normalgewicht**

Ernähren Sie sich:
- mit 3 Mahlzeiten (morgens, mittags, abends)
- nach den Grundsätzen der „Ernährungspyramide" (Urnahrung)
  - im „Kohlenhydratüberschuss" (ca. 60%)
  - mit reichlich Gemüse und Obst („Halbpfundregel").
  - Genießen Sie nur 2-3 mal pro Woche mageres Fleisch
  - und 1-2 mal pro Woche Fisch.
  - Verwenden Sie nur fettarme Milchprodukte (1,5%).
  - Verwenden Sie Zucker und Fette nur zum Verfeinern.
- Essen Sie Stärke-Kohlenhydrate als Vollwertprodukte mit ihren vielen Ballaststoffen und ihrem hohen Sättigungseffekt.
- Vermeiden Sie tierische und gehärtete Fette.
- Vermeiden Sie Alkohol (hoher Kalorienwert, Hemmung des Fettabbaus).

Gewichtsnormalisierung

Ernährungsgrundsätze bei Übergewichtigkeit

Da Adipositas eine chronische und langjährig bestehende Erkrankung darstellt, ist auch bei einer Ernährungsumstellung zur Erzielung eines gesunden Körpergewichtes ein **langfristiges Umdenken und Geduld erforderlich.**
Die über Jahre durch eine falsche Ernährung fehleingestellten Regulationsvorgänge des Stoffwechsels müssen sich an die neue Ernährungssituation anpassen.
Auch wenn es Ihnen nicht immer möglich sein wird, alle Ernährungsempfehlungen umzusetzen, wichtig ist, dass Sie langfristig und dauerhaft auf dem richtigen Ernährungskurs bleiben. Dann wird Ihre Nahrung ein gesundmachendes Heilmittel und kein Gesundheitsrisiko mehr sein.

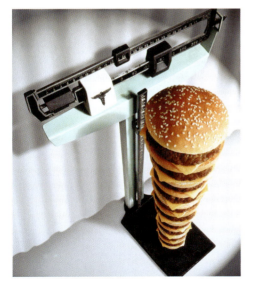

Die Ernährungsempfehlungen für eine dauerhafte Gewichtsnormalisierung betreffen:
- **die Nahrungszusammensetzung**
- **die Nahrungsmenge**
- **die Mahlzeitenfolge und**
- **den Zeitpunkt der Nahrungsaufnahme**

Nahrungszusammensetzung

Ernähren Sie sich mit der „Urnahrung" nach den Empfehlungen der Ernährungspyramide. Beachten Sie dabei folgende Grundsätze:
- **Fett macht fett und nicht satt.**
  Reduzieren Sie daher Ihren Fettverzehr auf max. 60 g am Tag und vermeiden Sie Lebensmittel mit einem hohen Anteil an versteckten Fetten.
- **Vollwertige Stärke-Kohlenhydrate machen satt und nicht dick.**
  Genießen Sie Vollwert-Kohlenhydrate (niedriger glykämischer Index) in Form von Vollkornbrot, -müsli, -reis, -nudeln und Kartoffeln nach der Berechnung Ihres Kalorienbedarfs (Kohlenhydrattabelle). Das garantiert Ihnen Sattsein ohne Dickwerden.
- **Zucker hemmt den Fettabbau.**
  Offene und in vielen Lebensmitteln versteckte Zucker führen zu einem hohen Insulinanstieg, der über Stunden den Fettabbau blockiert. Sie sind daher zu meiden.
  Kleine Süßspeisen und Obst als Nachtisch dürfen Sie jedoch genießen.

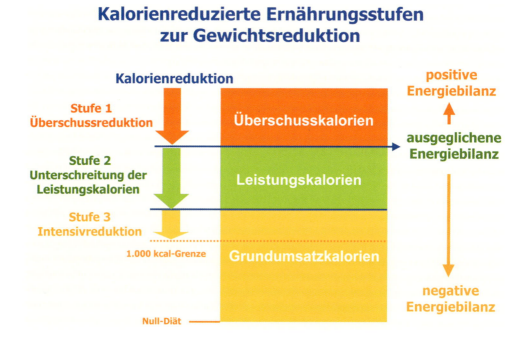

Nahrungsmenge

Bei jeder Gewichtsabnahme ist es erforderlich, den Brennwert der Nahrung um den Betrag der bisher verzehrten **Überschusskalorien zu reduzieren.** Zusätzlich sollten Sie durch vermehrte Bewegungsaktivitäten überschüssiges Körperfett verbrennen **(Verbrauch von Leistungskalorien).**
Bei dieser Form der Ernährungsumstellung wird die **Energiebilanz negativ,** d.h. der Bedarf an Kalorien ist größer als die Zufuhr über die Nahrung.
Die tägliche Kalorienmenge darf aber dabei nicht wesentlich unterhalb des Bedarfs an Grundumsatzkalorien liegen. Ein Unterschreiten dieser Grenze (1.000 kcal) löst im Körper „Hungeralarm" aus. Der Stoffwechsel schaltet sein Energiesparprogramm ein und kann mit den wenigen Hungerkalorien auskommen, die er angeboten bekommt. Dementsprechend ist Ihre Leistungsfähigkeit und Ihr Wohlbefinden reduziert. Die Gewichtskurve aber bleibt unverändert.

Mahlzeitenfolge

Auch für die Phase der Gewichtsnormalisierung empfehlen wir Ihnen **3 Mahlzeiten** in einem Abstand von 5-6 Stunden ohne Zwischenmahlzeiten.
Dadurch wird zwischen den Mahlzeiten eine Insulin-Niedrigphase erreicht, die eine ungehinderte Freisetzung und Verbrennung der Speicherfette ermöglicht.

Zeitpunkt der Nahrungsaufnahme

Der Verzehr einer Mischkostmahlzeit bewirkt eine Aktivierung des Kohlenhydratstoffwechsels von ca. 70% für den Zeitraum von ca. 5-6 Stunden. Der Anteil der Fettverbrennung beträgt dabei lediglich 30%.

Gewichtsnormalisierung

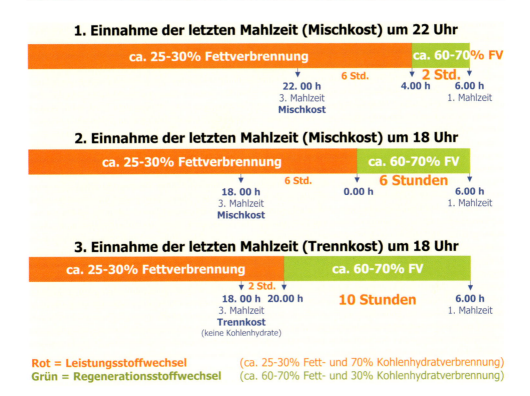

Rot = Leistungsstoffwechsel (ca. 25-30% Fett- und 70% Kohlenhydratverbrennung)
Grün = Regenerationsstoffwechsel (ca. 60-70% Fett- und 30% Kohlenhydratverbrennung)

Bei 3 Mahlzeiten am Tag ergibt dies rechnerisch für ca. 18 Stunden ein Überwiegen des Kohlenhydratstoffwechsels.
Erst in der Nacht, wenn der Körper hormonell auf einen Ruhestoffwechsel umgeschaltet hat und der Insulinspiegel niedrig ist, überwiegt die Fettverbrennung (70%) gegenüber der Kohlenhydratverbrennung (30%).
Um den Anteil der Fettverbrennung zu erhöhen, empfiehlt sich die Einnahme einer nur kleinen Abendmahlzeit bis spätestens 18.00 Uhr.
Ganz besonders wirksam ist eine Abendmahlzeit ohne Kohlenhydrate (z.B. Gemüse, Salat, fettarme Milchprodukte), was eine Verlängerung der nächtlichen Fettverbrennung bewirkt.
Spät- oder Nachtmahlzeiten hingegen reduzieren oder blockieren die nächtliche Fettverbrennung und sind daher zu meiden.

Gewichtsabnahme und Muskelabbau

Jede Gewichtsabnahme ist auch mit einem Abbau an Muskelmasse verbunden, weil der Muskel auch immer weniger tragen muss, was den Bedarf an Grundumsatzkalorien senkt. Je mehr Sie abnehmen, umso geringer wird Ihr Kalorienbedarf.
Deshalb müssen Sie bei einer Gewichtsabnahme in Abständen die Berechnung Ihres Grundumsatzes dem veränderten Gewicht anpassen.
Sie können diesen Muskelabbau jedoch durch ein regelmäßiges moderates Bewegungstraining um bis zu 50% reduzieren.

Deutscher Ärzte-Verlag 2001, GESUNDHEIT

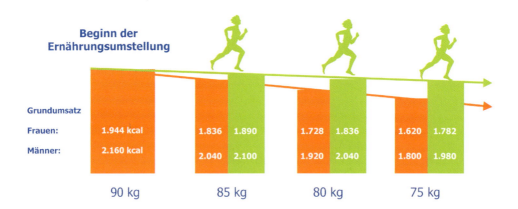

Ein erfolgreicher Weg zur Gewichtsnormalisierung

Besteht bei Ihnen das Risiko für die Entstehung von Ernährungskrankheiten, sollten Sie unbedingt einen krankmachenden Fettüberschuss durch eine **kalorienreduzierte Ernährungsumstellung** unter ärztlicher Kontrolle abbauen.

Mittels einer Körperanalyse (siehe dazu Bio-Impedanzmessung) wird Ihr Kalorienbedarf und der Kohlenhydratanteil, den Sie an Brennwärme essen müssen, ermittelt.

Auch bei dieser Form der Gewichtsnormalisierung durch eine Kalorienreduzierung gelten die Grundsätze für eine gesunde Ernährung.

Um gesundheitliche Auswirkungen zu vermeiden, darf die Kaloriengrenze von 1.000 kcal/Tag nicht unterschritten werden.

Je nach medizinischer Erfordernis oder dem Zeitrahmen für das angestrebte Zielgewicht kann der Fortschritt der Gewichtsnormalisierung

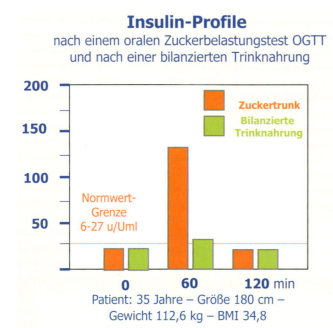

Deutscher Ärzte-Verlag 2001, GESUNDHEIT

durch den Austausch von ein oder zwei Mahlzeiten mit einer niedrigkalorischen **„nährstoffbilanzierten Eiweißtrinknahrung"** beschleunigt werden.

Ab einem BMI über 30 (Adipositas Grad 1), liegt in der Regel eine Erhöhung des Blut-Insulinspiegels (Hyperinsulinämie) vor. Diese löst bei einem Abfall des Blutzuckerspiegels ein intensives Hungergefühl aus, verhindert aber gleichzeitig eine Fettverbrennung (Lipolyse) durch Blockierung eines fettspaltenden Enzyms an der Ausgangstür der Fettzellen (hormonsensitive Fettgewebslipase).

Eine Gewichtsabnahme mittels bilanzierter Eiweißtrinknahrung kann den Übergewichtigen aus dieser „Insulinfalle" befreien.

Moderne Zusammensetzungen einer Eiweiß-Trinknahrung sind so beschaffen, dass:

- nach deren Aufnahme der Insulinspiegel kaum erhöht wird (niedriger glykämischer Index) und damit optimale Bedingungen für die Freisetzung von Fettsäuren aus dem Fettgewebe vorliegen (siehe Tabelle auf Seite 94)
- alle notwendigen Makro- und Mikronährstoffe darin enthalten sind, um den bei unterkalorischen Diäten befürchteten Muskelabbau zu vermeiden.

Derartige moderne Diät-Produkte für besondere medizinische Indikationen (Übergewicht und Adipositas mit veränderter Insulinregulation) unterscheiden sich deutlich von freiverkäuflichen Produkten in Apotheken oder Supermärkten. Diesen schreibt die Diätverordnung einen festen Zuckeranteil vor. Erst wenige kleine Unternehmen entwickeln diese Diätnahrung, die nur unter medizinischer Kontrolle abgegeben wird.

2 Messlöffel der Trinknahrung werden in 200 ml eines fettarmen Milchproduktes oder in Sojamilch zubereitet und haben einen kalorischen Brennwert von ca. 150 kcal. Um einen ausgewogenen Flüssigkeitshaushalt für die Stoffwechselprozesse zu gewährleisten ist eine ausreichende Flüssigkeitszufuhr von täglich 2-3 Litern einer kalorienfreien Flüssigkeit erforderlich.

Zwischenhunger kann durch eine Trinkbouillon gestillt werden.

Unter dieser Ernährungsumstellung kann eine Gewichtsabnahme von bis zu 1 kg/Woche mit 70-80% Speicherfettanteil erzielt werden.

Wenn diese Art der Ernährungsumstellung mit einer regelmäßigen moderaten Bewegung kombiniert wird, sind die bestmöglichen Bedingungen für eine dauerhafte Normalisierung des Körperfettanteils gegeben.

Beispiele für eine nährstoff-bilanzierte Körperfettabnahme

Einstieg: Trinktag mit einer bilanzierten Trinknahrung

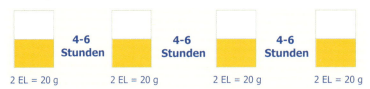

Durch 4 Trinkmahlzeiten am ersten Tag der Ernährungsumstellung soll der bei Übergewichtigen oft erhöhte Insulinspiegel gesenkt werden, um eine bessere Mobilisierung der Fette aus dem Fettgewebe zu ermöglichen.

Intensiv-Reduktion für mehrere Wochen

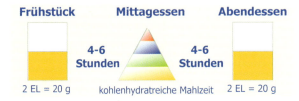

Austausch von zwei Mahlzeiten durch eine bilanzierte Trinknahrung
Der Austausch der Abendmahlzeit durch eine Trinknahrung bewirkt, dass der Insulinspiegel während Ihrer Nachtruhe für mehrere Stunden sehr niedrig ist und Sie sozusagen im Schlaf Fett aus Ihren Speichern verbrennen können.

Moderate Abnahme über mehrere Monate

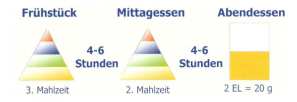

Austausch einer Mahlzeit durch eine bilanzierte Trinknahrung.

Mahlzeiten bei Programmende

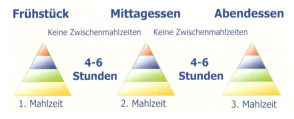

Haben Sie Ihr Zielgewicht erreicht, können Sie sich nach der Ernährungspyramide mit 3 Mahlzeiten gesund ernähren.

> **Unser Ernährungstipp**
>
> **für eine gesunde Ernährung bei Übergewicht**
>
> Ernähren Sie sich gemäß den Ernährungsgrundsätzen für Normalgewichtige.
> - Bestimmen Sie den Kalorienbedarf Ihres Grundumsatzes.
> - Ihre Nahrungskalorien sollten den Grundumsatzkalorien entsprechen.
> - Bei jeder kalorienreduzierten Ernährung darf die 1.000 kcal-Grenze nicht unterschritten werden.
> - Tauschen Sie eine oder zwei Mahlzeiten durch eine bilanzierte eiweißhaltige Trinkmahlzeit aus.
> - Erhöhen Sie Ihren Kalorienbedarf durch Bewegung.

Gewichtsabnahme durch „Null-Diäten"?

Ein starkes Übergewicht kann zu einer Identitätsstörung mit dem eigenen Körper (Körperschemastörung) führen.
Um das Körpergewicht zu normalisieren, werden oft Crash-Diäten nach den unterschiedlichsten Erfolgsrezepten durchgeführt. Jede Woche versprechen einschlägige Zeitschriften den Betroffenen „Blitzdiäten" mit einem hohen Gewichtsverlust, aber Sie wissen ja jetzt, dass diese nicht dauerhaft funktionieren können, weil der Körper seine Fettvorräte verteidigt.
Bei den sog. „Null-Diäten" kommt es zu einem Mangel an Makro- und Mikronährstoffen und es werden dem Körper nicht mehr ausreichend Kalorien für seinen Grundumsatz zugeführt. Er kühlt aus und löst „Hungeralarm" aus, um das „Überlebens-Energiesparprogramm" einzuschalten.

Das „Überlebens-Energiespar-Programm"

- **Abbau der Glykogenreserven**

Im Hungerzustand kommt es zu einem Absinken des Blutzuckers, wovon das Gehirn besonders betroffen ist, da Glukose für das Gehirn die einzige Nahrungsquelle darstellt. Um dessen Versorgung sicherzustellen, wird zuerst auf die leicht mobilisierbare Energiereserve der Glykogenspeicher in Leber und Muskeln zurückgegriffen.
Da an Glykogen Wasser gebunden ist, verliert man bei den „Blitzdiäten" vorwiegend Glykogen und Flüssigkeit. Die Waage zeigt nach unten, aber die Fettpolster bleiben davon völlig unberührt.

- **Eiweißverbrennung**

Sind die Glykogenspeicher aufgebraucht, baut der Körper Muskel- und Bluteiweiße zur Glukosegewinnung für das Gehirn ab. Es geht also an die Substanz. Der beschleunigte Abbau der Muskelmasse führt zu einer Verringerung der Magermasse und somit zu einer Absenkung des Grundumsatzes. Reduziert sich die Muskelmasse, kann auch immer weniger Fett verbrannt werden.
Dieser Prozess ist besonders in den ersten Wochen einer Hungerdiät ausgeprägt.

- **Absenken der Stoffwechselaktivität auf ein Minimalprogramm**

Durch eine Verengung der Hautgefäße wird ein Wärmeverlust nach außen verhindert und Betriebswärme eingespart. Spürbare Folgen sind kalte Hände und Füße.
Die verringerte Stoffwechsel- und Muskelaktivität schränkt das Wohlbefinden und die Leistungsfähigkeit ein. Der Hungernde

wird oft reizbar, da die Nerven „blank liegen". Die Stoffwechselaktivität (Grundumsatz) wird durch Einfluss der Schilddrüse deutlich erniedrigt und der Körper kommt mit wenigen Hungerkalorien aus.

Übergewicht durch Diät! Der „Jo-Jo-Effekt"

Nach Abschluss einer „Blitz"-Diät saugt das Fettgewebe mit gierigem Heißhunger bei noch erniedrigtem Grundumsatz jede überschüssige Kalorie auf und speichert Sie als Vorratsfett für die nächste Hungerdiät. Bei Wiederaufnahme einer Normalkost wird zuerst die Magermasse (Muskel und Organsubstanz) regeneriert, bis das alte Körpergewicht wieder erreicht ist. Nun vermutet der diätgestresste Körper, dass es künftig noch schlimmer kommen könnte und lagert mehr Fettreserven ein als zuvor. Nach einer Crash-Diät übertrifft das Körpergewicht später häufig das Ausgangsgewicht.

Durch wiederholte Hunger-Diäten gerät das Regulationssystem für den Auf- und Abbau des Fettgewebes in „Unordnung" und jede neue Diät führt zu einer noch schlimmeren Gewichtskatastrophe („Jo-Jo-Effekt").

Gesundheitsgefahren durch Null-Diäten

Vorsicht: Durch Hunger-Diäten können ein Herzmuskelabbau oder Herzrhythmusstörungen hervorgerufen werden oder sie verursachen wegen der Flüssigkeitsverschiebungen Herz-Kreislauf-Probleme.

Nährstoffmangel führt zum Aufbau minderwertiger Zellsubstanz

Täglich werden in unserem Körper verbrauchte Zellen und Zellbestandteile auf-, ab- und umgebaut, repariert oder völlig neu hergestellt. Für diesen Prozess (Bau- und Re-

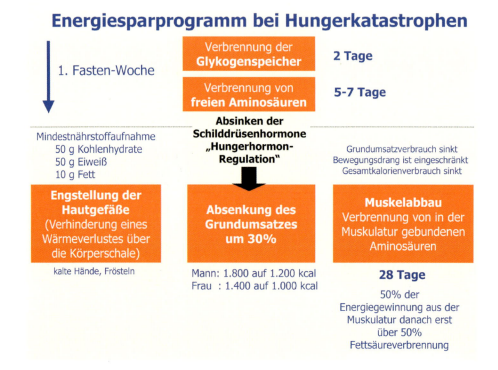

generations-Stoffwechsel) benötigt der Körper hochwertige „Ersatzteile und Baumaterialien", die er nur über eine ausgewogene Ernährung gewinnen kann.

Unterschreitet die tägliche Kalorienzufuhr 1.000 kcal, ist eine ausreichende Bereitstellung von hochwertigen Nährstoffen (Eiweiß, Vitamine, Mineralien und Spurenelemente) nicht mehr gewährleistet.

Es ist wie in einem Automobilwerk: Schlechte und mangelhafte Bauteile führen zu einem schlechten Auto in der Produktion.

 Auf den Punkt gebracht

Wie wird man übergewichtig?

Wir essen *zu viel*
Die Kalorienzufuhr übersteigt den Kalorienbedarf.

Wir essen *zu oft*
zu viele Zwischenmahlzeiten.

Wir essen *das Falsche*,
nämlich zu fett und zu süß.

Wir *bewegen uns zu wenig*.
Die Muskulatur hat die Fähigkeit zur Fettverbrennung weitgehend verloren.

Wie kann man Übergewicht abbauen bzw. vermeiden?

Essen Sie *ausreichend*.
Normalgewichtige:
Kalorienzufuhr und Kalorienbedarf sollten sich die Waage halten.
Übergewichtige:
Abbau von zuviel verzehrten Überschuss- und Leistungskalorien
Die Grundumsatzkalorien sollten nur kurzfristig unterschritten werden.

Nehmen Sie nur *3 Mahlzeiten* pro Tag zu sich.
Vermeiden Sie Zwischenmahlzeiten, sonst bleibt Fett im Fettgewebe eingesperrt und kann nicht im Muskel verbrannt werden.

Essen Sie das *Richtige* (Urnahrung).
Essen Sie nach den Grundsätzen der Ernährungspyramide.
Essen Sie besonders viel Vollwert-Stärkekohlenhydrate mit niedrigem Glykämischen Index.
Essen Sie täglich nach der „Halbpfundregel" je 250 g Obst und Gemüse.

Bewegen Sie sich.
Bauen Sie überschüssige Fettkalorien durch Bewegung ab.
Wie Sie das wirkungsvoll tun können, zeigen wir Ihnen im Kapitel Fettverbrennung.

Nahrungsmittel-Auswahltabelle

Nahrungsmittel	pro 100 g Nahrungsmittel*					Portion	kcal/ Portion	g Fett/ Portion
	KH (g)	E (g)	F (g)	BST (g)	kcal			
Brot/Backwaren								
Mischbrot/Graubrot	48	6	1	5	226	1 Scheibe = 50 g	113	1
Vollkornbrot	41	8	1	8	204	1 Scheibe = 50 g	102	1
Weizentoastbrot	48	7	5	4	260	1 Scheibe = 30 g	78	2
Vollkorntoastbrot	40	10	3	7	233	1 Scheibe = 30 g	70	1
Knäckebrot	66	10	2	14	318	1 Scheibe = 10 g	32	+
weiße Brötchen	56	8	2	3	272	1 Stück = 50 g	136	1
Vollkornbrötchen	48	10	4	4	270	1 Stück = 50 g	135	2
Croissants	30	7	30	+	420	1 Stück = 50 g	210	15
Getreideprodukte								
Haferflocken	58	12	8	10	354	10 EL à 10 g = 100 g	354	8
Früchte-Müsli	60	10	6	8	340	10 EL à 10 g = 100 g	340	6
Cornflakes	80	7	1	4	356	15 EL à 4 g = 60 g	214	1
Reis poliert	78	7	1	1	344	10 EL à 10 g = 100 g	344	1
Naturreis	73	7	2	2	343	10 EL à 10 g = 100 g	343	2
Hartweizennudeln	75	13	1	*	362	10 EL à 10 g = 100 g	362	1
Eierteigwaren	70	13	3	3	347	10 EL à 10 g = 100 g	347	3
Vollkornnudeln	64	15	3	8	343	10 EL à 10 g = 100 g	343	3
Hirse	69	11	4	4	354	10 EL à 10 g = 100 g	354	4
Kartoffelprodukte								
Kartoffeln gekocht	15	2	0	2	70	1 Stück = 70 g	49	0
Pommes frites (fritiert)	36	4	15	4	290	1 Portion = 150 g	435	23
Pommes frites (Backofen)	28	3	6	+	174	1 Portion = 150 g	261	9
Kartoffelknödel	25	2	+	+	108	1 Knödel = 90 g	97	+
Kartoffelpüree	13	2	3	+	92	1 Portion = 200 g	184	6
Hülsenfrüchte								
Bohnen	40	22	2	17	262	1 Portion = 100 g roh	262	2
Erbsen	41	23	1	17	69	1 Portion = 100 g roh	269	1
Linsen	52	24	1	11	315	1 Portion = 100 g roh	315	1
Gemüse/Rohkost								
Blumenkohl	2	2	+	2	18	200 g	36	+
Brokkoli	2	3	+	3	22	200 g	44	+
Eisbergsalat	4	3	+	2	40	50 g	20	+
Grünkohl	3	4	1	4	37	200 g	74	2
Gurke	2	1	+	1	12	_ Stück = 200 g	24	+
Kohlrabi	4	2	+	1	24	1 Stück = 100 g	24	+
Möhre	3	1	+	3	18	1 kl. Stück = 50 g	9	+
Paprika	3	1	+	2	19	1 Stück = 150 g	29	+
Rotkohl	3	2	+	3	21	200 g	42	+
Spargel	1	2	+	1	13	200 g	26	+
Spinat	1	2	+	2	14	200 g	28	+
Tomate	3	1	+	1	17	1 Stück = 50 g	8	+
Zucchini	2	2	+	1	19	1 Stück = 125 g	24	+

© Gesellschaft für Adipositas- und Ernährungsberatung 2001 (Tel. 06131/240530)

Ernährung

Nahrungsmittel	pro 100 g Nahrungsmittel*					Portion	kcal/ Portion	g Fett/ Portion
	KH (g)	E (g)	F (g)	BST (g)	kcal			
Fleischwaren								
Bockwurst	+	12	25	0	277	1 Stück = 100 g	277	25
Bratwurst	+	10	29	0	298	1 Stück = 150 g	447	44
Bierschinken	+	17	11	0	170	1 Scheibe = 30 g	51	3
Fleischwurst	+	10	29	0	296	1 Scheibe = 30 g	89	9
Geflügelwurst, mager	+	16	5	0	108	1 Scheibe = 30 g	32	2
Leberwurst	+	16	29	0	326	30 g	98	9
Streichmettwurst	+	14	37	0	390	30 g	117	11
Salami	+	19	33	0	371	1 Scheibe = 30 g	111	10
Schinken gekocht, mager	+	30	3	0	145	1 Scheibe = 30 g	44	1
Schinken roh, geräuchert	+	17	35	0	383	1 Scheibe = 30 g	115	11
Speck, durchwachsen	+	9	65	0	621	1 Scheibe = 30 g	186	20
Hühnerei	1	13	12	0	160	1 Stück = 60 g	96	7
Fette und Öle								
Butter	1	1	83	0	754	1 TL = 5 g	38	4
Margarine	+	+	80	0	722	1 TL = 5 g	36	4
Halbfettbutter	+	5	41	0	385	1 TL = 5 g	20	2
Halbfettmargarine	+	2	40	0	368	1 TL = 5 g	18	2
Pflanzenöl	0	0	99,8	0	899	1 EL = 10 g	90	10
Mayonnaise 80% Fett	3	1	80	0	727	1 TL = 5 g	36	4
Nüsse und Samen								
Haselnuß	11	13	61	7	647	10 Kerne = 15 g	97	9
Macadamianuß	*	8	73	16	687	1 EL = 20 g	137	15
Mandel	4	19	54	15	577	10 Kerne = 15 g	87	8
Kokosraspeln	6	6	62	24	606	1 EL = 15 g	91	9
Sonnenblumenkerne	12	22	49	6	580	1 EL = 25 g	145	12
Süßwaren / Knabbereien								
Gummibärchen	76	6	0	0	328	4 Stück = 10 g	33	0
Schokolade, Pralinen	56	8	30	0	526	4 Stück = 20 g	105	6
Löffelbisquits	82	9	5	+	407	4 Stück = 20 g	81	1
Butterkekse	78	8	11	3	443	4 Stück = 24 g	106	2,6
Schokoladenriegel (Mars)	68	5	18	+	451	1 Stück = 60 g	271	11
Müsli-Riegel	60	8	16	4	420	1 Stück = 25 g	105	4
Obstkuchen (Hefeteig)	32	4	4	3	176	1 Stück = 100 g	176	4
Marmorkuchen	48	7	17	+	383	1 Stück = 70 g	268	12
Käsekuchen	30	9	8	0	230	1 Stück = 100 g	230	8
Sahnetorte	30	5	25	+	365	1 Stück = 100 g	365	25
Kartoffelchips	41	6	39	+	539	1 Handvoll = 10 g	54	4
Salzstangen	75	9	1	+	365	20 Stück = 15 g	55	+
Erdnüsse	8	26	48	11	570	1 TL = 5 g	29	2
Getränke								
Apfelsaft	12	+	+	+	57	1 Glas = 200 ml	114	+
Orangensaft	9	1	+	+	44	1 Glas = 200 ml	88	+
Limonade	12	0	0	0	49	1 Glas = 200 ml	98	0
Cola	11	0	0	0	57	1 Glas = 200 ml	114	0
Cola light	+	0	0	0	<1	1 Glas = 200 ml	1	0
Pils	4	0,4	3,6 g Alkohol		48	1 Glas = 250 ml	120	9 g Alk.
Weißwein	+	+	8,8 g Alkohol		68	1 Glas = 125 ml	85	11 g Alk.
Doppelkorn, 38 Vol.-%	0		30 g Alkohol		200	1 Glas = 20 ml = 2 cl	40	6 g Alk.

* Werte gerundet

Deutscher Ärzte-Verlag 2001, GESUNDHEIT

Ernährung

Nahrungsmittel	pro 100 g Nahrungsmittel*					Portion	kcal/ Portion	g Fett/ Portion
	KH (g)	E (g)	F (g)	BST (g)	kcal			
Milchprodukte								
Kuhmilch 3,5% Fett	5	3,3	3,5	0	64	1 Tasse = 150 ml	96	5
Kuhmilch 1,5% Fett	5	3	1,5	0	47	1 Tasse = 150 ml	71	2
Joghurt 3,5% Fett	4	3	3,5	0	61	1 kl. Becher = 150 g	92	5
Joghurt 1,5% Fett	5	3	1,5	0	47	1 kl. Becher = 150 g	71	2
Fruchtjoghurt 1,5% Fett	14	3	1,3	0	78	1 kl. Becher = 150 g	117	2
Buttermilch	4	4	0,5	0	35	1 Tasse = 150 ml	53	1
saure Sahne 10% Fett	4	3	10	0	17	1 kl. Becher = 150 g	176	15
Schlagsahne 30% Fett	3	2	32	0	309	1 Becher = 200 g	618	64
Crème fraiche 40% Fett	3	2	40	0	378	1 Becher = 100 g	378	40
Käse								
Doppelrahmfrischkäse	4	5	32	0	318	30 g	95	10
Camembert 60% F.i.Tr.	+	17	33	0	366	30 g	110	10
Camembert 30% F.i.Tr.	+	23	13	0	206	30 g	62	4
Gouda 48% F.i.Tr.	+	23	28	0	343	1 Scheibe = 30 g	103	8
Mozzarella 45% F.i.Tr.	+	19	20	0	255	30 g	77	6
Schafskäse 45% F.i.Tr.	+	17	19	0	236	30 g	71	6
Frischkäse 20% F.i.Tr.	3	13	8	0	134	1 EL = 30 g	40	2
Speisequark, mager	4	14	0,3	0	73	1 EL = 30 g	22	+
Harzer, Korbkäse	+	30	1	0	126	30 g	38	0
Fisch								
Kabeljaufilet (Dorsch)	+	17	0,6	0	75	150 g	113	1
Seelachsfilet	+	18	1	0	80	150 g	120	2
Forelle	+	20	3	0	102	1 Stück = 180 g	184	5
Lachs	+	20	14	0	202	150 g	303	21
Makrele, geräuchert	+	21	16	0	222	1 Stück = 250 g	555	40
Brathering	+	17	15	0	204	1 Stück = 180 g	367	27
Ölsardinen	+	24	14	0	222	1 Dose = 125 g	278	18
Thunfisch in Öl	+	24	21	0	283	1 Dose = 185 g	524	39
Heringsfilets in Tomatensoße	2	15	15	0	204	1 Dose = 200 g	408	30
Fischstäbchen	17	13	7	0	180	5 Stück = 150 g	270	1
Fleisch								
Brathuhn mit Haut	+	20	10	0	166	125 g	208	13
Ente	+	18	17	0	227	125 g	284	21
Putenbrust	+	24	1	0	105	125 g	131	1
Rinderfilet	+	21	4	0	121	125 g	151	5
Schweineschnitzel	+	22	2	0	106	125 g	133	3
Kasseler	+	21	17	0	237	125 g	296	21
Eisbein (Haxe)	+	19	12	0	186	125 g	233	15
Lammkotelett	+	15	32	0	348	125 g	435	40
Hackfleisch (halb/halb)	+	20	20	0	260	125 g	325	25
Tatar	+	21	3	0	112	125 g	140	4

Abkürzungen: KH = Kohlenhydrate BST = Ballaststoffe + = Spuren kl. = klein F.i.Tr. = Fett in Trockenmasse
E = Eiweiß kcal = Kilokalorien * = keine Daten gr. = groß EL = Eßlöffel
F = Fett g = Gramm Alk. = Alkohol St. = Stück TL = Teelöffel

Deutscher Ärzte-Verlag 2001, GESUNDHEIT

Ernährung

Nahrungsmittel	pro 100 g Nahrungsmittel*					Portion	kcal/ Portion	g Fett/ Portion
	KH (g)	E (g)	F (g)	BST (g)	kcal			
Früchte								
Apfel	11	+	+	2	54	1 Stück = 150 g	81	+
Avocado	+	2	24	6	221	1 Stück = 200 g	442	48
Banane	21	1	+	2	94	1 Stück = 125 g	118	+
Birne	12	1	+	3	55	1 Stück = 125 g	69	+
Erdbeere	6	1	+	2	32	125 g	40	+
Kirsche	13	1	+	1	63	125 g	79	+
Kiwi	10	1	+	2	50	1 gr. Stück = 100 g	50	+
Orange	8	1	+	2	42	1 Stück = 125 g	53	+
Pfirsich	10	1	+	2	43	1 Stück = 125 g	54	+
Weintraube	15	1	+	2	68	125 g	85	+
Fertigprodukte								
Suppen								
Tomatensuppe	6	1	<1	+	34	250 g	85	2
Hühnersuppe mit Nudeln	4	1	<1	+	22	250 g	55	2
Spargelcremesuppe	5	1	2	+	42	250 g	105	5
Champignoncremesuppe	4	1	2	+	40	250 g	100	5
Gerichte								
Nudeltopf mit Rindfleisch	4	3	2	+	50	250 g	125	5
Linsentopf mit Speck	9	4	3	+	84	250 g	210	7
Sauerbraten mit Nudeln und Rotkohl	12	8	2	+	100	500 g	500	11
Hühnerfrikassee mit Reis und Leipziger Allerlei	12	7	3	+	106	500 g	530	16
Rostbratwürstchen mit Kart.püree und Sauerkraut	7	4	7	+	107	500 g	535	34
Lasagne	18	6	5	+	138	300 g	414	14
Ravioli in Tomatensoße	15	4	3	+	100	250 g	250	8
Spaghetti Bolognese	12	3	4	+	103	350 g	361	15
Spaghetti Carbonara	11	5	5	+	111	350 g	389	17
Hamburger	30	12	9	+	249	100 g	249	9
Pizza Salami	24	11	13	+	253	300 g	759	38
Soßen								
Tomatenketchup	18	+	+	+	76	1 TL = 5 g	4	0
Tomatensoße Napoli	9	2	1	+	52	4 EL = 60 g	31	1
Zigeunersoße	6	2	2	+	56	4 EL = 60 g	34	1
Sauce Hollandaise	7	1	15	+	162	4 EL = 60 g	97	9
Rahmsoße	5	1	5	+	75	4 EL = 60 g	45	3
Salate								
Kartoffelsalat mit Mayonnaise	16	4	16	2	228	1 gehäufter EL = 50 g	114	8
Waldorfsalat	8	2	36	+	370	1 gehäufter EL = 50 g	185	18
Desserts								
Götterspeise	17	0	0	0	68	125 g	85	0
Vanillepudding	18	3	2	0	104	125 g	130	2
Mousse au Chocolat	25	5	7	0	186	75 g	140	5
Eiscreme (Vanille)	23	4	11	0	207	75 g	155	8
Fruchteis	36	+	+	+	144	75 g	108	+

Ernährungskrankheiten

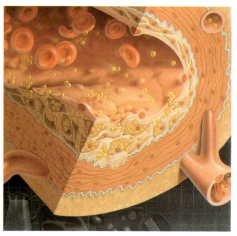

Einlagerung von Cholesterin gelb in die Arterienwand

Ernährungsbedingte Zivilisationskrankheiten

Industrieländer
96-100%	Karies (90% der 7jährigen Kinder)
30-50%	Übergewicht
30-50%	Verstopfung (durch ballaststoffarme Ernährung)
10-20%	Bluthochdruck
10-20%	Erhöhung der Blutfette
10%	Gallensteine
5-9%	Gicht
3-5%	Diabetes mellitus Typ 2 b („Übergewichtsdiabetes")

außerdem: Infekte, Allergien, Lebererkrankungen

Zahnkaries

Zahnkaries ist die häufigste ernährungsabhängige Krankheit. Sie ist so verbreitet, dass wir sie als typische Ernährungskrankheit nicht wahrnehmen. Die härteste Substanz des Menschen, der Zahnschmelz, wird infolge Fehlernährung durch Zuckersäuren angegriffen und zerstört.

Übergewicht

Übergewicht entsteht durch ein kalorisches Missverhältnis von Nahrungszufuhr und Nahrungsbedarf. Alle überschüssigen Nahrungskalorien lagert der Körper entsprechend der genetischen Programmierung als Vorrat in das Fettgewebe ein. Fast 50% der Erwachsenen haben Übergewicht. Davon sind 20% schwer übergewichtig verfettet. Dieses Krankheitsbild nennt man Adipositas.
Übergewicht ist der Ausgangspunkt von Stoffwechselerkrankungen.
Merke: Die genetische Anlage für Adipositas ist zwar im Erbgut vorbereitet, zum Ausbruch kommt sie jedoch nur durch eine „nicht artgerechte" fettige, süße, konzentrierte Nahrung!

Darmträgheit

Das menschliche Darmrohr, das über 5-6 Meter lang ist, benötigt eine entsprechende Füllmasse um gut funktionieren zu können.

Wenn man wenig und ballaststoffarm isst, wird die lange Verdauungsröhre nicht genügend mit Fasern und Quellstoffen gefüllt, der Darm wird träge, weil er zu wenig zu tun hat und dann „verstopft" er. Wenn man in den Darm nur wenig und Weiches hineinfüllt, dann kommt auch nur wenig Hartes wieder heraus.

Statt bei Verstopfung genügend Füllmasse zu essen, werden Abführmittel eingenommen, was die Regelkreisstörung der Darmfunktion noch verschlimmert.

Chronische Verstopfung ist die Ursache von vielen Darmerkrankungen unter anderem auch ein Risikofaktor für Darmkrebs.

Bluthochdruck

Die Messung des Blutdrucks erlaubt eine Aussage über die Druckverhältnisse im arteriellen Schlagadersystem. Er ist keine starre Größe, sondern weist wechselnde Druck-

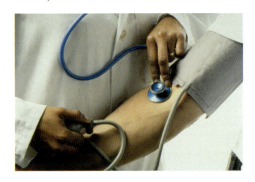

schwankungen auf. Der Blutdruck ist abhängig von verschiedenen Einflussfaktoren wie körperlicher Belastung, psychomentaler Erregbarkeit, Kochsalzzufuhr, Nierenfunktion, Elastizität der Schlagarterien usw.

Der erste (systolische) Messwert ist Ausdruck der Druckverhältnisse in den großen, herznahen Arterien. Der zweite (diastolische) Wert erlaubt eine Aussage über die Abflussverhältnisse im Verteilungsnetz der Gefäße bzw. den Durchblutungswiderstand im Körpergewebe.

Eine Erhöhung beider Druckwerte ist krankmachend, weil das Herz eine vermehrte Druckarbeit verrichten muss. Der Herzmuskel verdickt, wird schlechter durchblutet und büßt an Leistungskraft ein, was zu Kurzatmigkeit führt.

Von **Bluthochdruck** spricht man, wenn die Grenzen des **oberen (140 mmHg)** und/oder des **unteren Normalwertes (90 mmHg) überschritten** werden.

Für Menschen im jüngeren bis mittleren Lebensalter, sowie bei Vorliegen von Gefäßrisikofaktoren, sollte der **Grenzwert maximal 130 bzw. 85 mmHg** betragen.

Da die Blutdruckmessung beim Arzt durch den „Weißkittel- oder Praxisstress" oft erhöhte Werte aufweist, ist es sinnvoll, die Blutdruckmessung unter häuslichen Bedingungen zu konstanten Tageszeiten durchzuführen und für den Arztbesuch zu dokumentieren. Das aussagekräftigste Messverfahren ist die **Blutdruck-Langzeit-Messung über 24 Stunden,** bei der auch die Blutdruckverhältnisse der Nachtphase aufgezeichnet und bewertet werden können.

Bluthochdruck zählt wegen seiner vielen **Folgekrankheiten** an Herzmuskel, Augen, Arteriensystem, Nieren, Herzkranz- und Hirngefäßen zu den behandlungspflichtigen Erkrankungen. Die Ursachenfindung ist oft unbefriedigend, da sich bei über 90% der Hochdruckkranken keine Ursache finden lässt. Man spricht dann von einer „essentiellen Hypertonie", d.h. Bluthochdruck ohne Herkunftserklärung.

Weil man die Entstehung des Bluthochdrucks noch nicht in allen Einzelheiten kennt, muss diese gefährliche Erkrankung oft mit einer Mehrfachkombination an lebenslang einzunehmenden Medikamenten behandelt werden.

Übergewicht und Bluthochdruck

Die notwendigste Maßnahme bei übergewichtigen Blutdruckkranken ist eine Gewichtsnormalisierung, da zwischen Übergewicht, hohem Insulinspiegel und Bluthochdruck ein Zusammenhang besteht:
- 20-50% aller Übergewichtigen haben einen erhöhten Blutdruck.
- Übergewichtige mit viel Bauchfett haben zu 70-80% einen Bluthochdruck.

Fettgewebe hat nicht nur eine Speicherfunktion, es ist auch ein hormonaktives Organ, das mit gefäßaktiven Substanzen in die Regulation des Blutdrucks eingreift. Übergewicht ist somit ein krankmachender Faktor für die Entstehung und Unterhaltung eines Bluthochdrucks.

Übergewichtige Patienten mit Bluthochdruck haben oft ein erhöhtes Körperwasser

Übergewichtigkeit geht wie erwähnt mit einem erhöhten Insulinspiegel einher, wodurch wasserbindendes Natriumsalz in der Niere zurückgehalten wird. Das Blutvolumen steigt und Wasser lagert sich in das Körpergewebe ein, was zu Wasserbeinen und zu einer Blutdruckerhöhung **(Volumenhochdruck)** führt.
Insulin stimuliert bei einer Insulinresistenz auch Wachstum und Kontraktionsbereitschaft der Gefäßwandmuskulatur. Dies verursacht eine Verhärtung (Elastizitätsverlust) der Schlagarterien und die Entstehung eines **Widerstandshochdrucks** was die Entstehung einer Arteriosklerose begünstigt.
Besonders gefährlich sind die Veränderungen an den Hirnarterien, wo verhärtete und durch Überdruck belastete Hirngefäße einreißen können. Das führt zu Einblutungen (Schlaganfall) in das Hirngewebe und zur Zerstörung von lebenswichtigen Nervenstrukturen. Dadurch kann es zu Ausfällen von Hirnfunktionen kommen, die zu einer blei-benden Behinderung oder zum Tode führen können.

Fettstoffwechselstörungen

Erhöhte Blutfette haben neben einer genetischen Störung (familiäre Fettstoffwechselstörungen) ihre häufigste Ursache in einer Fehlernährung, kombiniert mit Übergewichtigkeit.
Aus der Gruppe der Blutfette können sowohl das Cholesterin, die Triglyceride oder auch beide zusammen als kombinierte Fettstoffwechselstörung erhöht sein.
Die Körperzellen können das Überangebot an Nahrungsfetten nicht verwerten und es kommt zu einem Fettstau vor den Körperzellen, wenn die Filterkapazität der Leber überschritten wird (s. Cholesterin).
Eine Erhöhung der Blutfette bemerkt der Betroffene nur in den seltenen Fällen, wenn Fettplaques (Xanthelasmen) um die Augen oder ein Fettring in der Regenbogenhaut des Auges (Arcus lipoides) sichtbar sind.
Fettstoffwechselstörungen werden als ein Hauptrisikofaktor für die Entstehung der Gefäßverkalkung (Arteriosklerose) angesehen.

Gallensteine

Gallensteine sind als typische Ernährungskrankheit häufig durch eine ballaststoffarme Ernährung verursacht. 8 Millionen Bundesbürger (10%) sind Gallensteinträger und davon müssen sich 100.000 pro Jahr einer Gallenblasenoperation unterziehen.
Gallensteine entstehen, wenn von der Gallenblase das „Abfallcholesterin" der Leber in den Darm ausgeschieden und bei einer

Ernährungskrankheiten

ballaststoffarmen Ernährung wieder aufgenommen wird. In der Gallenblase wird das Abfallcholesterin zu Gallenblasenschlamm eingedickt, aus dem sich Gallensteine bilden.

Wenn die Gallensteine keine Schmerzen verursachen, werden sie nur zufällig z.B. bei einer Ultraschalluntersuchung entdeckt. Lösen sie hingegen bei einer „Steinwanderung" durch den Gallengang kolikartige Schmerzen im rechten Oberbauch aus, wird oft eine operative Entfernung der Gallenblase erforderlich.

In seltenen Fällen kann sich aus einer Gallenblase mit Steinen ein Gallenblasen-Krebs entwickeln.

Wird nach der Operation das Ernährungs-

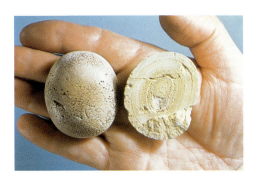

verhalten nicht geändert, können sich wieder Gallensteine in den Gallengängen bilden. In China mit seiner fast 1 Milliarde großen Bevölkerung kennt man kaum Gallensteine. Denn Gallensteine kommen dort bei einer überwiegend ballaststoffreichen Ernährung mit Reis- und Gemüse praktisch nicht vor, was den Zusammenhang von Ernährung und dem Entstehen von Krankheiten verdeutlicht.

Durch die Einnahme einer ballaststoffreichen Frühstücksmahlzeit z.B. mit 3-4 Esslöffeln Haferkleie kann einer Gallensteinbildung vorgebeugt werden, denn damit wird die Abfallcholesteringalle, die sich nachts in der Gallenblase sammelt, gebunden und über den Darm ausgeschieden.

Gicht, Harnsäureerhöhung

Es gibt Menschen, die ein Abbauprodukt tierischer Eiweißzellen, die Harnsäure, über die Niere nicht mehr ausreichend ausscheiden können. Dafür gibt es eine genetische Veranlagung, die nach Fleisch- und Alkoholgenuss wirksam wird. Harnsäure kristallisiert dann in den Nieren und Gelenken aus, was zu einem akuten Gichtanfall meist am Großzehengrundgelenk führen kann. Dabei schwillt das Gelenk durch die scharfen Harnsäurekristalle unter erheblichen Schmerzen hochrot an.

Eine Erhöhung der Blutharnsäure kann man medikamentös und durch eine entsprechende Ernährung behandeln.

Die Übergewichts-Zuckerkrankheit

Wie kann man eine Zuckerkrankheit rechtzeitig erkennen?

Vorsicht ist geboten, wenn:
- **in Ihrer Familie** (Eltern, Geschwister) **eine Zuckerkrankheit bekannt ist** (familiäre Disposition).
- **Sie übergewichtig sind und einen BMI größer als 25 haben.**

Diagnostische Frühwarnsysteme
Oraler Glukose-Toleranztest mit Insulinbestimmung (OGT)

Der zur Frühdiagnostik eingesetzte orale Glukose-Toleranztest (Zuckertrunk mit nachfolgender zeitversetzter Blutzuckerbestimmung), kann bei Übergewichtigkeit zu Beginn der Erkrankung noch normal ausfallen, weil der Zuckerkranke mit der zwei- oder dreifachen Menge an Insulin (Hyperinsulinämie) auf den Testtrunk reagiert und somit noch eine normale Blutzuckerkurve aufweist. Im späteren Verlauf funktioniert dieser Kompensationsmechanismus nicht mehr und die Blutzuckerkurve im Test ist krankhaft verändert (Abbildung Seite 44).

Ein abgewandelter OGT ist die gleichzeitige Bestimmung von Insulin oder des C-Peptids (dieses entsteht nach Abspaltung vom inaktiven Pro-Insulin, das danach zum aktiven Insulin wird).
Er soll die Frage beantworten: Wie viel Insulin ist notwendig, um nach einem Testtrunk noch einen normalen Blutzuckerspiegel zu gewährleisten?
Ein erhöhter Insulinspiegel bei einem noch normalen Blutzuckerverlauf ist Ausdruck einer bereits beginnenden Zuckerkrankheit. Dabei kann das Insulin (oder C-Peptid) bis auf das fünffache erhöht sein (Hyperinsulinämie).

Nüchternblutzucker

Ein erhöhter, morgens im Nüchternzustand z.B. 125 mg% bestimmter Blutzucker (Normalwert 70-110 mg%), ist bereits ein Hinweis auf eine bestehende Zuckererkrankung.

HbA1c-Hämoglobin

Durch einen chronisch erhöhten Blutzuckerspiegel wird der rote Blutfarbstoff (Hämoglobin) der roten Blutkörperchen „verzuckert" und es entsteht HbA1c-Hämoglobin. Wegen ihrer Lebensdauer von ca. 100 Tagen, dient der Wert der Langzeitbeobachtung. Ein HbA1c-Wert größer als 6,5% ist ein Hinweis auf eine bestehende Zuckerkrankheit. Eine regelmäßige Bestimmung dient zur Therapiekontrolle einer bereits bestehenden Erkrankung.

Urinzucker-Test

Der Urinzuckertest wird positiv, wenn der Blutzucker über 160 mg (normal bis 110 mg Nüchternwert) ansteigt. Dann wird die sog. „Nierenschwelle" überschritten und der Zucker flutet wie eine Welle über eine Staumauer aus der Blutbahn in das Harnsystem über.

Krebs

Krebs entsteht durch Entartung und unkontrolliertes Wachstum von Körperzellen mit einer zerstörenden Wirkung auf die Umge-

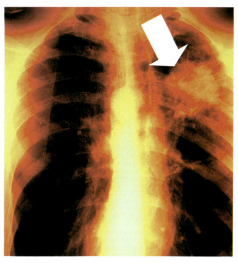

Lungenkrebs

bung, einer Streuung der Krebszellen über die Blut- und Lymphbahnen und der Bildung von Tochtergeschwülsten in anderen Körperregionen (Metastasen).
Die medizinische Wissenschaft hat bezüglich der Krebsentstehung und -behandlung erst wenige Antworten gefunden.
Es gibt jedoch zahlreiche bereits bekannte innere und äußere Faktoren, die für den Ausbruch einer Krebserkrankung verantwortlich sein können.

Es müssen mehrere dieser Faktoren zusammenkommen, damit die Sicherungen des Immunsystems versagen und Krebs entstehen kann.
Die Zunahme einiger Krebsformen ist einerseits durch Umweltgifte, die wir von außen über die Schadstoffe der Atemluft und Nahrung aufnehmen, und andererseits durch den Gebrauch von Genussmitteln (Alkohol und Rauchen) bedingt.

Laut WHO (Weltgesundheitsorganisation) sind 35% aller Krebsarten ernährungsbedingt. Zum Beispiel werden Gallensäuren bei einer zu langen Verweildauer des Darminhaltes zu sog. sekundären Gallensäuren umgewandelt und können Darmkrebs auslösen.
Chronischer Mangel an pflanzlichen Schutzstoffen durch eine stark veränderte Nahrung kann ebenfalls zu Krebs führen.

Lungen- und Blasenkrebs sind typische Erkrankungen von Rauchern und Passivrauchern. Die eingeatmeten Schadstoffe konzentrieren sich in der Lunge und bei deren Ausscheidung über die Niere in der Harnblase.

Die Vermeidung bekannter krebserzeugender Stoffe, Maßnahmen zur Stärkung des Immunsystems (z.B. durch Ausdauersport) sowie eine gesunde Ernährung dienen der Krebsprophylaxe. Da viele Tumoren in einem frühen Stadium heilbar sind, kommt auch der regelmäßigen ärztlichen Krebsvorsorgeuntersuchung eine wichtige Bedeutung zu.

Arteriosklerose (Schlagaderverkalkung)

Arteriosklerose ist eine Verfettung und Verkalkung von Blutgefäßen, die das gesamte arterielle Gefäßsystems befallen kann. Durch den Verkalkungsprozess sind besonders die Herzkranzgefäße, Hals- und Kopfarterien, Nierenarterien, Bauchschlagader und Beingefäße betroffen.
Arteriosklerose ist ein multifaktorieller Prozess, an dem verschiedene Risikofaktoren beteiligt sind, die sich gegenseitig nicht nur addieren, sondern auch potenzieren. So erhöht z.B. Rauchen die krankmachende Wirkung einer Cholesterinerhöhung um das 7-8fache. Oder bei einem übergewichtigen Diabetiker läuft der Prozess der Arteriosklerose mit der 5fachen Geschwindigkeit ab.

Risikofaktoren der Arteriosklerose

Haupt-Risikofaktoren:
- Alter: Männer >45 Jahre, Frauen >55 Jahre
- Erhöhtes LDL, erniedrigtes HDL-Cholesterin
- Zuckerkrankheit
- Bluthochdruck
- Rauchen
- Gefäßerkrankungen in der Familie (Eltern, Geschwister)

Weitere Risikofaktoren:
- Erhöhung der Triglyceride >180 mg/%
- Übergewichtigkeit (BMI >25)
- Bewegungsmangel
- Erhöhung spezieller Leberwerte: Lipoprotein a, Fibrinogen, CRP, Homocystein, Gerinnungsstörungen und
- Erhöhung der Triglyceride nach Mahlzeiten

Der wichtigste Risikofaktor ist jedoch das Cholesterin.

In reichen Wohlstandsländern beginnt die Gefäßverkalkung infolge Fehlernährung bereits im Kindesalter und zeigt eine deutliche Zunahme bei jüngeren Männern, was man

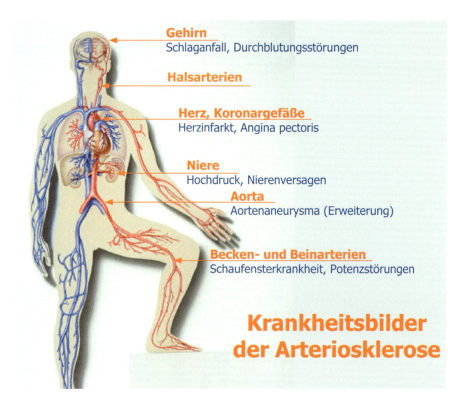

Krankheitsbilder der Arteriosklerose

durch Obduktionsbefunde nach Verkehrsunfällen festgestellt hat.

Männer sind von der Arteriosklerose stärker betroffen als Frauen, denn diese haben bis zum Eintritt der Wechseljahre einen erhöhten HDL-Gefäßschutz durch das weibliche Geschlechtshormon Oestrogen.

Folgeerkrankungen der Arteriosklerose sind Arterienverhärtung mit Entstehung von Bluthochdruck, Gefäßverengungen bis hin zum Gefäßverschluss und als dessen Folge: Herzinfarkt, Schlaganfall sowie Beinarterienverschlüsse.

Von jährlich 130.000 Schlaganfällen sind bis zu 10% Männer unter 60 Jahren betroffen.

Ein breites Spektrum von Fachärzten kümmert sich ausschließlich um die Folgeerscheinungen der Arteriosklerose an den einzelnen Organsystemen. Die auslösenden Faktoren dieser Erkrankung, nämlich die Fehlernährung mit Übergewichtigkeit, die Fett- und Zuckerstoffwechselstörungen, der Nikotinabusus, werden gesundheitspolitisch jedoch nicht ausreichend mit effektiven Präventionsstrategien angegangen.

Wie entsteht Arteriosklerose?

Die Innenhaut einer Blutader, an der das Blut im Pulsschlag vorbeirauscht, nennt man Intima. Die Blutgefäße und das Blut mit all seinen Bestandteilen ist ein Logistikunternehmen, das Transportgüter wie Sauerstoff, Botenstoffe oder Nahrungsbestandteile z.B. Cholesterin zu jeder Zelle bis in den letzten Winkel unseres Körpers transportiert. Auf seinem Weg durch die Blutbahn lagert sich überschüssiges **LDL-Cholesterin** als „Wachsfilm" an der Gefäßinnenhaut an. Das ist für den Körper zunächst nicht gefährlich, da es dort nicht lange liegen bleibt, sondern bei einer genügenden Anzahl von

HDL-Cholesterin-Transportern von der Gefäßinnenwand schnell wieder entfernt wird. Ein HDL-Transporter kann auf seiner Rückfahrt zur Leber 4 LDL-Cholesterine aufnehmen.

Stehen jedoch nicht genügend HDL-Rücktransporter zur Verfügung (niedriger HDL-Spiegel), bleibt das LDL-Wachs längere Zeit an der Gefäßinnenwand kleben.

Die Situation ändert sich dramatisch, wenn Blutsauerstoff oder andere Moleküle durch „oxidativen Stress" chemisch so verändert werden, dass sie zu sog. „freien Radikalen" werden.

Die Cholesterinoxidation, der erste Schritt der Arteriosklerose

„Oxidativer Stress"

Mit jedem Atemzug nehmen wir Sauerstoff für die Stoffwechsel-Verbrennung auf, bei der als Nebenprodukt „freie Sauerstoff-Radikale" entstehen. Freie Radikale führen zu einer Oxidation und damit zur Schädigung von Körperstrukturen.

Durch Puffersysteme, wie z.B. durch Vitamine, wird deren Zahl und ihre schädigenden Wirkung eingegrenzt und neutralisiert. Künstlich entsteht der Vorgang der Radikalbildung besonders beim Rauchen.

In der Glühzone einer Zigarette zerplatzt das Sauerstoff-Doppelmolekül, wobei ein Elektron aus der äußeren Atomschale des Sauerstoffs herausgeschlagen wird. Der Sauerstoff wird dadurch physikalisch aggressiv, rast durch die Blutbahn und sucht sich ein anderes Elektron um den Verlust auszugleichen. Hat er ein Opfer (z.B. LDL-Cholesterin) gefunden, haut der wildgewordene Sauerstoff radikal hinein um sich ein Elektron zu entreißen. Wegen dieser Eigenschaft nennt man Atome mit ähnlichen Eigenschaften „freie Radikale".

Das Rauchen einer Zigarette erzeugt einen Hagelschlag hochaggressiver „freier Radikale", die überall im Körper umhersausen und an Zellen und Gewebe Schaden anrichten.

Auch ein Sportler, der sich körperlich übernimmt, gerät in einen erhöhten „oxidativen Stress" und sein Stoffwechsel produziert eine Menge an schädigenden Sauerstoffradikalen.

Bei moderaten Ausdauersportarten, bei denen man sich in der grünen 110-130-Pulszone bewegt, wird die Bildung von Sauerstoffradikalen weitgehend vermieden.

Anti-Oxidation – Schutzwirkung der Vitamine

Den Vorgang der Oxidation durch freie Sauerstoffradikale kann man mit sog. Anti-Oxidantien verhindern. Diese kennen Sie als Vitamine. Die Diskussion über Für und Wider einer Nahrungsergänzung durch Vitamine oder über deren Dosierung, wird widersprüchlich geführt.

Vitamin A, C und E sind solche „Radikalfänger". Vitamin E z.B. schützt das LDL-Cholesterin vor einer Oxidation.

Ein frischer Apfel enthält durch seinen Vitamin C-Gehalt die gleiche Menge an neutralisierenden „Antioxidantien" wie der Raucher mit einer Zigarette an freien Radikalen produziert. Für jede gerauchte Zigarette müsste er/sie also einen Apfel essen.

Warum sind freie Radikale für die Blutgefäße so gefährlich?

Sehr leicht findet der radikale Sauerstoff ein Ersatzelektron im LDL-Cholesterin, welches infolge eines Aufnahmestops der Zelle, z.B. bei Übergewicht, in der Gefäßbahn übermäßig lange vagabundiert. Verliert das LDL-Cholesterin durch Radikale ein Elektron, nennt man das chemisch eine Oxidation.

Die Oxidation des LDL-Cholesterins ist der erste Schritt in der Entstehung der Arteriosklerose.

Radikale im Zigarettenrauch verdoppeln die Oxidationsrate des LDL. Aus diesem Grunde ist die Kombination Rauchen und Cholesterinerhöhung besonders gefährlich.

Sie kennen es aus dem Haushalt: Wenn Fett „oxidiert", riecht es ranzig. Auch unser Körperabwehr „riecht" das oxidierte LDL-Cholesterin im Gefäßsystem und sieht es nun als Fremdkörper an. Die Fresszellen (Makrophagen) der Blutpolizei, die darauf spezialisiert sind solche Fremdkörper abzubauen, werden durch den ranzigen Oxidationsgeruch angelockt und saugen das oxidierte Cholesterin in sich auf. Dabei verwandeln sie sich zu Schaumzellen und müssen nun den Cholesterinabfall fortschaffen. Aber wohin? Unglücklicherweise hat der Mensch keinen Stöpsel an der Ferse, wo man diesen Abfall aus dem Blut ablassen könnte. Das System ist geschlossen. Deshalb hat die Natur einen anderen Notausgang gewählt.

Das oxidierte Cholesterin wird unter den Teppich der Intima gekehrt

Die Fresszellen sind durch Füßchen beweglich und arbeiten sich damit durch die Zellspalten der Gefäßinnenhaut in die Mittelschicht (Media) des Blutgefäßes vor, sterben dort ab und der Cholesterinabfall bleibt dort lebenslang liegen. Der Raum zwischen innerer (Intima) und mittlerer Gefäßwandschicht (Media) ist die „Müllhalde" für oxidiertes LDL-Cholesterin. Durch diesen Abfall können dort immer wieder Entzündungsprozesse auftreten (sog. instabile Plaques).

Abfallcholesterin wird also unter den Teppich der Intima gekehrt.

Der Körper macht das nicht aus Faulheit, sondern aus einer Not heraus, weil wir immer weiter überreichlich und zu fett essen mehr als die Körperzellen verbrauchen können.

Die menschliche Arteriosklerose und Gefäßverengung entwickelt sich also durch einen Reinigungs- und Entsorgungsvorgang von Abfall-Cholesterin durch die weißen Blutkörperchen in einem übersättigten und geschlossenen System.

Die sog. **„weichen Cholesterinwachs-Schollen"**, können sich durch Einlagerung von Kalksalzen in **„harte Kalkschollen"** umwandeln.

Dieser Prozess schreitet immer mehr fort und führt zu einer zunehmenden Verengung (Stenose) der Arterien. Ab einem bestimmten Verengungsgrad kommt es im Versorgungsgebiet dieses Blutgefäßes zu einer Minderdurchblutung mit Sauerstoff-

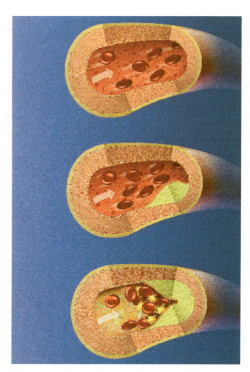

Cholesterin wird unter den Teppich der Intima gekehrt

Deutscher Ärzte-Verlag 2001, GESUNDHEIT

mangel und das betroffene Organ reagiert mit spezifischen Symptomen.
Am Herzen ist dies der Angina pectoris-Schmerz, am Bein die Schaufensterkrankheit, im Gehirn ein kleiner passagärer Schlaganfall (TIA= transitorisch ischämische Attacke), an der Niere die Entwicklung eines Bluthochdrucks.

Von der Durchblutungsstörung zum Infarkt

Das Gerinnungssystem als Reparatursystem unseres Blutes bildet eine Klebesubstanz (Fibrin) zum Wundverschluss. Der Gerinnungsvorgang wird durch Verletzung eines Blutgefäßes oder der Blutplättchen (Thrombozyten) eingeleitet. Daher verkleben rote Blutkörperchen zu einem Gerinnungspfropf, der verengte Blutgefäße gänzlich verschließen kann.
Am Gehirn hat ein Gefäß-Infarkt fatale Folgen, denn es kommt zu einem Infarkt-Schlaganfall mit Untergang eines umschriebenen Hirngewebegebietes.
Dadurch kann es zu erheblichen neurologischen Schädigungen und Störungen kommen. Je nach Schweregrad der Schädigung und Erholungsfähigkeit kann dies erhebliche Folgen (z.B. eine Halbseitenlähmung) für die weitere Lebensqualität des Betroffenen haben.
An den Beinarterien führt der akute Arterienverschluss zu einem Beininfarkt, der zu einer Amputation führen kann.
Das durch den akuten Verschluss eines Herzkranzgefäßes nicht mehr genügend durchblutete und funktionslos gewordene Herzmuskelgewebe heißt Infarkt.
Dieser akute Verschluss führt zu dem dramatischen Bild eines Herzinfarktes mit oft tödlichem Ausgang.

Statistisch gesehen sind von 100 Menschen, die einen Herzinfarkt in Deutschland erleiden, knapp 40 auf der Stelle tot.
Ein Herzinfarkt entsteht meist durch eine Verkettung von Umständen, wie z.B. kalte Außentemperatur, Rauchen, Stress-Situation, körperliche Anstrengung, Sauerstoffmangel und eine fettreiche Mahlzeit mit Alkohol.

Wie kann man eine Herzkranzgefäßverkalkung und damit einen drohenden Herzinfarkt rechtzeitig erkennen?

Das, was Sie selbst erkennen können:
Eine Mangeldurchblutung der Herzmuskulatur infolge einer Minderversorgung durch verengte Herzkranzgefäße äußert sich durch einen typischen Angina pectoris Schmerz, der unter Ruhe-, Belastungs-, oder Kältebedingungen in den linken Arm ausstrahlt. Er kann sich jedoch auch hinter das Brustbein, in den Unterkiefer oder in den re. Oberbausch projizieren.
Bei Auftreten solcher Beschwerden sollten Sie auf jeden Fall Ihren Arzt konsultieren, der dann ggf. nachfolgende diagnostische Maßnahmen einleiten wird.
Maßnahmen zur diagnostischen Früherkennung der Koronaren Herzerkrankung sind:
- **Belastungs-EKG:** Aufzeichnung einer Herzstromkurve (EKG) unter festgelegten Belastungsbedingungen. Im EKG zeigen sich typische Veränderungen bei einem Durchblutungsmangel.
- **Stress-Echocardiographie:** Ultraschalluntersuchung des Herzens nach medikamentöser Stimulierung zur Erkennung von Wandbewegungsstörungen der Herzmuskulatur bei Minderdurchblutung.
- **Myokardszintigraphie:** Nach Injektion einer kurzlebigen radioaktiven Substanz wird die Durchblutung und Funk-

tion der Herzmuskulatur unter Ruhe- und Belastungsbedingungen beurteilt. Dabei lassen sich z.B. verminderte Anreicherungsbezirke bei Durchblutungsmangel oder eine Einschränkung der Herzkammerfunktion nachweisen.

- Indirekt durch Nachweis von Verkalkungen mittels **Ultraschall** in den **Halsschlagadern,** die zu 90% mit einer gleichzeitigen Verkalkung der Herzkranzarterien einhergehen.
- Direkter Kalknachweis in den Herzkranzgefäßen mittels **Elektronenstrahl-Computertomogramm** .

Ziel dieser diagnostischen Maßnahmen ist der Nachweis einer Minderdurchblutung, die aber erst ab einem kritischen Verengungsgrad krankhafte Befunde zeigt.
Bei einem Verengungsgrad unterhalb der Nachweisgrenze einer Methode kann die oben aufgeführte Herzdiagnostik noch ein unauffälliges Ergebnis zeigen. Das kann den Träger von Risikofaktoren in falscher Sicherheit wiegen und es kann trotzdem schon eine Zeitbombe ticken, wie wir bei den instabilen Plaques noch sehen werden.
Bei einem drohenden Infarkt, bei dem als Vorboten Angina pectoris Anfälle mit zunehmender Häufigkeit auftreten, ist eine Gefäßdarstellung der Herzkranzgefäße mit Kontrastmittel angezeigt **(Koronarangiografie)** um den Ort, die Anzahl und den Verengungsgrad der Stenosen festzustellen.
Die Behandlungsmaßnahmen richten sich dann nach dem Ergebnis dieser Blutgefäßdarstellung. Erst ab einem Verengungsgrad von 75% sind invasive Therapiemaßnahmen angezeigt, sonst behandelt man mit Medikamenten.

Unauffälliger EKG-Befund und trotzdem Herzinfarktrisiko?

Über 50% der Herzinfarkte treten jedoch schon bei weniger als 75% Verengungsgrad der Herzkranzgefäße auf und nur 32% der Infarkte bei einer Verengung von mehr als 50%.
Bereits 20% der 17-20jährigen haben eine Koronare Herzerkrankung mit einer durchblutungswirksamen Stenose.
Eine Methode zur Wiedereröffnung oder Erweiterung eines verkalkten Gefäßes ist die Ballonsprengung **(Ballondilatation)**. Dabei schiebt der Kardiologe über die Leistenarterie einen Draht mit einem Druckballon in das Herzkranzgefäß ein und versucht die Kalk-Engstelle unter Druck aufzusprengen.
Die Kalkplaques werden dadurch jedoch nicht aufgelöst, sondern nur zur Seite gedrückt. Es entstehen dabei Zertrümmerungen und Zerreißungen mit einer Wunde im Blutgefäß.
Der Körper versucht diese Wunde mit seinem Gerinnungsmechanismus zu verkleben und daher ist nach drei Monaten ein Drittel der aufgedehnten Gefäße wieder verschlossen (Re-Stenose).
Das gleiche Verschlussrisiko gibt es bei den Drahtspiralen **(Stents)**, die in den Verengungsbezirk eingeschoben werden, sich dann aufdrehen und die Verengung offen halten.
Können die beiden Methoden nicht angewendet werden, ist eine Überbrückung der Gefäßengstellen mit Ersatzteilgefäßen **(Bypässe)** aus den Unterschenkelvenen oder der Brustarterie des Patienten erforderlich.
All diese Notmaßnahmen bleiben nur dann wirksam, wenn auch die Risikofaktoren, die zu einer Verkalkung geführt haben, drastisch und dauerhaft gesenkt werden.
Ohne Risikofaktorensenkung verschließen sich 50% der Bypassgefäße innerhalb von 5 Jahren.

Ernährungskrankheiten

Betreffend der Stabilität und Risikogefahr unterscheidet man 2 Arten von arteriosklerotischen Plaques: den **stabilen** und den **instabilen Plaque**.

Herzinfarkt aus heiterem Himmel – Der „instabile" Plaque

Vergrößert sich die Cholesterinablagerung unter der Intima zu einer Cholesterinblase, wird die Gefäßinnenhaut über dem Plaque immer dünner. Durch zusätzliche Entzündungsprozesse um den Plaquebezirk kommt es bei Vorhandensein der genannten „Herzinfarktauslöser" durch Kälte (Kältespasmus), Stress, Rauchen (Sauerstoffradikale), eine fettreiche Mahlzeit und körperliche Anstrengung zu einem Einriss der Plaqueabdeckung und diese fällt wie ein Klappdeckel in die Gefäß-

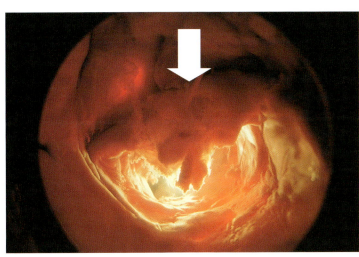

© „Boehringer Ingelheim International GmbH"

lichtung. Durch den blitzschnell einsetzenden Gerinnungsvorgang mit Bildung eines Gerinnungspfropfes, kommt es zu einem akuten Infarkt-Verschluss des Herzkranzgefäßes.
Das sind die Herzinfarkte, die sich plötzlich und ohne Vorwarnung durch Angina pectoris Schmerzen ereignen. Diese Infarkte lassen sich nur schwer durch eine Vorsorgediagnostik vorhersagen.
Neue blutfettsenkende Medikamente können den Deckel gegen Einrisse stabilisieren.
Der akute Infarkt wird mit einem Medikament behandelt, das den Gerinnungspfropf wieder zur Auflösung bringt. Gelingt dies und überlebt der Patient, muss die Indikation für eine Ballondilatation, eine Stentbehandlung oder einer Bypassoperation geprüft werden.

Die gute Nachricht

Durch eine konsequente Normalisierung der Blutfettwerte kann sich schon nach einem Jahr der Verengungsgrad einer Stenose um bis zu 6% zurückbilden, was zu einer bis zu 16fachen Verbesserung der Herzkranzgefäßdurchblutung führt.
Die volkswirtschaftliche Bedeutung der Arteriosklerose wurde in den USA früh erkannt und durch ein landesweites Projekt zur Cholesterinsenkung (Austausch von gesättigten tierischen Fetten gegen überwiegend ungesättigte pflanzliche Fette und eine Erhöhung der Ballaststoffzufuhr) konsequent angegangen.
Die Erkrankungshäufigkeit der Koronaren Herzerkrankung konnte dadurch von 1963 bis 1981 um 40% und der mittlere Cholesterinwert der Bevölkerung von 225 mg/% auf 204 mg/% bzw. gesenkt werden.

In der Bundesrepublik beträgt der mittlere Cholesterinwert 244 mg mit einem entsprechend hohen Risiko für eine Gefäßerkrankung.

Infarktverhütung durch Gemüse und Obst?

Franzosen essen 50% mehr Gemüse als die Deutschen und haben dabei ein Drittel weniger Herzinfarkte. Die Erklärung liegt darin, dass sie über das Gemüse die 3 fache Menge des Schutzvitamins E und weitere schützende sekundäre Pflanzenstoffe aufnehmen, was die Oxidation des LDL-Cholesterins verhindert.

Aus dieser Erkenntnis wurde die **„Halbpfundregel"** abgeleitet wonach man sich pro Tag bei den Mahlzeiten mit:
- **250 g Obst**
- **250 g Gemüse:** z.B. 1/2 Paprika, 2 Möhren, 2 Tomaten

zur Infarktprophylaxe ernähren soll.

Das „Raucherbein" – die Gefäßverkalkung der Beinarterien

Gefäßverschlüsse in den Beinarterien treten bei Zuckerkranken und Rauchern mit einer Fettstoffwechselstörung besonders häufig auf. Die Arteriosklerose des Beines nennt man „Raucherbein". Das Raucherbein führt zur sog. „Schaufenster-Krankheit", da diese Menschen mit einer hochgradigen Beinarterienverengung schon nach kurzen Wegstrecken stehen bleiben müssen, weil die Sauerstoffversorgung infolge Minderdurchblutung für den Muskel nicht mehr ausreicht. Dies führt zu einem starken, krampfartigen Muskelschmerz.

Der Betroffene muss nun stehen bleiben, bis durch die oft haarengen Blutgefäße wieder genügend Sauerstoff zum Muskel transpor-

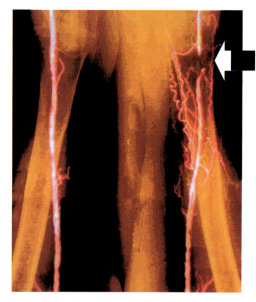

Verschluss der Beinarterie mit Umgehungskreisläufen

tiert wird und dadurch der Schmerz abklingt. Dann kann er wieder einige Meter bis zum nächsten Schmerzereignis weitergehen. Je ausgeprägter die Gefäßverengung ist, umso kürzer ist die schmerzfreie Gehstrecke in Metern. Schreitet die Verengung weiter fort, kommt es zum Auftreten von Ruheschmerzen oder zum Totalverschluss der Arterie, was umgehend einen chirurgischen Eingriff erforderlich macht.

Gefäßchirurgisch kann man aber nur bis zu einem bestimmten Gefäßquerschnitt die verengten Stellen aufsprengen, die Kalkplaques ausschälen oder Bypässe legen. Zuletzt kann man nur noch mit blutverdünnenden Medikamenten behandeln.

Wenn dann durch ein weiteres Fortschreiten der Verengung die Durchblutung nach Ausschöpfen aller Therapiemaßnahmen ganz zum Erliegen kommt oder ein Gefäßinfarkt auftritt, droht die Amputation des betroffenen Unterschenkels oder des ganzen Beines. Bei Vorliegen einer Beinarterienverengung empfiehlt man den Patienten ein Bewegungstraining (Spazierengehen, Fahrradfahren, Beinübungen), um damit die Bildung von Umgehungskreisläufen (natürlichen Bypässen) anzuregen.

Das Metabolische Syndrom

Verschiedene krankhafte Veränderungen, können zu einem Diagnosebündel (Syndrom) zusammengefasst werden.
Als **metabolisches Syndrom** bezeichnet man das gemeinsame Vorkommen von:

- Übergewicht, Adipositas
- Fettstoffwechselstörung (Erhöhung der Triglyceride und erniedrigtes HDL-Cholesterin)
- Insulinresistenz und Glukosestoffwechselstörungn bei Übergewichts-Zuckerkrankheit
- Bluthochdruck

Ursache sind neben einer genetischen Disposition, Übergewichtigkeit (vom androiden „Apfeltyp") und Bewegungsmangel. Die Folgen sind eine Überernährung der Zellen mit verminderter Ansprechbarkeit ihrer Insulinrezeptoren (Insulinresistenz) und einer dadurch ausgelösten vermehrten Insulinausschüttung der Bauchspeicheldrüse (Hyperinsulinämie).

Dieser Überschuss an Insulin wird derzeit als Hauptursache für das vielfältige Krankheitsbild des metabolischen Syndroms, bei dem als Spätfolge arteriosklerotische Gefäßerkrankungen wie Herzinfarkt, Schlaganfall und arterieller Verschlusskrankheit der Beine auftreten können.
Zusätzlich treten vermehrt Fettleber, Gallensteinleiden, Gicht und degenerative Erkrankungen der Wirbelsäule und des Bewegungsapparates auf.

Da sich die verschiedenen krankhaften Veränderungen nach und nach zum Vollbild des metabolischen Syndroms entwickeln, ist eine frühzeitige Erkennung und Behandlung der Übergewichtigkeit unumgänglich. Diese erfolgt durch eine qualifizierte Ernährungsberatung, wie sie im Kapitel Ernährung beschrieben wurde, sowie durch ein moderates Bewegungstraining.

Wer soll das bezahlen? Die Kosten ernährungsbedingter Erkrankungen

Die Ausgaben des Gesundheitssystems für ernährungsbedingte Erkrankungen im Jahre 1990 betrugen 40 Milliarden DM (Bundes-Gesundheitsbericht). Für das Jahr 2000 schätzt man die Kosten auf 120 Milliarden Mark. Eine solche Kostenexplosion innerhalb eines Jahrzehnts sollte ein sehr deutliches Signal an Politik und Medizin für entsprechende nationale Aufklärungskampagnen sein, denn wenn die Bevölkerung sich weiterhin derart fehlernährt, ist das nicht mehr über die Krankenkassenbeiträge bezahlbar.

Wohlstand macht krank

Todesursachenstatistik BRD 1996 (Statistisches Bundesamt)

	Männer	Frauen
Herz-Kreislauf-Erkrankungen	175.056	249.133
Krebs	100.594	96.218
Atmungsorgane	28.584	25.019
Unfall, Vergiftung, Suizid, Gewalt	23.893	14.586
Verdauungsorgane	21.583	20.169

Ein Sterbejahrgang in Deutschland umfasst ca. 800.000 Menschen, wovon allein 425.000 durch Gefäßkrankheiten versterben. Das heißt, 51% aller Todesfälle werden durch verkalkte und verstopfte Gefäße ausgelöst, die überwiegend durch Fehlernährung verursacht sind.

Wenn ein Mann z.B. mit 54 Jahren an einer Gefäßerkrankung stirbt, so ist das mindestens 20 Jahre vor seiner normalen Lebenserwartung. Fehlernährung und evtl. anderes Risikoverhalten wie z.B. Rauchen haben ihm 20 wertvolle Lebensjahre gestohlen.

Nach dem 70. Lebensjahr sterben doppelt so viele Frauen an Schlaganfall und Herzinfarkt wie Männer.

In diesem Lebensjahrzehnt holen die Frauen statistisch rasant auf, weil sie dann die Fettstoffwechselstörungen nachentwickeln, vor denen sie vorher durch ein hohes HDL-Cholesterin geschützt waren (Oestrogenschutz). Dieser Schutz entfällt nach den Wechseljahren. Dann verkalken die Gefäße im doppelten Tempo.

Der gefürchtete Krebs macht dagegen nur 30% der Todesursachen aus und hat zum Teil auch ernährungsbedingte Ursachen.

Alle anderen Todesursachen in dieser Statistik sind nachrangig.

Genussmittel

Manche Menschen benutzen die Wirkung von Genussmitteln zur Erhöhung ihrer Leistungsbereitschaft oder ihres Wohlbefindens.

Die knappe Darstellung einiger negativer Genussmittelwirkungen soll den Hinweis geben, dass wir auch über eine Strategie der Vermeidung Einflussmöglichkeiten auf unsere Gesundheit haben.

Vielen Menschen sind natürlich diese Wirkungen bekannt, aber es fällt ihnen schwer wegen des Abhängigkeitscharakters einiger Stoffe, z.B. Nikotin, auf sie zu verzichten.

Nikotin, Alkohol und Kaffee sind klassische „Genussmittel". Sie haben in unterschiedlicher Ausprägung eine suchterzeugende Potenz.

Allen drei Stoffen ist gemeinsam, dass sie leicht die Blut-Hirn-Schranke überwinden können und im Zentralnervensystem wirksam sind, indem sie Regelkreisläufe von Hirn-, Nerven- und Körperfunktionen anregen, aber auch in sie krankmachend eingreifen können.

Auch die Körperzellen können von Nikotin und Alkohol bis zur Krebsausbildung geschädigt werden.

Wie bei jedem das Gehirn beeinflussenden Wirkstoff kann es bei einem zweckgebundenen Gebrauch von Genussmitteln zu einer **Toleranzentwicklung** kommen, indem man immer mehr Wirksubstanz benötigt, um den gewünschten Effekt zu erhalten. Die Folge ist eine **Steigerung der Gebrauchsmenge** (Dosis).

Ein weiterer ernst zu nehmender Gesichtspunkt, insbesondere bei Nikotin und Alkohol, ist die Suchtentwicklung mit einer **körperlichen und seelischen Abhängigkeit.** Jeder Raucher weiß, wie schwer es ist, trotz Einsicht und immer wieder vorgenommenen guten Vorsätzen, vom Glimmstängel loszukommen.

Besonders problematisch ist die Alkoholabhängigkeit, weil sie persönlichkeitsverändernde und damit auch soziale Auffälligkeiten hat.

Die Suchtpotenz ist bei Alkohol so ausgeprägt, dass der Betroffene nur durch eine fachmännische Hilfe von außen aus seiner Sucht herausgeführt werden kann.

Auch ein regelmäßiger und moderater Genussmittelgebrauch kann leicht zu einer schlechten Gewohnheit und damit zur Sucht werden, wobei man keine Voraussage treffen kann, wann und bei welcher Menge jemand etwas nicht mehr „im Griff hat".

Ein praktikabler Selbsttest ist der sog. **Auslass- oder Abstinenzversuch** über mindestens 6-8 Wochen. Die dabei beobachteten seelischen und körperlichen Veränderungen und ein evtl. entstehender Suchtdruck sollten immer mit einem Arzt oder Suchttherapeuten besprochen werden.

Es liegt daher in Ihren Händen, ob überhaupt und wie Sie ein Genussmittel gebrauchen und wie es Ihnen gelingt, kreativ bessere Ersatzstrategien für deren Gebrauch zu finden.

Deutscher Ärzte-Verlag 2001, GESUNDHEIT

Alkohol

Alkohol ist die Volksdroge Nummer eins. Er macht viele Menschen süchtig und krank, wenn sie oft unbemerkt die Grenze zwischen Genuss und Sucht infolge Missbrauch überschreiten und zwanghaft Alkohol trinken müssen.

Bei der Gruppe der Alkohole handelt es sich um chemisch hochpotente Substanzen, wie aus ihrer vielfältigen Anwendbarkeit in Industrie, Haushalt und Medizin ersichtlich ist.

Der trinkbare Alkohol (Äthanol) wird in der Leber „entgiftet" und dabei schrittweise zu Formalin (Acetaldehyd), Ameisensäure, Kohlensäure und Wasser umgewandelt.

Der Alkohol selbst und sein Abbauprodukt Formalin sind die beiden gesundheitsschädigenden Substanzen.

20% des getrunkenen Alkohols werden bereits im Magen resorbiert und unverändert in die Blutbahn aufgenommen.

Die anderen 80% gelangen in den Dünndarm, werden zur Leber transportiert und entgiftet. Kohlensäure oder ein nüchterner Magen beschleunigen, fettige Mahlzeiten oder das Trinken von Milch verzögern die Alkoholaufnahme aus der Magenschleimhaut.

Frauen bauen Alkohol langsamer ab als Männer und ihr Körper reagiert auch empfindlicher auf seine schädigende Wirkung.

Bei der gleichen Trinkmenge haben große und übergewichtige Menschen aufgrund ihres größeren Verteilungsraumes und des damit verbundenen Verdünnungseffektes einen niedrigeren Blutalkoholspiegel als untergewichtige Menschen.

Wie baut sich Alkohol im Körper ab?

90% des getrunkenen Alkohols werden in der Leber in dem oben beschriebenen Entgiftungsprozeß verstoffwechselt. 1% bis 2% werden über die Niere ausgeschieden, 2-3% über die Lunge abgeatmet.

Letzteres ist die Grundlage des polizeilichen Atemalkoholtestes, da der Blutalkoholspiegel eng mit dem Atemalkohol korreliert.

Nach einem Abend mit Alkoholgenuss wird der am nächsten Morgen oft noch vorhandene Restalkohol im Blut unterschätzt.

Abbaumenge pro Stunde:
- Mann : 0,1 g Alkohol
  pro kg Körpergewicht/ Stunde
- Frau : 0,085 g Alkohol
  pro kg Körpergewicht/ Stunde

Die Leber als Entgiftungsorgan ist bei Alkoholgebrauch immer mitbetroffen. Alkohol führt als hochkalorische Substanz zu einer **Fettleber**, denn der Körper muss die Energie, die im Alkohol steckt und die er nicht verbrennen kann, in Fett umwandeln. Dieses Fett lagert sich dann in die Leberzellen ein. Diese schwellen an, wobei einige Leberzellen „platzen" und „Leberenzyme" in die Blutbahn freisetzen. Der Arzt kann dann bei einer Erhöhung bestimmter Leberwerte einen Alkoholgebrauch vermuten.

Nimmt die tägliche aufgenommene Alkoholmenge infolge Kontrollverlust zu, werden jeden Tag eine Vielzahl von Leberzellen zerstört. Sie kennen aus eigener Erfahrung: Wenn etwas zerstört oder verwundet wird, repariert das Reparatursystem des Körpers diese Stellen mit Bindegewebe, was man als Narbe erkennen kann.

Wenn die Leber zunehmend durch diesen Reparaturprozess vernarbt, entsteht eine **Leberfibrose** und schließlich eine **Leberzirrhose**. Die Leberzirrhose ist eine Erkrankung mit sehr ernsten Folgekrankheiten, die meistens zum Tode führen. In der Bundesrepublik sterben jährlich ca. 40.000 Men-

Genussmittel

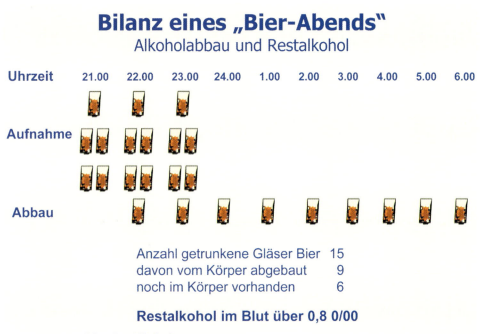

schen auf eine tragische Weise an den Folgen einer Leberzirrhose
Häufig kommt es auch auf dem Boden einer Leberzirrhose zur Entstehung von **Leberkrebs**.
Ein der Leber benachbartes Organ ist die Bauchspeicheldrüse. Sie kann sich schon durch einen einmaligen exzessiven Alkoholmissbrauch akut entzünden **(akute Pankreatitis)** und durch Selbstverdauung zum Tode führen. Häufiger jedoch ist die **chronische Bauchspeicheldrüsenentzündung** mit der Folge schwerer Verdauungsstörungen und Ausbildung einer Zuckerkrankheit.

Alkohol und Nervensystem

Aufgrund seiner guten Fettlöslichkeit ist Alkohol ein starkes Nerven- und Stoffwechselgift.

Alkoholwirkung auf Herz und Blutdruck

20-30 g Alkohol pro Tag führen zu einer Senkung des Blutdrucks. Alles, was darüber hinausgeht, führt zu einer Blutdrucksteigerung. Deshalb sollten Blutdruckkranke nicht mehr als 1-2 Gläser Wein oder 4 Gläser Bier (0,2) trinken. Ein mehr ist zuviel und eindeutig gesundheitsschädlich.
Alkohol kann auch direkt den Herzmuskel schädigen. In der Medizin ist z.B. das „Münchner Biertrinkerherz" bekannt. Beim gesunden Menschen ist das Herz so groß wie dessen Faust, beim „Biertrinkerherz" erreicht es die Größe eines Ochsenherzens und reicht dabei von der linken bis zur rechten Brustwand mit der Folge des plötzlichen Herztodes.
Alkohol kann auch Herzrhythmusstörungen verursachen, da er auf der zellulären Ebene

negative Auswirkungen auf Funktion und Stoffwechsel der Herzmuskelzellen hat.

Darüber hinaus führt Alkohol in größeren Mengen zu einem Bluthochdruck, was wiederum den Herzmuskel schädigt und Herzrhythmusstörungen begünstigt.

Alkohol und Krebsentstehung

Die Schleimhaut des Verdauungstraktes von der Mundhöhle bis zum Dünndarm kann bei einem chronischen Alkoholgebrauch angegriffen und geschädigt werden, so dass Krebs entstehen kann.

Insbesondere die Kombination von Alkohol und Rauchen potenziert das Risiko.

Alkohol und Magen-Darmfunktion

Alkohol regt die Bildung von Magensaft in der Magenschleimhaut an und kann dadurch über eine chronische Schleimhautentzündung in Speiseröhre, Magen und Zwölffingerdarm auch zu einem Geschwürsleiden führen. Morgendliche Magenprobleme sind typisch für einen Alkoholmissbrauch.

Alkohol und Fettstoffwechsel

Die Neutralfette (Triglyceride) werden durch Alkohol deutlich erhöht. Im Zusammenwirken mit einem erhöhten Cholesterin führen sie zu einer kombinierten Fettstoffwechselstörung, welche den Prozess der Gefäßverkalkung beschleunigt.

Wer aus „Gesundheitsgründen" Alkohol trinkt, muss wissen, dass man mit der chemisch hochpotenten Substanz Alkohol nicht nur an den Gefäßen, sondern auch auf andere Biosysteme einwirkt.

Der Körper hat als einzige die Möglichkeit die zugeführten leeren Alkoholkalorien in Fett zu verwandeln, was zu Übergewichtigkeit und einer Fettleber führt und damit den Fett-, Blutzucker- und Harnsäurestoffwechsel verschlechtert.

Verschlimmernd können noch andere Co-Faktoren wie Bewegungsmangel, Stress, Fehlernährung, Medikamente und Nikotin hinzukommen.

Wenn man nun die gesundheitsfördernden und gesundheitsschädigenden Wirkungen von Alkohol gegenüberstellt, ist sein Gesundheitsgewinn sehr schnell in einer negativen Bilanz aufgehoben.

Die Wirkung von Alkohol auf den menschlichen Körper ist abhängig von der Menge, Häufigkeit und Art des getrunkenen Alkohols sowie von der körperlichen Verfassung des Menschen.

Eine absolute Alkoholabstinenz wird im statistischen Vergleich von der Amerikanischen Gesellshaft für Herz-Kreislaufforschung seit dem Jahr 2000 als Risikofaktor dargestellt. Die Größenordnung der täglichen Alkoholzufuhr sollte allerdings 20-30 g nicht übersteigen.

In vino sanitas?
(Liegt im Wein Gesundheit?)

Der „präventive Charakter" von Alkohol ist bei der Frau mit einer Menge von 10-20 Gramm pro Tag (0,4 l Bier oder 1/4 l Wein) und beim Mann bis zur doppelten Menge 20-30 Gramm pro Tag (1/2 l Bier und 1/3 l Wein) ausgeschöpft.

Wenn man sich körperlich fit hält, die überschüssigen Alkoholkalorien verbrennt, dann ist das kalorische Gleichgewicht wieder hergestellt. Deshalb schließen sich Aktivität, Gesundheitsbewusstsein und Lebensfreude nicht gegenseitig aus.

Die Lobbyisten der Alkoholindustrie weisen gerne auf die positiven Wirkungen von Alkohol hin. Diese Wirkung schreibt man

Genussmittel

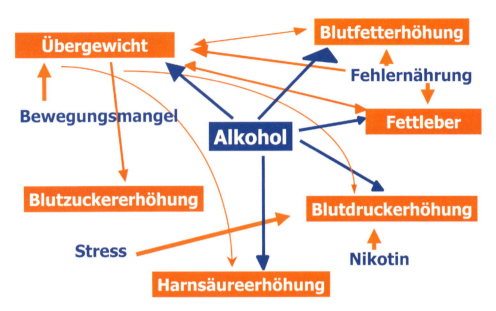

Alkohol im Körper

einer Wirksubstanz in alkoholischen Getränken aus der chem. Gruppe der Phenole, dem Resveratrol zu, was eine dem weiblichen Geschlechtshormon Oestrogen ähnliche chemische Struktur aufweist.
Da Resveratrol im Rotwein besonders reichlich vorkommt, macht zum Beispiel ein Rotweintrinker, wenn er die entsprechende Menge trinkt, sozusagen eine pflanzliche Oestrogen-Kur.

Was bewirkt Resveratrol?

Sie wissen bereits, dass LDL-Cholesterin von freien Radikalen oxidiert werden kann, was zu einer Arterienverkalkung führt. Resveratrol ist antioxidativ und wirkt diesem Prozess entgegen, was den wissenschaftlich nachgewiesenen Schutz der Herzkranz-Gefäße durch Alkohol erklärt.
Sie können den gleichen gefäßschützenden Effekt auf gesündere Art erreichen, indem Sie natürliche Oxidationshemmer wie die Vitamine A, C, E, möglichst in natürlicher vitaler Form (Frischobst und Frischgemüse), zu sich nehmen und bei gleichem Herzschutzeffekt die negativen Wirkungen von Alkohol im Stoffwechsel vermeiden.

Nikotin

Nikotin ist ein sehr starkes Körpergift, denn bereits eine verschluckte Zigarette kann beim Kind schon zum Tod führen. Bei einem Erwachsenen führen bei gleichem Aufnahmeweg drei Zigaretten zu einem lebensbedrohlichen Zustand. Es stellt sich die Frage, warum der Raucher beim Inhalieren der Zigarette nicht stirbt?

Das hängt damit zusammen, dass nur ganz geringe Mengen an Nikotin durch Inhalation in die Blutbahn gelangen und dort auch sehr schnell wieder abgebaut werden.
Beim Verschlucken einer Zigarette hingegen kommt es zu einem massiven Anstieg von Nikotin, welches das gesamte nervliche

Deutscher Ärzte-Verlag 2001, GESUNDHEIT

Steuerungs- und Regulations-System des Körpers lähmt.

Die Wirkung einer Zigarette

Bereits 4 Minuten nach Inhalation einer Zigarette kommt es für die Dauer von 6 Stunden zu einem Anstieg der Pulsfrequenz und des Blutdrucks. Die Hautgefäße verengen sich sofort, was die Wirkung von Nikotin als ein hochwirksames Gefäßgift beweist.

Rauchen macht schlank

Der Raucher wird auf zweierlei Wegen „schlank". Einerseits wird sein Grundumsatz (Anregung der Stoffwechselverbrennung) erhöht und andererseits wird sein Appetit gehemmt. Aus diesen Gründen reagiert der Körper für ca. 8 Monate mit einer Gewichtszunahme zwischen 8 und 10 kg wenn jemand mit Rauchen aufhört.

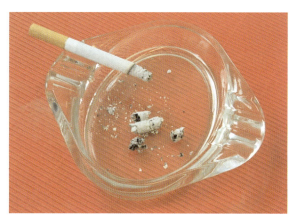

Diese Zeit braucht der Körper um einen jahrelangen Raucherstoffwechsel auf eine normale Stoffwechselsituation umzustellen.

Um die Frustration einer Gewichtszunahme zu vermeiden, ist es daher für den frischgebackenen Exraucher wichtig, gleichzeitig die Nahrungszufuhr einzuschränken und durch Bewegungsaktivität den Kalorienbedarf zu erhöhen.

Man kennt im Zigarettenrauch (pro Zigarette entstehen ca. 2 Liter) ungefähr 4.000 bekannte Inhaltsstoffe, davon 70 mit einer krebserzeugenden Potenz.

Rauchen ist ein Verbrennungsvorgang. Im Hauptstrom herrschen Temperaturen von ca. 750-800 Grad Celsius und im Nebenstrom etwa 600 Grad. Je höher die Verbrennungstemperatur, desto größer ist die vollständige Verbrennung chemischer Substanzen. Das ist der Grund, warum im „kälteren" Nebenstromrauch mehr krebserzeugende Substanzen als im Hauptstromrauch enthalten sind.

Der heiße Rauch muss sofort durch die Schleimhaut der oberen Atemwege heruntergekühlt werden und bei der Untersuchung der Mundhöhle erkennt der Arzt eine hochgradig gerötete Rachenschleimhaut. Nebenstromrauch entsteht hauptsächlich, wenn die Zigarette im Aschenbecher glimmt. Dabei ist wegen der niedrigen Verbrennungstemperatur die Konzentration an krebserzeugenden Substanzen etwa 130fach höher als im Hauptstrom.

Im Zigarettenrauch sind viele freie Radikale enthalten, weshalb der Raucher einen besonders hohen Bedarf an Vitaminschutzstoffen hat. Er müsste den zusätzlichen Vitaminbedarf beim Rauchen einer Zigarette jeweils mit einem Vitamin C-haltigen Apfel kompensieren.

Raucherkrankheiten

Rauchen führt zu einem Zahnfleischschwund (Parodontose), in dessen Verlauf es zu einem Ausfall oft gesunder Zähne kommen kann.

Die vielen krebserzeugenden Substanzen des Zigarettenrauchs führen beim „aktiven" Raucher, aber auch beim „passiven" Nichtraucher zu Lungen- und Blasenkrebs. Die schädigenden Substanzen werden von der Lunge aufgenommen und im Blut gelöst. Das schadstoffhaltige Blut wird über die Nieren gefiltert und als Urin in der Blase gesammelt, wo diese sich konzentrieren und krebserzeugend auf die Blasenschleimhaut einwirken.

Typisch für Raucher ist die Verkalkung der Beinarterien, welche die Entstehung eines sog. „Raucherbeins" bewirkt. Aber auch an anderen Gefäßabschnitten wird die Ausbildung einer Gefäßverkalkung beschleunigt.

Die Haut leidet unter einem jahrelangen Zigarettenkonsum. Sie altert vorzeitig, was durch eine vermehrte Faltenbildung zum Ausdruck kommt.

Rauchen und Fettstoffwechsel

Auch auf den Fettstoffwechsel hat Rauchen einen negativen Effekt:
Rauchen erhöht den LDL- und senkt den HDL-Cholesterin-Spiegel.

Kaffee

Koffein und Teein, die Wirkstoffe von Kaffee und Tee, wirken antriebs- und stimmungssteigernd. Beide führen zu einer Ausschüttung des Leistungshormons Adrenalin, was das sympathische Nervensystem anregt und damit als Stressor wirken kann. Die subjektiv wahrgenommenen Veränderungen sind eine Zunahme des psychischen Tempos und der Muskel-Motorik und eine günstige Beeinflussung von Lernprozessen und der Stimmungslage. Deshalb werden beide Stoffe, wohlriechend und aromatisch verpackt, gerne als Fittmacher und zur Entspannung benutzt. Unsere Büro- und Freizeitkultur ist ohne diese Stoffe kaum mehr denkbar.

Kaffee und schwarzer Tee führen zu einer vermehrten Harnausscheidung der Nieren, was zu einem Flüssigkeitsverlust führen kann. Deshalb empfehlen wir Ihnen, entsprechend der südländischen Kultur Kaffee und Tee im Verhältnis eins zu eins mit Wasser zu mischen, um eine negative Flüssigkeitsbilanz zu vermeiden.

Kaffee nach einer Mahlzeit ist bekömmlich, weil Koffein eine Ausschüttung von Magensäure und Verdauungsenzymen auslöst. Bei manchen Menschen verursachen die Röststoffe des Kaffees aber eine Magenunverträglichkeit.

Wer an Bluthochdruck- oder Herzerkrankungen leidet, sollte Koffein nur mäßig genießen, weil seine antreibende Kreislaufwirkung unter Umständen eine bestehende Gesundheitsstörung verschlechtern kann.

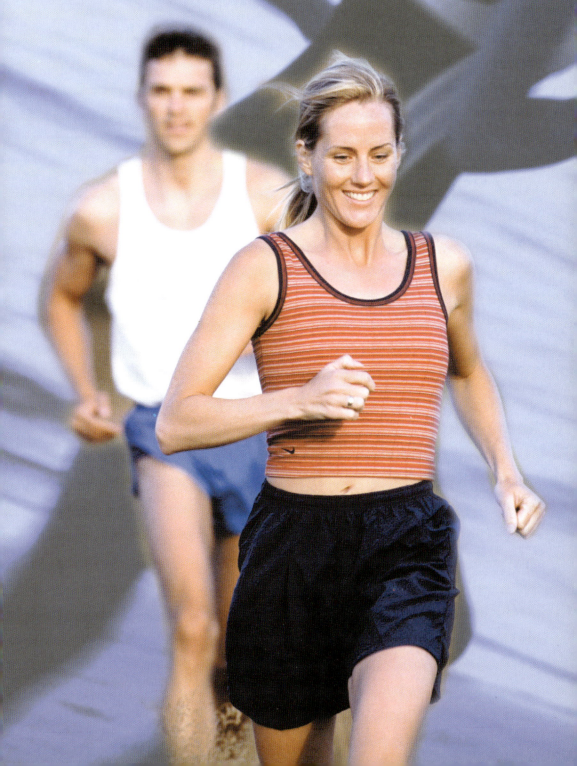
Bewegung
Bewegung

Sitzmenschen und die Folgen der Unbeweglichkeit

Der „Sitzmensch" in der Bequemlichkeitsfalle

Tatsache ist, dass wir einen Großteil des Tages sitzend verbringen. Wenn Sie Ihren Tagesablauf einmal Revue passieren lassen, werden Sie feststellen, dass Sie gewöhnlich nicht mehr als 500 m täglich zu Fuß unterwegs sind und Ihren Körper nur wenig beanspruchen. Diese jahrelange körperliche Unterforderung durch den „Sitzkreislauf", unterstützt durch eine Fehlernährung, führt in nahezu allen Wohlstandsländern zu einer Zunahme der sog. Zivilisationserkrankungen. Sie alle kennen Personen in Ihrem Umfeld, die über Rückenschmerzen klagen, unter einem hohem Blutdruck oder Herzproblemen leiden, zuckerkrank sind, Schmerzen in Gelenken haben oder übergewichtig sind.

Bereits seit Anfang der 60er Jahre hat Prof. Hollmann, Sporthochschuile Köln, mit seinen wissenschaftlichen Arbeiten auf die Prävention von Herz-Kreislauferkrankungen durch körperliches Training hingewiesen.
Die wichtigsten gesundheitslichen Auswirkungen von körperlicher Aktivität sind nach Prof. Hollmann:
- Die positive Beeinflussung des Fett- und Kohlenhydratstoffwechsels,
- Gewichtsreduktion,
- Verminderung des lebenswichtigen Sauerstoffbedarfs des Herzens,

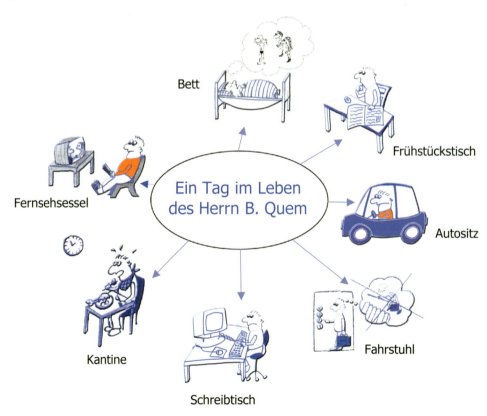

© **Sabine Kapinos**

- Blutdrucksenkung,
- Verbesserung der Fließeigenschaften des Blutes,
- Elastizitätsverbesserung der Blutgefäße,
- Verminderung der Stresshormone,
- Verminderung der Anzahl freier Radikale,
- verbesserte Gefäßbildung in der Skelettmuskulatur mit vergrößerter aerober Stoffwechselkapazität der Muskelzelle (Fettverbrennung).

Wie schädlich Bewegungsmangel für das Herz-Kreislaufsystem ist, zeigt auch eine amerikanische Studie am Cooper Institute in Dallas/Texas, die mangelnder Bewegung eine ähnliche Schädigung für das Herz-Kreislaufsystem nachweist wie dem Rauchen.

Auf unseren Bewegungsapparat (Muskulatur, Bänder, Sehnen, Gelenke und Knochen) hat körperliche Unterforderung ebenfalls einen negativen Einfluss. Muskulatur bildet sich zurück, Bänder und Sehnen verkürzen sich und die Bewegungsfähigkeit wird immer stärker eingeschränkt. Auch die Entstehung von Gelenkschmerzen durch Gelenkverkalkungen (Arthrosen) sowie eine Rückbildung der Gelenkknorpel werden durch Bewegungsmangel begünstigt bzw. beschleunigt.

Eines der größten Probleme jedoch ist das weitverbreitete Übergewicht mit einem zu hohen Körperfettanteil und erhöhten Blutfettwerten, die Gefäßverkalkungen verursachen. Von Gefäßkrankheiten sind jedoch nicht nur Übergewichtige betroffen. Bewegungsmangel und Fehlernährung führen auch bei Normalgewichtigen zu negativen Folgeerscheinungen.

Ausreichende Bewegung hingegen kann Sie bis ins hohe Alter vor vielen dieser negativen Auswirkungen des Bewegungsmangels schützen und helfen, bereits entstandene Veränderungen – zumindest teilweise – zurückzubilden.

Durch Bewegung werden der Körperfettanteil gesenkt, Muskulatur aufgebaut und der Kreislauf angeregt. Als positive „Nebenwirkung" stimuliert Bewegung das Immun- und Nervensystem, baut Stress ab, kann psychische Belastungen ausgleichen und beschert Ihnen ein völlig neues Körper- und Selbstwertgefühl.

Schon ein zusätzlicher Verbrauch von ca. 2.000 kcal pro Woche kann Bewegungsmangelkrankheiten optimal vorbeugen, so die Erkenntnisse der Sportmedizin.

Auf den Punkt gebracht

Bewegung ist für den menschlichen Körper genauso wichtig wie eine gesunde Ernährung, denn sie kann Zivilisationskrankheiten vorbeugen bzw. zurückbilden.

Wir werden Ihnen im Folgenden die positiven Aspekte des Ausdauersports aufzeigen. Die Fettverbrennung wird wegen ihrer herausragenden Bedeutung für Gesundheit und Wohlbefinden als Schwerpunktthema beschrieben.

Positive Aspekte des Ausdauersports

Fettverbrennung

Zuviel Körperfett – Schönheitsfehler oder Krankheitsursache?

Die große Familie der Nahrungsfette hat im Körper ganz unterschiedliche Aufgaben zu erfüllen. Fettbausteine sind für den Körper unverzichtbar, da er die Fettsäuren und das Cholesterin zur Energiegewinnung oder zur Herstellung vielfältiger Strukturbausteine benötigt. Ein Übermaß an Speicher- und Blutfetten aber ist eine der Hauptursachen für viele Zivilisationskrankheiten.

Fettpolster und Übergewicht werden von vielen Menschen in erster Linie nur als kosmetisches Problem angesehen. Sie lassen sich das sichtbare Fett lieber wegschneiden und absaugen, als es zu vermeiden oder zu verbrennen.
Das **Problem Körperfett** spielt sich jedoch nicht nur **„äußerlich"** an Bauch und Hüfte ab, sondern auch **„innerlich"** im Bauchraum, in der Leber und in den Blutgefäßen, wo es eine Gefäßverkalkung (Arteriosklerose) verursachen kann, ein Vorläufer von Herzinfarkt und Schlaganfall!
Richten Sie deshalb Ihren Blick von der Oberfläche auch in die Tiefe! Befreien Sie Ihren Körper von krankmachendem Fett – auch gezielt da, wo das Skalpell und der Sauger nicht hinkommen!

Vom Fettalltag zum Herz-Kreislaufproblem

Der häufig auftretende „Rettungsring" an Bauch und Hüfte fällt nicht einfach vom Himmel, sondern ist die logische Folge von Ernährungssünden und Bewegungsmangel. Viele Menschen haben eben zu lange Ihrem inneren „Laufmenschen" aus der Steinzeit die rote Karte gezeigt und statt dessen dem „Sitzmenschen" des Bürozeitalters die Hängematte angeboten.

Irgendwann stellt man fest: „Ich bin zu dick!", denn ein Zuviel an Nahrung lagert sich äußerlich sichtbar ab. Auch innerlich kommt es zu Veränderungen: Der Bauchumfang wächst, die Leber verfettet und die Fettwerte im Blut steigen an. Diese **innere Verfettung** bleibt uns verborgen, bis uns der Arzt zu verstehen gibt, dass es an der Zeit ist, die erhöhten Blutwerte für Cholesterin- und Triglyceride durch entsprechende Maßnahmen zu senken.

Essen wir mehr, als wir verbrennen können, sind unsere Körperzellen übersättigt. Sie können immer weniger von den im Blut zirkulierenden Nährstoffen aufnehmen und verschließen ihre „Einlasstüren". Da der Mensch aber nicht mit einem Stöpsel an der Ferse ausgestattet ist, durch den überschüssiges Fett ablaufen könnte, kommt es zwangsläufig zu einem „Stau" in der Blutbahn. Die Leber kann diesen Überschuss nicht mehr regulieren, da sie selbst mit Fett völlig überladen ist und sich vor einer weiteren Aufnahme schützen muss. Deshalb kann sie die im Blut kreisenden Triglyceride und das Cholesterin nur noch verlangsamt ausfiltern und abbauen.

Wie wirkt sich das auf den Körper aus?

Während die Verweildauer für Fett beim gesunden Menschen ungefähr 24 Stunden beträgt, kreist das Fett z.B. bei einem Übergewichtigen übermäßig lange (bis zu 48 Stunden) auf der Suche nach einer „hungrigen" Zelle im Blut. LDL-Cholesterin z.B. ist während dieser Zeit einem Angriff durch freie Radikale ausgesetzt, dem ersten Schritt der Arterienverkalkung. Cholesterinpartikel lagern sich dabei in den Arterienwänden ab und der Querschnitt Ihrer Gefäße wird von Jahr zu Jahr kleiner, es kann immer weniger Blut hindurchfließen.

Ab einem bestimmten Verengungsgrad kommt es zu einer Minderdurchblutung, die betroffenen Organe zeigen die Symptome einer Mangelversorgung mit Sauerstoff. Am Herzen äußert sich das in Form eines Engegefühls in der Brust, der Angina pectoris.

Die Blutversorgung verschlechtert sich immer mehr, bis schließlich das betroffene Blutgefäß gänzlich verschlossen ist. Es kann dann als Folge der Arteriosklerose zu den bekannten Krankheitsbildern Schlaganfall und Herzinfarkt kommen.

Sie werden sagen: „Das trifft doch nicht mich, allenfalls den rauchenden Nachbarn, und im Übrigen: Ich fühle mich doch gut!". Da mögen Sie Recht haben, denn bis zur 50%igen Verengung einer Arterie spüren Sie nichts. Ihr Biosystem Körper ist so phantastisch ausgestattet, dass 50% der normalen Blutzufuhr für ein beschwerdefreies Leben ausreicht. Aber wehe, wenn weiteres Fett die Lagerstätte Arterie erreicht! Bei ca. 70% Verengung stehen Sie mit der Gefahr eines Herzinfarktes oder Schlaganfalles ganz dicht vor Ihrer persönlichen Himmelstür.

Muskeln werden zu Fett – jedes Jahr ein bisschen mehr…

Wussten Sie schon, dass ab dem 30. Lebensjahr **bei mangelnder Bewegung** jährlich bis zu 1% der vorhandenen Muskelmasse durch Fett ersetzt wird? Die Folgen sind eine Abnahme der Muskelkraft und der Kapazität zur Fettverbrennung. Sie müssten deshalb von Jahr zu Jahr etwas weniger essen, um eine ausgeglichene Kalorienbilanz zu erhalten, aber wer hält sich schon daran. So verfettet der Mensch jedes Jahr etwas mehr. Ist das Rentenalter erreicht, verbringt man die Zeit, die man im Erwerbsleben am Arbeitsplatz verbrachte, im Wartezimmer der Ärzte.

Je länger die Muskeln Ruhepause haben und je weniger Fett sie verbrennen, desto größer wird der Bauchumfang, umso heftiger wird der „Quelldruck" im Fettgewebe. Dieser bewirkt, dass leicht mobilisierbares **Speicherfett** in die Blutbahn überläuft, diese überschwemmt und die Gefäßverkalkung fördert. Besonders Männer mit Bauch sind gefährdet, denn der „Rettungsring" ist ein Hochrisikofaktor für einen späteren Herzinfarkt oder Schlaganfall.

Fettgewebe – ein Giftspeicher?

Fettgewebe ist zudem eine Abfalldeponie für fettlösliche Umweltgifte. Viele dieser Gifte bevorzugen die Körperfettspeicher Bauch und Hüfte, aber auch Gehirn- und Nervenzellen und lagern sich als Zeitbombe lange darin ein. Je größer das Fettgewebe ist, umso größer ist auch die Sogwirkung auf Umweltgifte.

- Pestizide und Herbizide,
- Fluorchlorkohlenwasserstoffe (PCB),
- DDT,
- Dioxin (Seveso-Gift),
- Formaldehyd und
- Holzschutzmittel (Lindan)

sind die bekanntesten Gifte und Schadstoffe, die sich für einen sehr langen Zeitraum in Ihrem Körperfett festsetzen können. Selbst das seit über zwei Jahrzehnten in Europa verbotene DDT lässt sich noch heute im Körpergewebe nachweisen.

Professor Dr. Gerhard Uhlenbruck weist darauf hin, dass im Körperfett gespeicherte Umweltgifte krebserregend sein können und erwähnt in diesem Zusammenhang speziell den Brustkrebs. Dieses Drüsengewebe ist hauptsächlich von Fett umgeben und kann Umweltgifte jahrelang speichern, wie die frühere Diskussion über die Schädlichkeit der Muttermilch aufgrund ihres DDT-, Pestizid- und Dioxingehaltes gezeigt hat.

Da sich, genau wie beim Menschen, auch im Fettgewebe des Tieres Schadstoffe aus der Fütterung ansammeln, sollten Sie ein Zuviel an tierischen Fetten vermeiden.

Auch viele chemische Stoffe aus der Arbeitswelt z.B. Kohlenwasserstoffe (Lösungsmittel) lagern sich aufgrund ihrer Fettlöslichkeit bevorzugt im Fett und im Nervengewebe ab. Sie werden von dort wieder freigesetzt, in der Leber entgiftet und ausgeschieden. Je größer das Fettgewebe ist, umso größer ist die Aufnahme- und Speicherbe-reitschaft für diese Stoffe. Die Größe des Fettgewebes spielt für die Giftwirkung eine nicht unerheblicher Rolle. So kann ein fettreicher Körpertyp mehr und länger fettlösliche Giftstoffe speichern als ein Mensch mit geringen Körperfettanteilen.

Geben Sie keinem dieser Gifte länger die Möglichkeit, Sie als blinder Passagier lebenslang zu begleiten, sonst nimmt die Giftbelastung von Jahr zu Jahr zu.
Entleeren Sie Ihre Giftdepots durch
- Gewichtsnormalisierung
- Bewegung in der Fettverbrennungszone!

Eine schädigende Wirkung durch die Freisetzung der Giftstoffe beim Fettabbau können Sie durch eine ausreichende Flüssigkeitsaufnahme vermeiden, da sie dadurch leichter über die Niere ausgeschieden werden. Sport stärkt die Entgiftungsfunktion der Leber und Giftstoffe werden zusätzlich über den Schweiß „ausgeschieden".

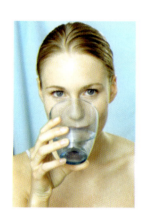

Auf den Punkt gebracht

Zuviel Fett
- verursacht Zivilisationskrankheiten (z.B. Herzinfarkt, Schlaganfall, Zuckerkrankheit usw.)
- speichert Umweltgifte
- mindert das Selbstbewusstsein

Ziele der Fettvermeidung und -verbrennung sind:
- eine Gewichtsnormalisierung und Rückbildung von Übergewichtskrankheiten
- das Ausschwemmen von Umweltgiften
- die Stärkung des körperlichen und seelischen Wohlbefindens

Schlank und trotzdem fett?

Schlank sein heißt nicht gleich fit und gesund sein! Natürlich ist die Fettverbrennung und Vermeidung für Übergewichtige von besonderer Bedeutung. Aber auch Schlanke, die selten oder nie Sport treiben und/oder sich falsch ernähren, können im Verhältnis zur Muskelmasse einen zu hohen Körperfettanteil haben, den man ihnen äußerlich nicht ansieht.

Zuviel Fett – ein Wohlstandsproblem

Wie sieht nun die Fettbilanz eines Sitzmenschen aus? Bei seinem typischen Büro-Auto-Fernseh-Tagesablauf benötigt er ca. 2.200 kcal pro Tag, zusammengesetzt aus 65% Kohlenhydrat- und Eiweißkalorien sowie 35% Fettkilokalorien Dies entspricht einem Tagesbedarf an Fett von ca. 80 g.

Wie Verzehrsstudien zeigen, nimmt der

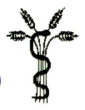

Körperanalyse (Bio-Impedanzmethode)

Trainierter		Untrainierter	
Geburtsjahr	1948	Geburtsjahr	1956
Größe	1,74 m	Größe	1,76 m
Gewicht	71,4 kg	Gewicht	71,5 kg
Fett	**14,3 kg**	**Fett**	**19,3 kg**

Die Befunde der Körperanalyse zeigen: Der 8 Jahre ältere Bewegungsmensch konnte dem Fettauf- und Muskelabbau durch Ausdauersport erfolgreich entgegenwirken. Sein Körperfettanteil beträgt bei gleichem Gesamtkörpergewicht und gleicher Größe 14,3 kg, der des deutlich jüngeren Sitzmenschen 19,3 kg. Ein Unterschied von 5 kg (= 20 Stück Butter)!

Durchschnittsdeutsche 90-100 g Fett auf, ab dem 50. Lebensjahr sogar 110 g! Damit hat der Sitzmensch ein Fettüberschussproblem. Der überwiegend körperlich arbeitende und der sportlich aktive Mensch haben dagegen eine ausgeglichene Fettbilanz, da Muskelarbeit die Fettverbrennung in Gang hält und überschüssige Nahrungsfette wieder verbrennen.

Kopfarbeiter und Sitzmenschen müssten ihre Zufuhr an Nahrungsfetten nach der „Fett-in-Ordnung-Formel" auf 70-80 g/Tag reduzieren oder sie durch Bewegung verbrennen.

Auf den Punkt gebracht

Bekämpfen Sie ein bestehendes Fettproblem von zwei Seiten:
durch
- **Fettvermeidung**
  (reduzieren sie dauerhaft ihre Fettaufnahme!)
  und
- **Fettverbrennung**
  (aktivieren Sie durch regelmäßigen Ausdauersport Ihre Muskelkraftwerke zur Verbrennung überschüssiger Fettreserven!)

und der erste Schritt in ein gesünderes Leben ist gemacht!

Wo wird die Bewegungsenergie (ATP) gewonnen?

Ein Vergleich zwischen Mensch und Auto soll dies verdeutlichen.
Ohne Kraftstoff bewegt sich kein Auto von der Stelle und ohne Muskelbrennstoff kein Mensch. Die bewegende Kraft im Auto ist der Motor, beim Menschen die Muskulatur. Motoren haben unterschiedliche Leistungsstärken (PS) und können jeweils nur einen bestimmten Kraftstoff verbrennen.
Der Kombimotor Muskel ist ein Multitalent und kann entsprechend seiner Leistung (abhängig von der Größe der Muskelmasse) gleichzeitig Super (Zucker) und Diesel (Fettsäuren) als Energielieferanten verbrennen, um den speziellen Muskelkraftstoff ATP (Adenosintriphosphat) zu gewinnen.

Schnelle und langsame Muskelfasern

Die Natur hat die Muskulatur des Menschen mit einer Mischung aus langsamen und schnellen Muskelfasern, mit jeweils unterschiedlichen Aufgaben, ausgestattet. In der Frühzeit benötigte der Mensch die langsamen Muskelfasern für lange Ausdauerleistungen wie Sammeln und Jagen. Mit den schnellen Muskelfasern konnte er im Fall einer plötzlich auftretenden Gefahr schnell, aber dafür nur kurze Strecken, davonlaufen oder auf Bäume klettern.
Diese Eigenschaften der Muskulatur für Ernährung und Flucht sind uns bis heute erhalten geblieben. Jeder Mensch hat einen ihm eigenen Verteilungstyp an langsamen und schnellen Muskelfasern und ist dementsprechend eher ein Ausdauer- oder ein Sprintleistungs-Typ.
Der langsame Muskelfaseranteil versetzt uns aus sportlicher Sicht in die Lage, täglich weite Strecken „ausdauernd" zurücklegen zu können, während wir die schnellen Muskelfasertypen für kurze und intensive Muskelleistungen benötigen.
Die Energielieferanten der Muskulatur sind die Zellkraftwerke (Mitochondrien) in den Muskelzellen, wo die Nahrungsbrennstoffe (Zucker und Fettsäuren) mit Hilfe von Sauerstoff zu ATP-Energie verbrannt werden.
Langsame Muskelfasern besitzen mehr dieser Zellkraftwerke als schnelle Fasern und haben daher eine größere Kapazität für die Energiegewinnung aus dem Fettbrennstoff. Aus diesem Grunde sind Ausdauersportarten, bei denen die Zahl der langsamen Mus-

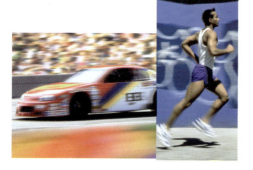

Positive Aspekte des Ausdauersports

Quergestreifte Muskelfasern mit Mitochondrien

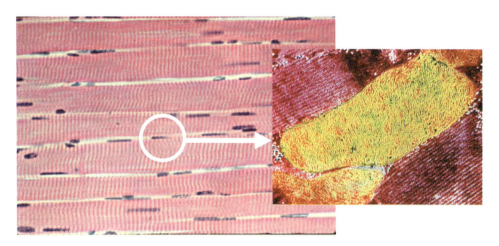

kelfasern auftrainiert wird, zur Steigerung der Fettverbrennung besonders gut geeignet. Vereinfacht gesagt: Langsame Muskelfasern (Arbeitstraktoren) beziehen ihre Stoffwechselenergie bei einer Ausdauerarbeit aus „Dieselöl" (Blut- und Speicherfett), schnelle Muskelfasern (Sportwagen) beziehen sie für schnelles Rasen aus Superbenzin (Zucker).

Auswirkungen von Ausdauersport auf die Muskulatur

Unter einem regelmäßigen und moderaten Ausdauertraining im Sauerstoffüberschuss bildet die Muskulatur verstärkt langsame Muskelfasern mit einer Steigerung der Zahl und des Volumens der Zellkraftwerke, um eine ausreichende Brennstoffversorgung für diese Ausdauerbelastungen gewährleisten zu können.

Trainingseffekt auf den Muskel

Trainierter Muskel   Untrainierter Muskel

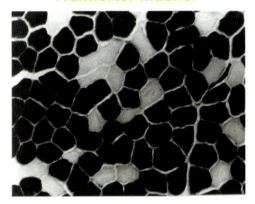 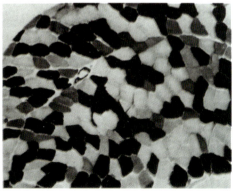

Ausdauer-Muskelfasern mit **hohem** Mitochondrienbesatz

Schnelle Muskelfasern mit **geringem** Mitochondrienbesatz

Deutscher Ärzte-Verlag 2001, GESUNDHEIT

Trainingseffekt auf die Muskelfasern

Trainierte Muskelfaser **Untrainierte Muskelfaser**

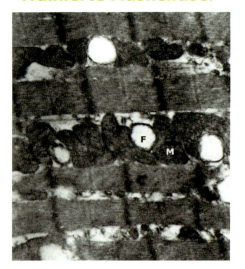 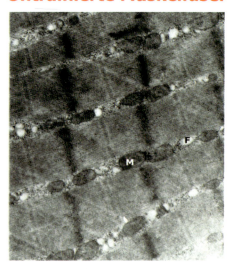

M = Mitochondrium, F = Fettspeicher

Die Abbildung „Trainingseffekt auf den Muskel" zeigt vergleichend den **Muskelquerschnitt** eines Ausdauersportlers und den eines untrainierten Sitzmenschen.

Wie die Abbildung verdeutlicht, bewirkt Ausdauersport die Umwandlung eines Teils der schnellen Muskelfasern in Ausdauer-Muskelfasern.

Die Abbildung „Trainingseffekt auf die Muskelfasern" vergleicht die unterschiedliche Beschaffenheit der Muskelfasern von Ausdauersportlern und Sitzmenschen.

- Durch den Trainingseffekt verdoppelt sich die Anzahl und Größe der Mitochondrien in den Muskelfasern und führt damit zu einer Vergrößerung des Energiegewinnungspotentials, denn die Nachfrage regelt den Bedarf an Brennstoffen und die Verbrennungskapazität in den Mitochondrien.
- Der trainierte Muskel des Ausdauersportlers speichert verstärkt Fettsäuren **in der Nähe der Mitochondrien** ein, um lange Transportwege bei Energiebedarf zu vermeiden. Somit steht ihm ein ausreichender Energiespeicher in unmittelbarer Nähe des Verbrennungsortes zur Verfügung.

Energiegewinnung des Muskels

ATP (Adenosintriphosphat) ist der Spezialbrennstoff für den Muskel, für dessen Gewinnung ihm zwei Energiequellen zur Verfügung stehen:
- **Zucker** (Glukose)
- **Fett** (freie Fettsäuren)

Ein wesentlicher Unterschied zwischen der Fett- und Zuckerverbrennung besteht darin, dass Fett ausschließlich im „Sauerstoffüberschuss", also „aerob", verbrannt werden kann, während Zucker auch ohne Sauerstoff, also auch „anaerob" Energie liefert.

Der Weg des Sauerstoffs

Der Sauerstoff der Luft wird über die Atmung in die Lunge aufgenommen, dort auf die roten Blutkörperchen (Sauerstofftransporter) übertragen und über die Blutgefäße durch die Pumpleistung des Herzens zu den einzelnen Körperzellen befördert. Innerhalb der Zelle wandert der Sauerstoff zu den Zellkraftwerken, den Mitochondrien, um dort eine Verbrennung von Zucker und Fett im Stoffwechselfeuer zu ermöglichen. Wie in allen Körperzellen findet dieser Prozess auch in der Muskulatur statt.

Energiegewinnung aus Kohlenhydraten

Zuckerenergie ist schnell verfügbar und kann leicht verstoffwechselt werden. Der moderne Sitzmensch hat sich aufgrund seines geringen Energiebedarfes für Tätigkeiten wie Zeitung lesen, Fernsehen oder Nachdenken weitgehend auf den bequemen Zuckerstoffwechsel einprogrammiert, da er sich nur noch in kurzen, intervallartigen Bewegungen mit ca. 500 m täglicher „Laufleistung" belastet.

Hinzu kommt, dass wir regelmäßig ungesunde Kohlenhydrate (Einfachzucker) im Übermaß zu uns nehmen (das Gebäck im Büro, Schleckereien vor dem Fernseher usw.). Unser Körper wird mit diesen Zuckern geradezu überschwemmt, was einen ständig erhöhten Insulinspiegel zur Folge hat. Dieser blockiert zusätzlich die Fettverbrennung, so dass der Fettverbrennungsapparat des Sitzmenschen mehr und mehr einrostet.

Der Hightech-Motor eines Formel-1-Wagens kann nur einen Kraftstofftyp mit Sauerstoff verbrennen. Die Natur ist mit ihrem Biomotor Muskel den Ingenieuren der Autoindustrie weit überlegen. Ihr Muskelmotor ist so konstruiert, dass er mit 2 Kraftstoffen (Zucker und Fett) und mit 2 Verbrennungsverfahren (mit und ohne Sauerstoff) laufen kann.

Die Energiegewinnung aus Zucker (Glykolyse) im Muskel kann mit (aerob) und ohne (anaerob) Sauerstoff erfolgen.

Zuckerverbrennung mit Sauerstoff (Aerobe Glykolyse)

Die Zuckerverbrennung unter ausreichender Sauerstoffzufuhr überwiegt bei einer **geringen körperlicher Belastung,** z.B. bei sitzender Tätigkeit. Deshalb ist sie der Stoffwechselweg des Kopfarbeiters, der seinen Energiebedarf im Wesentlichen aus der Verbrennung von Zucker deckt.

Zuckerverbrennung ohne Sauerstoff (Anaerobe Glykolyse)

Auf eine Zuckerverbrennung ohne Sauerstoff greift der Körper bei **hoher körperlicher Belastung** zurück, bei der in kürzester Zeit viel Energie bereitgestellt werden muss. Dies ist beim trainierten Leistungssportler z.B. beim Sprint der Fall. Der untrainierte Sitzmensch gelangt bereits bei einigen Etagen schnell gestiegener Treppenstufen bzw. beim kurzen, schnellen Lauf zur Straßenbahn in den Bereich der anaeroben Glykolyse, da seine Sauerstoffaufnahmekapazität gering ist.

Wie kann ich feststellen, ob ich im Sauerstoffmangel Zucker verbrenne?

- **Durch schnelles und schweres Atmen nach einer körperlichen Belastung**
  Bei Belastungen unter Sauerstoffmangelbedingungen, kann bei der Stoffwechsel-Bank eine Sauerstoffschuld eingegangen werden, die nach Beendigung der Belastung zurückgezahlt bzw. „nachgeatmet" werden muss (bemerkbar durch schnelles Herzklopfen und erhöhte Atemtätigkeit).

- **Durch eine Blutuntersuchung und Bestimmung der Milchsäure (Laktat)**
Laktat, ein Stoffwechselprodukt der anaeroben Glykolyse, verursacht im Muskel eine Übersäuerung (bemerkbar an schweren und schmerzenden Beinen). Dies ist ein wichtiges Biosignal für die Begrenzung der muskulären Leistungsfähigkeit. Erreicht die Laktatkonzentration im Blut die „aerob-anaerobe Schwelle" (bei 4 mmol), muss dann bei einem weiteren Anstieg die Sportaktivität abgebrochen werden, da der pH-Wert abfällt, der Muskel also „sauer" wird und anfängt zu schmerzen.

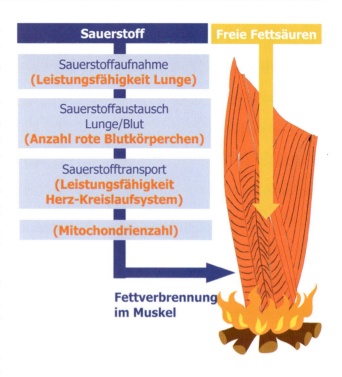

Energiegewinnung aus Fett (Aerobe Lipolyse)

Bei einer moderaten Bewegungsart schaltet der Körper zusätzlich den Fettverbrennungsmotor ein. Die Fettverbrennung unter Sauerstoffüberschussbedingungen zur Energiegewinnung nennen wir die „Aerobe Lipolyse". Die Mitochondrien benötigen dazu neben den freien Fettsäuren Sauerstoff. Da dem Muskel immer genug freie Fettsäuren zur Verfügung stehen, hängt die Fettverbrennungskapazität des Muskels im Wesentlichen von der bereitgestellten Sauerstoffmenge ab.

Je leistungsfähiger also Ihr Lunge- und Herz-Kreislaufsystem ist und je mehr Mitochondrien in Ihren Muskeln vorhanden sind, umso mehr Fett können Sie verbrennen.

Diesen Effekt erzielen Sie durch regelmäßiges moderates Ausdauertraining.

Soll im Muskel Fett verbrannt werden, muss in den Mitochondrien ausreichend Sauerstoff bereitgestellt werden. Kommt (z.B. bei einem zu schnellen Lauf) dafür im Muskel nicht genug Sauerstoff an, stoppt die Fettverbrennung.

Durch moderaten Ausdauersport wird die Leistungsfähigkeit Ihrer Lunge, der roten Blutkörperchen und Ihres Herz-Kreislaufsystems sowie die Mitochondrienzahl erhöht und damit die Sauerstoffbereitstellung und die Fettverbrennungskapazität gesteigert.

 Auf den Punkt gebracht

Die ATP-Muskel-Energie wird gewonnen durch:
- **Zuckerverbrennung mit Sauerstoff**
  bei minimaler/keiner Belastung (Sitzen)
- **Zuckerverbrennung ohne Sauerstoff**
  bei „hoher" Belastung unter muskulärem Sauerstoffmangel
- **Fettverbrennung mit Sauerstoff**
  bei langandauernder, moderater Belastung im Sauerstoffüberschuss

Die Höhe der Fettverbrennung beim Ausdauertraining ist abhängig von:
- dem Anteil an langsamen Muskelfasern
- dem Sauerstoffüberschuss in der Muskelzelle
- der Anzahl der Mitochondrien

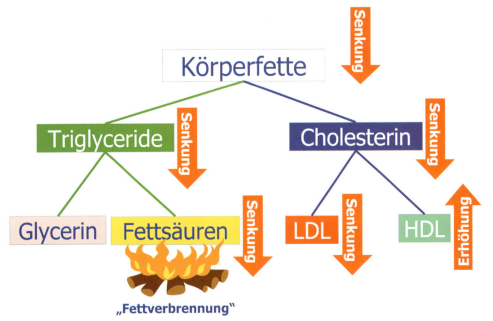

Auswirkungen von Laufen auf den Fettstoffwechsel

Deutscher Ärzte-Verlag 2001, GESUNDHEIT

Bewegung und Fettstoffwechsel

Ausgeglichene Fettbilanz durch Ausdauersport

Ausdauersport senkt nicht nur das Körperfett, sondern hat gleichzeitig eine positive Wirkung auf den gesamten Fettstoffwechsel (siehe Abbildung Seite 139). Die zwei wichtigsten Vertreter der Körperfette sind die Triglyceride und das Cholesterin. Die Triglyceride bestehen aus Glycerin und Fettsäuren. Beim Cholesterin werden das „schützende" HDL und das „schädliche" LDL unterschieden (siehe „Arteriosklerose").

Freie Fettsäuren – Brennstoff der Fettverbrennung

Die freien Fettsäuren (Bestandteil der Triglyceride) gelangen über die Nahrung in die Blutbahn und können direkt im Muskel verbrannt werden. Ein anderer Versorgungsweg ist die Freisetzung von gespeicherten Fettsäuren aus dem Fettgewebe. Ein regelmäßig trainierter Muskel bildet auch selbst einen eigenen Vorrat an freien Fettsäuren, um im Bedarfsfall schnell darauf zugreifen zu können.

Der Muskel des untrainierten Sitzmenschen hat wenig Mitochondrien (Zellkraftwerke) und einen geringen Bedarf an freien Fettsäuren. Bei einer fettreichen Ernährung entsteht durch die geringe Nachfrage seitens der Muskulatur ein Fettstau in der Blutbahn. Dieser Überschuss wird dann notgedrungen in das Fettgewebe eingelagert.

Die gute Nachricht:

Durch ein regelmäßiges moderates Training können Sie Ihre Sauerstoffaufnahmefähigkeit erhöhen und die Mitochondrienzahl in der Muskulatur steigern.

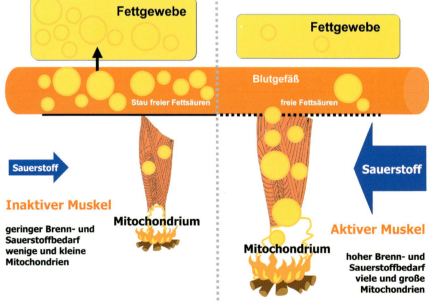

Fettsäureaufnahme durch die Muskelzelle

Positive Aspekte des Ausdauersports

Die freien Fettsäuren können dann schnell aus der Blutbahn aufgenommen und in den zahlreichen Mitochondrien zu Energie verbrannt werden.

Positive Auswirkungen auf den Cholesterinstoffwechsel

Cholesterin ist ein wichtiger Baustoff z.B. zum Aufbau von Zellmembranen und Hormonen. Die Leber ist das zentrale Organ des Cholesterinstoffwechsels (Cholesterinpool), wo der Umschlag von Cholesterin aus der Nahrung, der Eigenproduktion und dem Rückfluss aus den Zellen stattfindet. Der Cholesterinfluss in und aus der Leber richtet sich jeweils nach der Nachfrage aus den Zellen. Melden die Körperzellen einen Bedarf an Cholesterin, packt die Leber Cholesterin auf LDL-Transporter und schickt sie über die Blutautobahn zu den Zellen. Nicht verbrauchtes LDL-Cholesterin kann auf dem gleichen Weg wieder von der Leber zurückgenommen werden.

In den Zellen entsteht in ihrem Baustoffwechsel auch „Abfallcholesterin". Um dieses zu entsorgen, schickt die Leber leere HDL-Lastwagen zu den Zellen, die das Abfallcholesterin aufnehmen und auf dem Blutweg in die Leber transportieren.

Die LDL- und HDL-Transporter können jedoch nicht so ohne weiteres in die Leberzellen einfahren, sondern sie müssen dafür jeweils gesonderte Einlasstüren (Rezeptoren) mit einem Pförtner passieren. Die Leber behält damit die Kontrolle über den einfahrenden Verkehr. Die Zahl der Rezeptoren entscheidet über die Aufnahmemenge des LDL- und HDL-Cholesterins aus der Blutbahn in die Leber.

Der kalorische Überfluss bei Überernährung und Bewegungsmangel führt auch in der Leber zu einer Verfettung.

Die Leber versucht anfangs durch eine vermehrte Aufnahme an Nährstoffen eine ausgeglichene Fettstoffwechselbilanz aufrecht zu erhalten und verfettet dabei zunehmend. Erreicht die Verfettung eine kritische Größe,

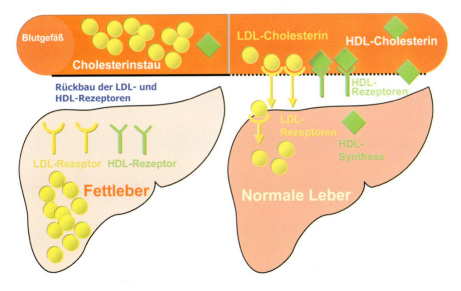

Cholesterinaufnahmestörung bei Fettleber

schützen sich die Leberzellen durch einen **Rückbau der LDL- und HDL-Rezeptoren** vor einer weiteren Überladung. Gleichzeitig wird in der Leber die Produktion von „HDL-Lastwagen" und die eigene Fettsäure- und Cholesterinherstellung auf ca 50% reduziert. Alle diese Schutzmechanismen dienen dazu, die Eingangstüren in der Leber zu verschließen und den Antransport weiterer Fette zu verringern. Dadurch können all die Nahrungsfette aus Schweinshaxe, fetter Wurst, Sahnetorte usw. in der Leber nicht genügend schnell verstoffwechselt werden, was zu einem Cholesterin- und Triglyceridfettstau in der Blutbahn führt. Der Körper wird fettstoffwechselkrank.

Der einzige Weg zur Gesundung ist, den Überschuss an Fetten über die Ernährung (Vermeidung) und Bewegung (Verbrennung) abzubauen. Freie Fettsäuren werden bei regelmäßigem Ausdauersport verstärkt verbrannt, der Cholesterinbedarf der Muskelzelle für den Baustoffwechsel erhöht. Wenn Sie regelmäßig Ausdauersport betreiben, kommt es durch eine bessere Verwertung zu einer positiven Veränderung im gesamten Fettstoffwechsel, weil die Fette in der Muskulatur entweder zur Energiegewinnung verbrannt werden (freie Fettsäuren) oder als Bausubstanz benötigt werden (freie Fettsäuren und Cholesterin).

Gleichzeitig wird die Leber entfettet und kann damit wieder vermehrt LDL- und HDL-Rezeptoren sowie HDL-Transporter bilden. Beide Effekte der Bewegung führen zu einer deutlichen Senkung der Triglyceridwerte und des „schlechten" LDL-Cholesterins sowie zu einer Erhöhung des HDL-Cholesterins.
HDL hat noch einen tollen Nebeneffekt: Auf seiner Rückfahrt zur Leber, weshalb ihm auch das Prädikat „gut" verliehen wurde, kann es nämlich bis zu 4 der an der Gefäßwand angeklebten LDL-Partikel zur Leber abtransportieren. Dadurch wird der Entstehung einer Gefäßverkalkung entgegengewirkt.

Auf den Punkt gebracht

Ausdauersport bewirkt:

- eine Senkung der Triglyceride um 30%
- eine Senkung des Gesamtcholesterins um 10-15%
- eine Senkung der LDL-Fraktion um 10-15%
- eine Erhöhung der HDL-Fraktion um 10-15%

Wie kann ich meine Fettverbrennungskapazität steigern?

Fett wird bei **regelmäßiger moderater Körperaktivität** im Sauerstoffüberschuss verstärkt zur Energiegewinnung herangezogen. Die Energiegewinnung aus Fett ist aber für den Körper aufwendiger. Deshalb greift er nur bei moderaten Ausdauerbelastungen auf diese Form der Energiegewinnung zurück, um die lebensnotwendigen Zuckerreserven für den Hirnstoffwechsel zu schonen.
Sie können Ihre Fettverbrennungskapazität durch ein regelmäßiges, langsames und nicht anstrengendes Ausdauertraining im Sauerstoffüberschussbereich (unter Pulskontrolle), 3 bis 4 mal pro Woche 45 bis 60 Minuten, wie z.B. durch schnelles Gehen (Walken) und Laufen (Jogging) steigern. Hierdurch wird die Ausdauermuskulatur vermehrt, die Zahl ihrer Zellkraftwerke (Mitochondrien) gesteigert und die Sauerstoffaufnahme- und -transportkapazität verbessert.

Auf den Punkt gebracht

Wenn Sie durch sportliche Aktivität Fett verbrennen möchten, sollten Sie sich mit einer langsamen, angenehmen Geschwindigkeit im Sauerstoffüberschuss bewegen. **Wer sich zu schnell bewegt, kann kein Fett verbrennen!**

Die Stoffwechselvorgänge für die Energiegewinnung bei Bewegung laufen nicht isoliert, sondern teilweise auch parallel zueinander ab. So verbrennt auch der Sitzmensch, der sich nur gering belastet, Fett, jedoch deutlich weniger als der Ausdauersportler. Seine Hauptenergiequelle ist die Zuckerverbrennung.

Ein Ausdauersportler wiederum, der sich im aeroben Bereich bewegt, verbrennt auch Zucker, bezieht aber den größten Teil der benötigten Energie aus der Fettverbrennung.

Was bedeutet das für die Ausdauersportpraxis?

Wichtig für die Fettverbrennung ist, dass Sie sich im Sauerstoffüberschussbereich bewegen, da Fett nur mit ausreichend Sauerstoff verbrannt werden kann.

Ob Sie sich im Sauerstoffüberschussbereich, dem sogenannten „aeroben" Bereich befinden, können Sie anhand Ihrer Pulsfrequenz ermitteln (indirektes Maß für die Sauerstoffaufnahme).

Viele Wissenschaftsautoren haben Formeln zur Berechnung der optimalen Pulsfrequenz für die Fettverbrennung entwickelt, die abhängig ist von Alter, Geschlecht, Trainingszustand und körperlicher Tagesverfassung. Als mittlere Größe gilt ein Puls von 130 Schlägen in der Minute, der die Gesundheit fördert, Körpersysteme nicht überfordert und eine optimale Fettverbrennung gewährleistet.

Für die, die es genauer wissen möchten, stellen wir im Folgenden zwei Formeln zur Pulsfrequenzermittlung vor, anhand der Sie Ihren individuellen Fettverbrennungspuls exakt berechnen können.

Aerobe Pulsfrequenzzone nach Baum

Nach Empfehlung von Baum (Sporthochschule Köln) wurde für die Bestimmung der optimalen Pulsfrequenz die Ursprungsformel: **180-Lebensalter** aufgestellt.

Die Formel berücksichtigt eine altersabhängig anzustrebende Belastungsintensität. Je älter der Mensch wird, umso geringer sollte seine Belastungsintensität sein, um krankmachende Überforderung von Organsystemen zu vermeiden. Im Idealfall kann man dies durch eine Laktatwertbestimmung überprüfen, bei der der Wert von 2mmol/l Laktat im arterialisierten Blut nicht überschritten werden sollte.

Die Formel von Baum zur Berechnung des **Maximums** der **aeroben** Pulsfrequenzzone (aerob-anaerobe Schwelle) wird nach Maffetone etwas modifiziert.

- Subtrahieren Sie ihr Alter von 180 (180 – Alter).
- Korrigieren Sie das Ergebnis durch eine weitere Subtraktion, indem Sie eine der folgenden Kategorien auswählen:
  a) Wenn Sie vor kurzer Zeit erkrankt waren, eine Operation hatten oder wenn Sie regelmäßig Medikamente nehmen: **subtrahieren Sie 10-15.**
  b) Wenn Sie vorher keinen Sport getrieben haben, wenn Sie verletzt waren, wenn Sie oft erkältet oder allergisch sind: **subtrahieren Sie 5.**

c) Wenn Sie seit ca. zwei Jahren ohne echte Probleme trainiert haben und wenn Sie nicht öfter als ein oder zweimal pro Jahr erkältet sind:
subtrahieren Sie 0.

d) Wenn Sie seit mehr als zwei Jahren ohne Probleme trainieren, während Sie Ihre Leistungsfähigkeit und Ihr Training ohne Verletzungen steigern:
addieren Sie 5.

Da die berechnete Pulsfrequenz die absolute Obergrenze für ein aerobes Training darstellt, empfehlen wir Ihnen, mit einer niedrigeren Pulsfrequenz (5-10 Schläge unter der Berechnung) zu trainieren. In diesem Pulsfrequenzbereich steht der Muskulatur für die Verbrennung von Fett ausreichend Sauerstoff zur Verfügung.

> **Berechnungsbeispiel:**
> Wenn Sie **30 Jahre alt** sind und zur **Kategorie „b"** gehören, liegt Ihre **maximale** aerobe Pulsfrequenz bei:
> 180 – 30 = 150, abzüglich 5 = 145.
> Optimaler Trainingsbereich: 135-145

Aerobe Pulsfrequenzzone nach Dr. Lagerström

Die Lagerström-Formel bezieht den Ruhepuls mit ein, wodurch Ihre jeweilige Tagesform bei der Berechnung der aerob-anaeroben Schwelle mitberücksichtigt werden kann. Ermitteln Sie Ihren Ruhepuls morgens vor dem Aufstehen im Liegen. Wenn Sie dann die für Ihren Trainingszustand passende Formel anwenden, erhalten Sie den oberen Grenzwert Ihrer aeroben Zone.
Ihr optimaler Fettverbrennungspuls, von dem Sie möglichst nicht mehr als 5 Schläge pro Minute abweichen sollten, liegt 10 Schläge darunter (Formel siehe Seite 145).

Wie kann ich prüfen, ob ich mich im optimalen Pulsbereich bewege?

- Durch Ihr Körpergefühl und Ihre Wahrnehmung, dass Sie sich bei Bewegung noch mühelos ohne Hecheln und Schnaufen unterhalten können
- Mit einem Pulsmessgerät

Da wir verlernt haben, die optimale Belastung unseres Körpers zu erspüren, sollten Sie in der ersten Zeit Ihres Bewegungstrainings auf jeden Fall mit dem Pulsmessgerät walken oder laufen, um sich damit auf der sicheren und erfolgreichen Seite (Fettverbrennung) zu bewegen. Hierbei können Sie regelmäßig kontrollieren, ob Sie Ihre berechnete Pulsfrequenz nicht überschreiten. An der Pulsuhr können Sie eine untere und obere Pulsgrenze einstellen, bei deren Unter- bzw. Überschreitung ein Signalton ausgelöst wird.

Tipp für die Praxis:

Laufen Sie immer mit Ihrer Pulsuhr. Sie können Ihre individuell berechnete Trainingspuls-Obergrenze einstellen. Ein Piepton wird Sie rechtzeitig warnen, sobald Sie diesen Wert überschreiten. Außerdem werden Sie erkennen, dass der Anfangspuls bei Laufbeginn an verschiedenen Tagen unterschiedlich ist, also auch höher sein kann. Er wird z.B. beeinflusst durch Kaffee, eine vorangegangene Nahrungsaufnahme, das Flüssigkeitsvolumen des Blutes, erhöhten Stress, unterschiedliche Witterungsverhältnisse usw.
Mit einer Pulsuhr können Sie auf einen Blick all diesen Einflussgrößen aus dem Wege gehen und finden immer den richtigen Korridor für Ihre Trainingszone.

Positive Aspekte des Ausdauersports

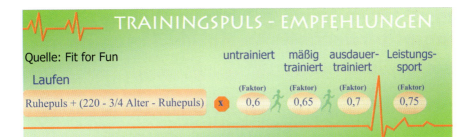

TRAININGSPULS - EMPFEHLUNGEN

Quelle: Fit for Fun

Laufen

Ruhepuls + (220 - 3/4 Alter - Ruhepuls) x

untrainiert (Faktor)	mäßig trainiert (Faktor)	ausdauertrainiert (Faktor)	Leistungssport (Faktor)
0,6	0,65	0,7	0,75

30 Jahre - untrainiert - Ruhepuls 68
= 68 + (220 - 22,5 - 68) x 0,6 = 68 + (129,5 x 0,6)
> Trainingspuls-Obergrenze = 145
Fettverbrennungspuls = 135

Optimaler Trainingsbereich = 130 - 140

40 Jahre - trainiert - Ruhepuls 62
= 62 + (220 - 30 - 62) x 0,7 = 62 + (128 x 0,7)
> Trainingspuls-Obergrenze = 151
Fettverbrennungspuls = 141

Optimaler Trainingsbereich = 136 - 146

50 Jahre - untrainiert - Ruhepuls 68
= 68 + (220 - 37,5 - 68) x 0,6 = 68 + (114,5 x 0,6)
> Trainingspuls-Obergrenze = 137
Fettverbrennungspuls = 127

Optimaler Trainingsbereich = 122 - 132

60 Jahre - trainiert - Ruhepuls 62
= 62 + (220 - 45 - 62) x 0,7 = 62 + (113 x 0,7)
> Trainingspuls-Obergrenze = 141
Fettverbrennungspuls = 131

Optimaler Trainingsbereich = 126 - 136

Aerobe Zuckerverbrennung | **Fettverbrennungszone** Individuell berechneter optimaler Trainingsbereich | **Anaerobe Zuckerverbrennung**

Puls → Laktatschwelle

Deutscher Ärzte-Verlag 2001, GESUNDHEIT

Computersimulation des menschlichen Energiestoffwechsels im Muskel

von Prof. Dr. med. Alois Mader

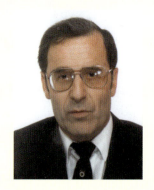

Prof. Dr. med. Alois Mader

Jahrgang 1935. Nach dem Medizinstudium in Halle/Saale Assistenzarzt- und Oberarzttätigkeit in Merseburg und Halle in der Sportärztlichen Hauptberatung Halle.
Seit 1987 Professor für Sportmedizin am Institut für Kreislaufforschung und Sportmedizin der Deutschen Sporthochschule Köln, 1999-2000 Kommissarischer Institutsleiter.
1979-1988 betreuender Arzt der Ruder-Olympia- und Nationalmannschaften der BRD.
Forschungsthemen:
Praktische und theoretische Untersuchungen zur Leistungsdiagnostik, insbesondere zur Grenze der Ausdauer und der Theorie der „anaeroben Schwelle".
Entwicklung mathematischer Modelle zu Berechnung des Verhältnisses der Leistung zur Energiebereitstellung (ATP-Produktion) durch Atmung und Glykolyse in der Arbeitsmuskulatur des menschlichen Körpers.
Entwicklung eines mathematischen Modells zur Erklärung des Mechanismus der aktiven strukturellen Belastungsanpassung.

Wozu sind Computersimulationen geeignet?

Worin liegen die Vorteile und Begründungen, ein so aufwendiges Verfahren bezüglich des Energiestoffwechsels durchzuführen? Sind denn nicht alle biochemischen Prozesse der Energiegewinnung im menschlichen Organismus hinreichend bekannt und entschlüsselt?

Prozesse im technischen oder biologischen Bereich laufen entweder mit sehr großen Geschwindigkeiten ab, oder sie finden in einer sogenannten „Black Box" statt, in der man sie weder sehen noch messen kann. Der Begriff der „Black Box" meint Prozesse und Vorgänge, die man, während sie ablaufen, nicht messen oder aufnehmen kann, da man durch ein Messverfahren schon die Abläufe selbst verfälschen würde oder da es technisch schlichtweg nicht möglich ist.
Computersimulationen werden beim Bau von Flugzeugtriebwerken, in der Simulation von Belastungen, die Bauwerke tragen müssen, oder eben im Bereich der Biologie und Biochemie eingesetzt. Sie ermöglichen es, zeitliche Konzentrationsgefälle und Regulationsvorgänge sichtbar zu machen, zu begreifen und zu analysieren. Im Bereich des menschlichen Energiestoffwechsels im Muskel ist es ein Problem, dass man bei sportlichen Belastungen nur vor und nach der Belastung z.B. den Laktatwert, den pH-Wert und die Glukosekonzentration im arteriellen Blut messen kann. Wie dann während der sportlichen Belastung tatsächlich die Ener-

giebereitstellung erfolgt, wird auf Grund der „Vorher-Nacher"- Messungen nur interpretiert, da Online-Messungen den zeitlichen Verlauf nicht wiedergeben können.

Computersimulationen des menschlichen Energiestoffwechsels im Muskel, die auf Grund der Datenbasis von durchgeführten 31P-NMR-Messungen erfolgen (ATP, pH-Wert, Phosphormono- und -diester), können diese Wissenslücke bezüglich der Regulation der Fließgleichgewichte, der Konzentrationsgefälle sowie des intensitätsbedingten Energieflusses im Muskel schließen.

Es ist möglich, zu jedem Zeitpunkt und unter jeder Belastungsbedingung den Energiefluss und die Form der Energiebereitstellung zu simulieren. Die Simulation ist dabei immer ein Erklärungsmodell der Realität und nicht die Realität selbst, da mit Hilfe von Computersimulationen immer nur spezielle Ausschnitte näher beleuchtet werden können, nicht aber alle komplexen und vernetzten Regulationsvorgänge zwischen nervalem, hormonellem und enzymatischem System.

Computersimulationen können uns helfen, sehr komplexe, schnelle und schwierig zu messende Vorgänge zu begreifen und zu analysieren.

Prof. Dr. Alois Mader hat exklusiv für diese Buchveröffentlichung eine **Computersimulation zur Ermittlung des Energiebedarfs und der Höhe der Fettverbrennung** durchgeführt, die den Unterschied zwischen einem Trainierten und einem Untrainierten zeigt.

Vom Nutzen des Gehens und Laufens für die Gesundheit

Gesundheit sowie körperliches und soziales Wohlbefinden ist nicht nur die Abwesenheit von Krankheit. Hierzu gehört vielmehr neben der psychischen Fitness im Beruf auch ein gewisses Maß an körperlicher Fitness. In Berufen mit geringer körperlicher, aber hoher psychischer Belastung (Sitzmensch), gemeinhin als Stress bezeichnet, stellt sich die hierzu notwendige körperliche Fitness aber nicht mehr von selbst ein.

Die physische körperliche Leistungsfähigkeit (Fitness) ist an die Leistungsfähigkeit der Skelettmuskulatur und des Herz-Kreislaufsystems sowie an eine normale (optimale) Einstellung des hormonellen Systems und des vegetativen Nervensystems gebunden.

Das größte Organ des Menschen ist die Skelettmuskulatur, die ca. 1/3 des Körpergewichts ausmacht. Walken (zügiges Gehen) und Laufen sind die natürliche Fortbewegungsart des Menschen. Etwa 35% der Muskelmasse werden zum Walken und ca. 60% – 70% zum Laufen benötigt.

Es ist ein biologisches Prinzip, dass die Betätigung eines Organs gleichzeitig auch seine Funktion und damit seine Leistungsfähigkeit erhält (Prinzip nach Roux). Daher sind Walking und Laufen ein ideales Mittel, um einen großen Teil der Körpermuskulatur fit, d.h. leistungsfähig zu erhalten. Für das Herz-Kreislaufsystem gilt, dass dieses nur trainiert werden kann, wenn etwas mehr als ein Drittel der Körpermuskulatur für längere Zeit dynamisch, d.h. rhythmisch arbeitet. Körperliches Training, das einen großen Anteil der Körpermuskulatur beansprucht, ist daher auch ein ideales Training, um das Herz-Kreislaufsystem fit und gesund zu halten.

Jede höhere Beanspruchung, sei es beruflicher, psychischer oder körperlicher Natur, ist mit Stressreaktionen des Organismus verbunden, die die Erbringung der mit der Beanspruchung verbundenen Leistung ermöglichen. Die Folge jeder länger dauernden Leistung ist eine mehr oder weniger große fühlbare „Ermüdung", die der Erholung und Regeneration bedarf.

Es ist bekannt, dass chronischer Disstress (negativer Stress) ab einem gewissen Maß negative gesundheitliche Folgen hat, die auf Fehlfunktionen des vegetativen Nervensystems durch chronische Fehlbelastungen zurückzuführen sind.
Solche Fehlsteuerungen sind neben anderen Risikofaktoren wie Rauchen, Überernährung, Alkoholkonsum usw. häufig der Auslöser für krankhafte Veränderungen im Bereich des Herz-Kreislaufsystems wie z.B. die Arteriosklerose der Herzkranzgefäße mit der möglichen Folge eines Herzinfarktes. Für viele „Stressenthusiasten" kommt diese Ernüchterung meist erst im zweiten Drittel des Lebens jenseits von 40 bis 50 Jahren.

Der Nutzen eines körperlichen, der Gesundheit dienenden Trainings besteht daher darin, Stress abzubauen und die körperliche Leistungsfähigkeit zusammen mit der Normalisierung des Belastungs- und Erholungsrhythmus zu erhalten und aufzubauen.

Zum Lauftraining – die Voraussetzungen

Wie für alles, was man im Leben tun kann, gibt es auch für die Förderung des gesundheitlichen Wohlbefindens durch ein „Lauftraining" gewisse Regeln und Bedingungen, die man einhalten sollte, um davon zu profitieren. Vor allem darf ein gesundheitlich orientiertes Lauftraining nicht ein weiterer Disstressfaktor (negativer Stress) werden, der die Gesamtbelastung zusätzlich erhöht. Es gilt daher nicht der Satz: „Laufen ist gesund", sondern:

„Gesund kann Laufen nur sein, wenn gewisse Regeln eingehalten werden und eine gewisse körperliche Leistungsfähigkeit gegeben ist bzw. durch ein Übergangstraining so verbessert werden kann, dass Laufen gesund ist."

Die **„Computersimulation Energiebedarf"** zeigt Ihnen auf der X-Achse (nach rechts zeigend) die Laufgeschwindigkeit in Metern pro Sekunde (m/s) und in Kilometern pro Stunde (km/h). Auf der Y-Achse (senkrecht) können Sie die Sauerstoffaufnahme in ml/min x kg Körpergewicht (KG) sowie den Kalorienbedarf in kcal/Std. x kg-Körpergewicht (KG) ablesen.
Sie können erkennen, dass Sie beim Walken mit einer Geschwindigkeit von 5,8 km/h und einem Körpergewicht von 70 kg bereits einen Gesamtenergiebedarf von ca. 420 kcal pro Stunde haben.
Sie können auch erkennen, dass der besser trainierte Läufer eine hohe Sauerstoffaufnahmefähigkeit hat und somit eine hohe Laufgeschwindigkeit mit einem entsprechend hohen Kalorienverbrauch realisieren kann (z.B. bei 9 km/h Joggen bereits ca. 700 kcal). Warum ein Lauftraining nicht per se jedermann unbedenklich empfohlen werden kann, liegt daran, dass das eigene Körpergewicht (= KG) bewegt und getragen werden muss. Dies erfordert auch bei einer zügigen Laufgeschwindigkeit von 10 km/h (= 2,8 m/s) bereits eine relativ hohe Stoffwechselleistung, die für untrainierte, normal leistungsfähige Personen bereits eine Überforderung der Herz-Kreislaufkapazität darstellen kann.
D.h. es kann im Einzelfall ratsam sein, mit einem Walking-Programm erst eine gewisse Basis-Fitness aufzubauen.

Deutscher Ärzte-Verlag 2001, GESUNDHEIT

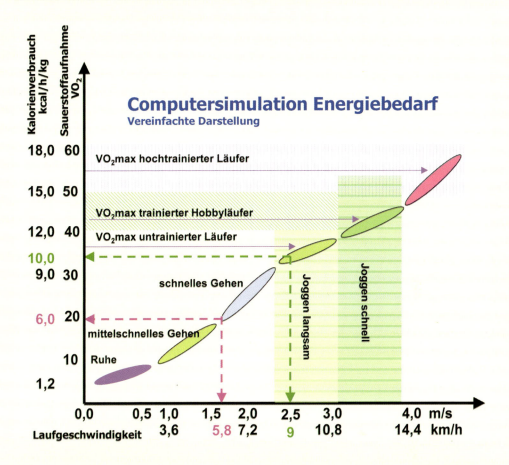

Allein bei einer Geschwindigkeit von ca. 10 km/h (2,8-3,0 m/s) beträgt die Menge an Sauerstoff, die zur Deckung des Energiebedarfes aufgenommen werden muss, zwischen 35 und 38 ml/min x kg KG. Dies entspricht aber bereits beinahe der maximalen Leistungsfähigkeit eines Untrainierten (Herzfrequenz 160-175).

Muskelarbeit und Laktat

Etwa in diesem Bereich beginnt der normale Skelettmuskel ohne Ausdauertraining bereits soviel Milchsäure (Laktat) zu bilden, dass der Blutspiegel von normal 1,5 – 2 in Körperruhe auf ca. 4,0 mmol/l und darüber ansteigt. Dies bedeutet, dass Laktatproduktion und Laktatabbau nicht mehr in einem Gleichgewicht stehen.

Wird beim Dauerlauf mit konstanter Geschwindigkeit nach 5 bis 10 Minuten die Konzentration an Laktat von ca. 4,0 ± 1,0 mmol/l nicht überschritten, halten sich Bildung und Verbrennung von Milchsäure im Körper in einem maximalem Gleichgewicht. Dieser Zustand entspricht dem Phänomen der „anaeroben Schwelle" (siehe Computersimulation Fettverbrennung, „Laktatschwelle").

Bleibt man gering unterhalb der anaeroben Schwelle, kann die Belastung fortgesetzt werden. Ist die Belastung (Laufgeschwindigkeit) nur gering höher, wird mehr Laktat gebildet, als verbrannt werden kann. Der daraus resultierende weitere kontinuierliche Anstieg der Milchsäurekonzentration erzwingt den Belastungsabbruch durch Erschöpfung als Folge der „Milchsäure-Azidose" (Übersäuerung). Die Leistung an der „anaeroben Schwelle" ist daher ein sehr aussagekräftiger Indikator für Ihre **Ausdauerleistungsfähigkeit**.

Stoffwechsel und Fettverbrennung

Merke:
Oberhalb der anaeroben Schwelle wird kaum Fett verbrannt, und die Ausschüttung von Stresshormonen ist hoch. Der „Noradrenalin- und auch der Adrenalinspiegel steigen auf das 3-6fache des normalen Spiegels.

Unterhalb der anaeroben Schwelle wird absteigend weniger, unterhalb eines Laktatspiegels von 2.0 mmol/l kaum Adrenalin ausgeschüttet. Der Anteil der Fettverbrennung am Brennstoffbedarf der belasteten Muskulatur beträgt hier zwischen 40% und 80% (siehe „Computersimulation Fettverbrennung").

In der „Computersimulation Fettverbrennung" sehen Sie auf der X-Achse (nach rechts zeigend) die Laufgeschwindigkeit, den Kalorienbedarf/h x kg KG sowie die Sauerstoffaufnahme ml/min x kg KG.
Auf der Y-Achse (senkrecht) sehen Sie den prozentualen Anteil der Fettverbrennung sowie den Laktatwert. Die beiden Kurven stehen für einen sehr gut ausdauertrainierten (B) und einen noch nicht so gut trainierten Athleten (A). Sie können erkennen, dass der Anteil der Fettverbrennung an der Gesamtenergiegewinnung bei der Person B deutlich höher liegt (70-80%) als bei Person A (40-50%).
Ebenso sehen Sie, dass die Person B im Bereich der optimalen Fettverbrennung sehr viel schneller laufen kann als Person A. Sie können als trainierter Läufer schneller laufen als ein untrainierter Sitzmensch und haben dabei einen höheren Gesamtenergieverbrauch sowie einen höheren prozentualen

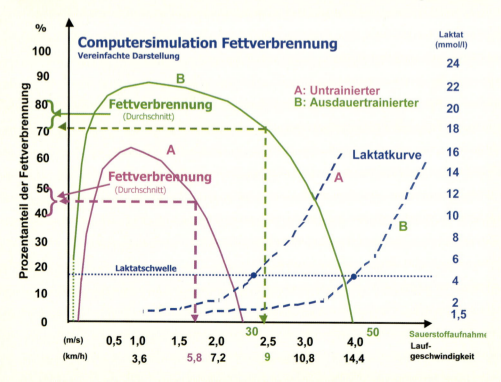

Anteil der Fettverbrennung. Ebenso zeigt die nach rechts verschobenen Laktatkurve von Person B (gestrichelte blaue Linie), dass der besser Trainierte bei einer höheren Laufgeschwindigkeit weniger Laktat produziert (sog. Rechtsverschiebung der Laktatkurve).

Es ist daher leicht einzusehen, dass der „Anti-Stresseffekt" eines gesunden Ausdauertrainings, der auch zum Abbau von überschüssigem Körperfett nutzbar ist, nur im Belastungsbereich unterhalb der „anaeroben Schwelle" gegeben ist. Wie der „Computersimulation Fettverbrennung" zu entnehmen ist, wird die Fettverbrennung bei hoher Laktatkonzentration von mehr als 4 mmol/l zugunsten der Kohlenhydrat-(Laktat-)verbrennung praktisch auf Null zurückgedrängt.

Das Maximum der Fettverbrennung liegt für die Läufer A und B bei relativ niedrigen Belastungsintensitäten, gemessen an Sauerstoffaufnahme und Blutlaktat-Konzentration ($\leq$ 1,5 mmol/l).

Für den **untrainierten Läufer A** (70 kg) beträgt das Maximum der Fettverbrennung **20 g Fett pro Stunde.** Dies wird bereits bei einer mittleren Geschwindigkeit von nur 5,8 km/h (Gehen/Walken) erreicht.

Berechnung:

Bei einer Geschwindigkeit von 1,6 m/sec (5,8 km/h), verbraucht der untrainierte Läufer pro Kilogramm Körpergewicht 6 kcal in der Stunde. Dies entspricht einem Gesamtkalorienverbrauch von 6 kcal x 70 kg = 420 kcal. Der Anteil der Fettverbrennung liegt bei durchschnittlich 45% (=189 kcal). Da 1 Gramm Fett 9,3 kcal entspricht, verbrennt der untrainierte Läufer 189/9,3 = **20 g Fett in der Stunde.**

Der vermeintlich höchste erreichbare Fettverbrennungsanteil beim untrainierten Läufer A läge bei 60% bei 1 m/sec = 3,6 km/h. Der Kalorienverbrauch beträgt bei dieser Geschwindigkeit 3 kcal/h pro kg Körpergewicht, also in unserem Beispiel 3 kcal x 70 kg = 210 kcal. Trotz des hohen Kalorienverbrauchs würden jedoch bei einem Fettverbrennungsanteil von 60% lediglich 126 kcal : 9,3 = 14 g Fett in der Stunde verbrannt.

Der Vorteil des Stoffwechselprofils des Läufers B (trainiert, 70 kg) gegenüber A ergibt sich aus dem höheren Anteil der Fettverbrennung in Ruhe und beim Laufen.

Der **trainierte Läufer B** erreicht sein Fettverbrennungsmaximum bei 9 km/h (Joggen) mit **53 g Fett pro Stunde.** Er läuft somit bei einer höheren Laufgeschwindigkeit noch immer im optimalen Bereich der Fettverbrennung, während Läufer A hierbei bereits einen „Stressdauerlauf" mit hohen Blutlaktatwerten absolvieren würde.

Berechnung:

Bei einer Geschwindigkeit von 2,5 m/sec (9 km/h) verbraucht der Trainierte pro Kilogramm Körpergewicht 10 kcal in der Stunde. Dies entspricht für einen 70 kg schweren Menschen einem Gesamtkalorienverbrauch von 10 kcal x 70 kg = 700 kcal. Der Anteil der Fettverbrennung liegt bei durchschnittlich 70% (= 490 kcal). Da 1 Gramm Fett 9,3 kcal entspricht, verbrennt der trainierte Läufer 490/9,3 = **53 g Fett in der Stunde.**

Das berechnete Beispiel zeigt deutlich, dass ein regelmäßiges, moderates Ausdauertraining auf längere Sicht ein erhebliches Übergewicht reduzieren kann.

Zusammenfassend kann man Folgendes feststellen:

Laufbelastungen im Bereich mittlerer bis höherer Übersäuerung (≥ 4 mmol/l) können zwar toleriert werden, stellen aber eine zusätzliche hohe Stressbelastung dar und haben im allgemeinen keine positiven Trainingseffekte.

Vorsicht vor übertriebenen Leistungsansprüchen!

Eine langjährige sportliche Dauerbelastung, die eine Pulsfrequenz von 165 Schlägen/min überschreitet, schädigt die Herzmuskulatur durch Überlastung.

Laufbelastungen deutlich unterhalb der anaeroben Schwelle (2-3 mmol/l Laktat) sind nicht mit einem hohen körperlichen Stress verbunden. Nur sie sind geeignet, die **allgemeine körperliche Leistungsfähigkeit zu verbessern** und einen generell hohen Stresslevel zu normalisieren. Die hierbei eingestellten Pulsfrequenzen liegen im Bereich von 125 bis 145 Schlägen/min.

Es ist ein leider allzu weit verbreiteter Irrtum zu glauben, dass nur höhere Intensitäten im Training, die „weh tun", eine höhere Leistungsfähigkeit erzwingen. Das Gegenteil ist richtig.

Es gibt Untersuchungen an normalen Freizeitjoggern, bei denen bei nicht angemeldeten Kontrollen Laktatspiegel von 8 bis 15 mmol/l festgestellt wurden. Solche Laktatspiegel entsprechen der Intensität von Wettkampfbelastungen. Entsprechend hoch ist die Ausschüttung von Stresshormonen und der damit verbundene langzeitige Erholungszeitbedarf. **Die überwiegende Mehrzahl der kontrollierten Jogger waren sich der hohen Intensitäten nicht bewusst.** Das subjektive Belastungsempfinden kann generell nicht als ein geeigneter Indikator für eine gegebene Belastungsintensität angesehen werden.

Zum Mechanismus der trainingsbedingten Anpassungen und den daraus abzuleitenden Trainingsprinzipien

Der positive Effekt eines kontinuierlichen Trainings beruht auf einem Prinzip, das zuerst von Wilhelm Roux in den Jahren um 1895 erkannt wurde. Es besagt, dass eine **chronisch höhere Belastung eines Organs oder Organsystems durch Hypertrophie (= Zunahme der Zellmasse) der Zellen dieses Organs kompensiert wird.**

Aber auch andere Organe, wie z.B. das Herz, passen sich einer höheren Belastung, wie es ein chronisch umfangreiches Laufausdauertraining darstellt, durch „harmonische" Hypertrophie (Herzmuskelverdickung) an. Das Herzvolumen von hochausdauertrainierten Athleten ist um 60% höher als dasjenige vergleichbarer Normalpersonen und das Herz ist dementsprechend leistungsfähiger.

Ähnliches geschieht in der durch Laufen trainierten Beinmuskulatur. Hier verdoppelt sich der Anteil des Mitochondrienvolumens, die maximale Sauerstoffaufnahme des Gesamtorganismus steigt trainingsbedingt um ca. 20-35% an.

Mitochondrien als „Kraftwerke" der Zellen sind diejenigen Zellbestandteile, die mit Hilfe des Sauerstoffs Fette und Kohlenhydrate verbrennen, um Adenosintriphosphat (ATP) zu bilden, das der Muskel für die Kontraktion benötigt. In den Mitochondrien erfolgt also die aerobe Energiebereitstellung.

Das Prinzip von Roux gilt aber auch umgekehrt: Körperliche Inaktivität vermindert den Gehalt der Zellen an Mitochondrien und vermindert auch die Muskelmasse. Dies vermindert insgesamt die körperliche Leistungsfähigkeit und damit die Funktionsreserve, die für akute höhere Belastungen verfügbar ist.

Dies demonstrieren augenfällig Astronauten, die Monate unter den Bedingungen der Schwerelosigkeit und damit einer insgesamt herabgesetzten Stoffwechsel- und Muskelaktivität leben müssen. Aber auch infolge eines Unfalls langzeitig bettlägerige Personen verlieren an Muskelkraft und Ausdauerleistungsfähigkeit, die im Prozess der Rehabilitation über einige Wochen erst wieder auftrainiert werden müssen.

Das Prinzip der positiven Belastungskompensation durch strukturelle Hypertrophie nach Roux ist jedoch nur in einem begrenztem Bereich der tolerierbaren Belastung wirksam. Dies gilt, solange die Anpassungsreserve nicht vollständig ausgeschöpft ist. Die gesundheitlich positiven Wirkungen sind auf den Bereich der „aktiven Anpassungen" beschränkt.

Unter Anpassungsreserve versteht man die Steigerungsfähigkeit zur Neubildung von Muskelproteinen. Die Anpassungsreserve beträgt z.B. im 3. Lebensjahrzehnt etwa 40% des Maximums der Proteinsyntheserate. D.h. die Muskelmasse kann durch Training um 40% erhöht werden.

Etwa 3% aller Proteine (Muskulatur) werden innerhalb von 24 Stunden erneuert oder repariert.

Durch Ihr körperliches Training wird der Verschleiß erhöht. Im „Ermüdungszustand" werden die beschädigten Zellen abgebaut und in der folgenden Regenerationsphase neu aufgebaut.

Im Zustand der „Überbelastungstoleranz" oder durch akute „Überbelastungen" kann jede geringe weitere Belastungssteigerung das Gleichgewicht destabilisieren, mit der Folge einer Funktionseinschränkung. Dieser Zustand manifestiert sich auch mikroskopisch als sichtbare Degeneration der Zellstruktur. Ein solcher Zustand liegt zum Beispiel beim Muskelkater vor, wenn größere Areale eines Muskels akut so überlastet werden, dass die Strukturzerstörung als dem „Mottenfraß" ähnliches Muster in den kontraktilen Elementen sichtbar wird (siehe Bild Seite 147). Bei Schonung des Muskels regeneriert sich seine Struktur innerhalb von 14 Tagen.

Altersbedingt nimmt die in der Jugend noch vorhandene hohe Anpassungsreserve kontinuierlich ab. Der damit verbundene Leistungsabfall kann durch Erhöhung der Trainingsbelastung bis zu einem gewissen Punkt aufgefangen werden. So gesehen stimmt der Satz, dass man durch Training, „weitere 20 Jahre 40 bleiben kann".

Der altersbedingte Leistungsabfall kann durch ein gesundheitlich orientiertes Ausdauertraining zwar nicht gänzlich verhindert, aber deutlich gemindert werden. Daraus folgt, dass

- die Einhaltung eines vernünftigen, der eigenen Leistungsfähigkeit und dem Alter angepassten Trainingsplanes es erlaubt, die günstigen Wirkungen eines sportlichen Trainings oder auch nur ei-

ner besseren allgemeinen Belastungsfähigkeit länger zu genießen.
- das „Anrennen" gegen biologische Fakten und Barrieren nicht mehr, sondern weniger „Lebensqualität" und Leistungsfähigkeit mit sich bringt.

Für die subjektive Belastungsgestaltung in einem an den gesundheitlich positiven Effekten orientierten Lauf- bzw. Gehtraining kann man die am Anfang des „kenianischen Laufwunders" im Hochleistungssport von dem Deutschen Abmayer und dem Keniander Kosgey formulierten Trainingsgrundsätze anwenden. Diese lauten vereinfacht:

„Laufe so viel und so schnell, dass Du am nächsten Tag das Bedürfnis hast, wieder zu laufen. Alles andere, was die sportliche Leistung betrifft, ergibt sich dann von selbst."

Abgewandelt auf den Hobbyläufer, der aus gesundheitlichen Gründen oder auch nur den Gründen der Erhaltung einer gewissen Fitness läuft, könnte man es so formulieren:

„Laufe in der jeweiligen Woche so oft und so lange, wie Du dich wohl fühlst und das Bedürfnis zum Laufen hast, aber mache daraus kein leistungssportliches Training."

Energiebilanz Sitzmensch und Laufmensch

Ziel der folgenden Ausführungen ist es, Ihnen die gravierenden, durch Wissenschaft und Praxis belegten Veränderungen des Stoffwechsels zu veranschaulichen, die Sie durch regelmäßigen Ausdauersport erzielen können. Die berechneten Werte stellen Modellrechnungen dar, wohl wissend, dass jeder Mensch eine ihm eigene Konstitution, Stoffwechselfähigkeit, Muskelzusammensetzung usw. besitzt sowie in Folge von Ess- und Trinkverhalten und Umgang mit Stress individuell reagiert.

Tatsächliche Höhe der Fettverbrennung

Sie haben nun viel darüber gehört, was man tun muss, um möglichst viel Fett zu verbrennen. Aber wie viel mehr Fett verbrennen wir eigentlich, wenn wir zu walken oder zu laufen beginnen?

Der Energiebedarf ist beim Laufen ca. 8 mal so hoch wie beim Sitzen. Doch diese Energie wird nur zum Teil aus Fett gewonnen. Wie hoch der Anteil der Fettverbrennung ist, zeigen wir Ihnen auf den folgenden Seiten.

Wer zu schnell läuft, verbrennt kein Fett

Während die Fettverbrennungsturbinen des trainierten Ausdauersportlers beim Lauf unter Sauerstoffüberschussbedingungen ca. 70% des Energiebedarfes aus Fett beziehen, sind es beim Untrainierten mit seinem eingerosteten Fettverbrennungsapparat lediglich 40%.

Kalorienverbrauch

Sitzen	Walken	Laufen
ca. 1,3 kcal pro kg/pro Stunde (Sitzmensch)	ca. 6 kcal pro kg/pro Stunde (3-4 mal 1h/Woche bei 5,8 km/h)	ca. 10 kcal pro kg/pro Stunde (trainierter Läufer 3-4 mal 1h/Woche bei 9 km/h))

Fettverbrennung

Sitzen	Walken	Laufen
ca. 1,3 kcal x 70 kg = 91 kcal/h 35% Fettverbrennung = 32 kcal aus Fett/h 32 : 9,3 = **3,5 g Fett**	ca. 6 kcal x 70 kg = 420 kcal/h 45% Fettverbrennung = 189 kcal aus Fett/h 189 : 9,3 = **20 g Fett**	ca. 10 kcal x 70 kg = 700 kcal/h 70% Fettverbrennung = 490 kcal aus Fett/h 490 : 9,3 = **53 g Fett**

Deutscher Ärzte-Verlag 2001, GESUNDHEIT

Laufen Sie langsam!

Würde der untrainierte Läufer versuchen, das gleiche Tempo zu laufen wie der Trainierte (also z.B. 9 km/h, was er zudem nicht lange durchhält), könnte er kein Fett verbrennen. Aufgrund seiner geringeren Sauerstoffaufnahmekapazität (VO_2max) liefe er im anaeroben Bereich und seine Laktatkonzentration läge bei über 4 mmol.

Laufen Sie also zu schnell, verlassen Sie Ihre individuelle Fettverbrennungszone (Überschreiten der persönlichen Pulsgrenze), kommen in den Bereich des Sauerstoffmangels und können kein Fett mehr verbrennen. Sie wissen ja bereits: Fettverbrennung funktioniert nur im Sauerstoffüberschuss!

Was passiert, wenn Ihre Fettverbrennungsturbinen auf Hochtouren laufen?

Der Kalorienumsatz des trainierten Ausdauersportlers setzt sich zusammen aus dem erhöhten Tagesumsatz, dem „Leistungszuschlag" durch das Laufen und dem Kalorienverbrauch beim sog. „Nachbrennen" nach dem Lauf.

Während der Sitzmensch ca. 2.200 Tagesumsatz-Kilokalorien verbraucht, verbrennt der Läufer an einem Ruhetag aufgrund seiner erhöhten und trainierten Muskelmasse in unserer Modellrechnung ca. 300 Kilokalorien mehr. Der Lauftag unterteilt sich im Modell in die 3 folgenden Kalorienverbrauchsabschnitte.

- 20 Stunden Tagesumsatz
  (2.500 kcal in 24 Stunden entsprechen 2.083 kcal in 20 Stunden)

Modellrechnung

Umsatzart	Sitzmensch	Läufer (3-4 mal 1h/Woche bei 9 km/h)			
		Ruhetag	**Lauftag**		
	24 Stunden Tagesumsatz	24 Stunden Tagesumsatz	20 Stunden Tagesumsatz	1 Stunde Leistungsumsatz (Laufen)	3 Stunden Nachbrennen
Kalorienumsatz	2.200 kcal	2.500 kcal	2.083 kcal	**700 kcal**	391 kcal
Kalorienumsatz pro Tag	**2.200 kcal**	**2.500 kcal**	**3.174 kcal**		
Fettverbrennung in Kilokalorien pro Tag	ca. 35% = 770 kcal.	ca. 40% = 1.000 kcal	ca. 40% = 833 kcal	ca. 70% = **490 kcal**	ca. 50% = 196 kcal
1 g Fett liefert 9 Kilokalorien	770 kcal : 9,3 = 83 g	1.000 kcal : 9,3 = 108 g	833 kcal : 9,3 = 90 g	490 kcal : 9,3 = **53 g**	196 kcal : 9,3 = 21 g
Fettverbrennung in Gramm pro Tag	**83 g**	**108 g**	**164 g**		

Bezogen auf einen 70 kg schweren Menschen

Deutscher Ärzte-Verlag 2001, GESUNDHEIT

- 1 Stunde Laufen entsprechend der Computersimulation von Prof. Mader (Leistungsumsatz von 700 kcal)
- 3 Stunden Tagesumsatz plus eine Erhöhung des Kalorienverbrauchs um durchschnittlich 25% aufgrund des Nachbrenneffektes
(313 kcal in 3 Stunden + 25% = 391 kcal)

Fett verbrennen – auch im Schlaf?

Ein durchschnittlicher Sitzmensch verbrennt am Tag 83 g Fett. Ein trainierter Läufer kann **an einem Lauftag ca. 164 g, also doppelt so viel Fett verbrennen.** Hierfür ist neben dem hohen Energieverbrauch während des Laufens auch der Vorgang des „Nachbrennens" verantwortlich.

Wie erklärt sich der „Nachbrenn-Effekt"?

Nach dem Lauf wird Energie benötigt, um:
- die Energiespeicher wieder aufzufüllen,
- als Trainingseffekt neue Muskelfasern zu bilden und
- verbrauchte Muskelzellen durch Reparaturprozesse zu ersetzen.

Am Beispiel des abgebildeten Muskels, dessen Gewebe großflächig zerstört ist, lässt sich der Repair-Mechanismus verdeutlichen, bei dem entstandene Schäden unter Energieverbrauch repariert werden. Die Eiweißstruktur des Muskels wird dabei nicht nur wiederhergestellt, sondern zudem qualitativ und quantitativ verbessert, was man als „Anpassung" bezeichnet.

Ihren Benefit werden Sie nach einiger Zeit des Ausdauersports spüren bzw. messen können, den Körperfettanteil anhand einer Fett-, die Gewichtsreduktion anhand Ihrer Personenwaage.

Ein regelmäßiges, pulskontrolliertes Laufen im Sauerstoffüberschussbereich ist für Sie also eine hervorragende Möglichkeit, krankmachendes Fettgewebe locker wegzubrennen!

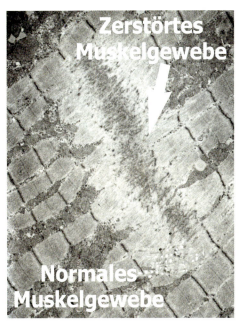

Auf den Punkt gebracht

Auch an einem Ruhetag verbrennt der Läufer mehr Fett als der Sitzmensch. Anmerkung: Der Körper jedes Menschen reagiert auf Bewegung individuell aufgrund von Alter, Geschlecht, Trainingszustand, Nahrungsaufnahme, Intensität der sportlichen Belastung, Stoffwechselkapazität sowie der Muskelmasse. Deshalb können Beispielrechnungen lediglich Modellcharakter haben.

**Als Faustregel gilt:
Doppelter Fettverbrauch am Lauftag!**

Deutscher Ärzte-Verlag 2001, GESUNDHEIT

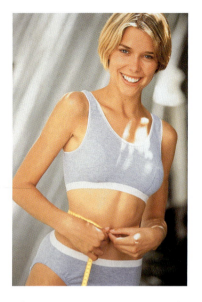

bestätigen – kann er kleine Genuss-Sünden sehr schnell verbrennen!

Also: Walken/laufen Sie los, starten Sie noch heute Ihr persönliches Fettweg-Programm! Sie werden sehen: Es lohnt sich!

Lunge-Atmung-Sauerstofftransportsystem

Wenn Sie mit einem regelmäßigen Bewegungsprogramm wie z.B. mit Walken oder Laufen beginnen, steigt der Sauerstoffbedarf Ihrer Muskeln.

Wenn Sie nun berechnen, wie viel Gramm Fett Sie durch regelmäßiges Laufen z.B. pro Monat abnehmen können, sollten Sie Folgendes beachten:

Der trainierte Ausdauersportler verbrennt weit mehr an Fett, nimmt aber aufgrund seines erhöhten Energiebedarfs auch mehr Nahrung zu sich. Er wird also nicht über Jahre hinweg immer weiter abnehmen, sondern vielmehr sein optimales Gewicht erreichen und dann halten. Dafür sorgt die somatische Intelligenz, die durch Laufen gefördert wird. Ein Mensch, der sich regelmäßig bewegt, isst nicht nur soviel wie er benötigt, sondern hat auch instinktiv Appetit auf Gesundes. Und wenn dann einmal gefeiert wird – Ausnahmen sollten die Regel

Die logische Folge: Der erhöhten Sauerstoffnachfrage der Muskulatur muss ein entsprechendes Angebot gegenübergestellt werden. Sowohl die Lunge (Sauerstoffaufnahme) als auch die Herzfunktion, die roten Blutkörperchen und die Blutgefäße (Sauerstofftransport) passen sich der neuen „Marktsituation" an, indem sie brachliegende Leistungskapazitäten wieder aktivieren und neue aufbauen.

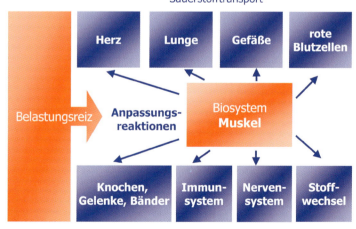

Mit dem Muskel vernetzte Biosysteme: Sauerstofftransport

mechanische Belastbarkeit, Raparaturprozesse, nervale Koordination und Lernprozesse, Energie- und Baustoffbereitstellung

Deutscher Ärzte-Verlag 2001, GESUNDHEIT

Positive Aspekte des Ausdauersports

Die Lunge eröffnet bereits stillgelegte Lungenbläschen und Bronchialwege (sog. Totraum), so dass sie sich schon nach 2-3 Monaten wieder zu ihrer vollen Größe entfalten kann. **Das Lungenvolumen vergrößert sich dabei um bis zu 20%.** Auch die Atemmuskulatur wird deutlich kräftiger und kann die Lunge bei ihrer Atemtätigkeit leichter unterstützen, Sie bekommen viel besser Luft.

Um einen bedarfsgerechten Sauerstofftransport zu gewährleisten, steigt gleichzeitig die Produktion von roten Blutkörperchen, den „Sauerstofftaxis" unseres Körpers, um ca. 8% an. **Das Blutvolumen (normal ca. 3,8-4,5 l) erhöht sich um bis zu 1,5 l,** was zu einer Verbesserung der Fließeigenschaft des Blutes führt.

Maximale Sauerstoffaufnahme

Die **maximale Sauerstoffaufnahme** (VO_2max) ist der Messwert für die Sauerstoffzufuhr (Atmung), den Sauerstofftransport (Herz-Kreislauf) und die Sauerstoffverwertung (langsame Muskelfasern, Mitochondrien) **an der Grenze der körperlichen Ausbelastung** eines Menschen. Sie gilt als das aussagekräftigste Kriterium der aeroben Ausdauer.

Wesentliche Einflussfaktoren für die Höhe der Sauerstoffaufnahme durch den Muskel sind:
- Herz- und Lungenvolumen
- Anzahl der Lungenbläschen (Lungenkapazität)
- Vermehrte Sauerstoff-/Kohlendioxid-Austauschfähigkeit in der Lunge
- Blutmenge
- Muskelmasse
- Muskelfaserzusammensetzung

Herz-Kreislauf-Blutgefäß-System

Herz

Bei regelmäßigem Ausdauertraining kommt es durch eine erhöhte Leistungsanforderung zu einer Erweiterung der Herzhöhlen und zu einer Kräftigung der Herzmuskulatur. Sie erlaufen sich ein Sportlerherz, das ca. 50-60% größer ist als das eines durchschnittlichen Sitzmenschen.

Damit wird der „Hubraum" des Herzens vergrößert. Sie können pro Herzschlag mehr Blut und Sauerstoff durch ihren Körper pumpen, wodurch die Schlagfolge des Herzens („Umdrehungszahl") deutlich verringert werden kann. Durch die Volumenver-

Tabelle der maximalen Sauerstoffaufnahme (Untrainierte, Hobbyläufer, ambitionierte Hobbyläufer und Weltklasseathleten)

	Untrainierte	Hobbyläufer	Ambitionierte Hobbyläufer	Weltkläuferäufer
Max. Sauerstoffaufnahme in l/min	m w 2,8-3,3 l/min 1,8-2,2 l/min	m w 3-4 l/min 2-2,8 l/min	m w 4,5 l/min 3 l/min	m w 6 l/min 4,5 l/min

Wie die Tabelle verdeutlicht, kann die maximale Sauerstoffaufnahme bei regelmäßigem Ausdauersport um 20-35% gesteigert werden. Achtung: Im Fernsehsessel beträgt Ihre Sauerstoffaufnahme nur ein Zehntel!

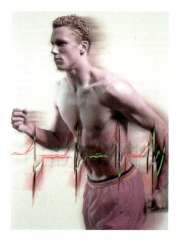

größerung schlägt das Herz ruhig, kraftvoll und langsam. Stress kann damit nur eine geringere negative Stress-Reaktion am Herz-Kreislaufsystem bewirken. Auch Ihre Psyche passt sich diesem gelassenen und ruhigen Rhythmus an. Mit anderen Worten: es kann Sie so leicht nichts aus der Ruhe bringen.

Der Ruhepuls senkt sich von 70-80 (untrainiert) auf 50-60 Herzschläge (trainiert) pro Minute. Dabei schlägt das Herz ökonomischer und ist bei körperlicher Beanspruchung sehr gut belastbar.

Das Herz des Untrainierten schlägt pro Tag durchschnittlich 30.000 mal öfter als beim Trainierten!

Ihr **Blutdruck** kann um ca. 20-40 mmHg systolisch und ca. 10-20 mmHg diastolisch gesenkt werden. Aufgrund des normalen Blutdrucks bleiben Ihre Blutgefäße jung und elastisch.
Der Rückfluss des Blutes zum Herzen wird verbessert und so Ihr Blutkreislauf stabilisiert.

Die Herzkranzgefäße werden besser durchblutet, denn Ihr Herz bildet verstärkt kleinere Blutgefäße (sog. „Kollateralgefäße") aus. Nutzen Sie also Ihre Selbstheilungskräfte! Laufen Sie Ihrem hohen Blutdruck und allen damit zusammenhängenden Risiken wie Herzinfarkt und Schlaganfall einfach davon!

Blutgefäße

Die Zahl und Weite der Blutgefäße richtet sich nach dem Sauerstoffbedarf der Muskulatur. Ein erhöhter Sauerstoffbedarf durch Bewegung führt zu einer erhöhten Organdurchblutung und damit zu einer Vermehrung der kleinen Blutgefäße in der Körper- und Herzmuskulatur. Diese können als Umgehungskreisläufe („natürliche Bypässe") bei Verschluss eines Gefäßes die Durchblutung sicherstellen.

Ihre Arterien bleiben elastisch und können durch eine verbesserte Elastizität (sog. Windkesselfunktion) das Blut gleichmäßiger transportieren. Dies kann dazu beitragen, Ihren Blutdruck durch Laufen und eine Gewichtsnormalisierung ohne Medikamente wieder in einen optimalen Bereich zu bringen.

Insgesamt führt ein erhöhter Sauerstoffbedarf durch Bewegung zu einer **Reaktivierung stillgelegter Reserven** in Lunge und Herz-Kreislauf-System.

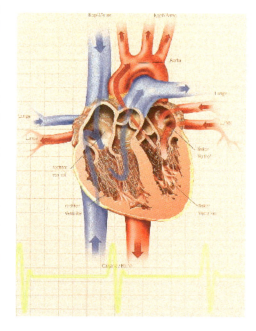

Deutscher Ärzte-Verlag 2001, GESUNDHEIT

Sport und Immunsystem

in Zusammenarbeit mit Prof. Dr. med. Gerhard Uhlenbruck

Der Kölner Immunologe Professor Uhlenbruck hat durch seine Forschungen herausgefunden, dass regelmäßiger Ausdauersport unser Immunsystem stimuliert und stabilisiert. „Sport und Immunsystem" ist deshalb ein Beitrag in Zusammenarbeit mit Prof. Dr. Gerhard Uhlenbruck.

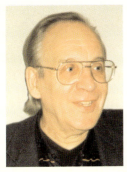

Prof. Dr. med. Gerhard Uhlenbruck
geb. 17.06.1929 in Köln

Medizinstudium in Köln, Ausbildung in Immunologie in London und Cambridge (2 Jahre), Abteilungsleiter am Max-Planck-Institut für Hirnforschung in Köln (Psychoneuroimmunologie), danach Direktor des Instituts für Immunbiologie an der Universität Köln. Gründungsmitglied der Gesellschaft für Immunologie, Gründungs- und Ehrenmitglied der International Society for Exercise and Immunology (ISEI) sowie der Deutschen Gesellschaft für Immuntherapie. Deutscher Meister Marathon (Langlaufende Ärzte), BVK 1. Klasse am Band.

Das Immunsystem – unser „sechstes Sinnesorgan"

Dass wir gegenüber Krankheiten gefeit sind, dafür sorgt unser Immunsystem. Es ist die Summe aller psychischen (mentalen), physiologischen (z.B. Zellen und Eiweiße in unserem Blut oder Körperflüssigkeiten) und muskulären Abwehrmechanismen.

Als vom Gehirn, der Polizeizentrale, geleitetes Abwehrsystem sorgt das Immunsystem für unser Überleben. Es ist unser „sechstes Sinnesorgan" und dient dem Schutz gegenüber inneren Feinden (Bakterien, Viren, aber auch Krebszellen) und äußeren Feinden (bei Flucht und Kampf müssen wir fit und dürfen nicht krank sein): Das Immunsystem sichert unser „Überleben".

Kampf gegen äußere Feinde

Die Sinnesorgane (z.B. Auge, Ohr, Nase usw.) erkennen die äußeren Feinde und melden die Gefahr (Stressreaktion) an das Gehirn, welches entsprechende Abwehrhandlungen, z.B. Flucht oder Kampf, einleitet, wozu wir unsere Muskeln benötigen.

Auf diesen Muskeleinsatz reagiert der Körper mit einem Gewebestress, und es kommt dadurch u.a. zu einer Mobilisierung von Stresshormonen (z.B. Adrenalin) aus der Nebenniere, die das Immunsystem in Alarmbereitschaft versetzen.

Bei regelmäßigen moderaten Belastungen der Muskulatur hat dieser Mechanismus ei-

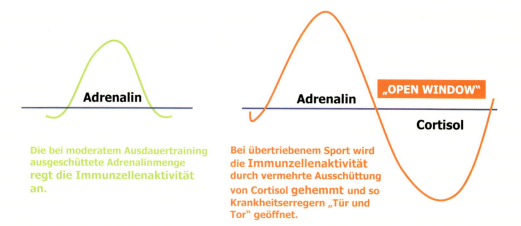

Die bei moderatem Ausdauertraining ausgeschüttete Adrenalinmenge regt die Immunzellenaktivität an.

Bei übertriebenem Sport wird die Immunzellenaktivität durch vermehrte Ausschüttung von Cortisol gehemmt und so Krankheitserregern „Tür und Tor" geöffnet.

Aktivitätskurve der Immunzellen

nen gesundheitsfördernden Effekt, da so die Körperpolizei regelmäßig trainiert wird.
Wenn wir jedoch durch übertriebenen Sport die muskuläre und mentale Beanspruchung deutlich überziehen, wird das Immunsystem durch die vermehrte Ausschüttung von Cortisol geschwächt, und Krankheitserregern sind Tür und Tor geöffnet. Man nennt dies das „Open window"-Phänomen (Offenes Fenster für Bakterien und Viren).

Kampf gegen „innere" Feinde

Bei der Abwehr von außen eingedrungener (Bakterien, Viren) und körpereigener bzw. hausgemachter (LDL-Cholesterin, freie Radikale, Krebszellen, „Biomüll" des Körpers) Feinde verfügen wir über mehrere immunologische Abwehrstrategien. Davon sind die Zell- und die Eiweißabwehrstoffe im Blut die beiden Wichtigsten.
Die T- und B-Zellen werden nach Kontakt mit einem Antigen (Immunreaktion provozierende Fremdstruktur, z.B. körperfremde Eiweiße) geschult, diese Strukturen zu erkennen und zu bekämpfen (Spezialeinheiten der Körperpolizei). Während die T-Zellen den Gegner direkt attackieren, schießen die B-Zellen spezifische Abwehrrake-

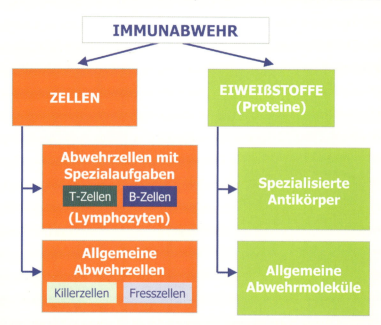

Positive Aspekte des Ausdauersports

ten, sog. Antikörper, auf den Feind ab. Diese Eiweiße kann man im Blut quantitativ bestimmen.

Die Fresszellen (Makrophagen) und die Natürlichen Killerzellen (NK) attackieren die von vornherein als „fremd" erkannten Strukturen (Eiweiße, Bakterien, Viren, Fremdzellen, Krebszellen, oxidiertes LDL-Cholesterin usw.).
(Allgemeine Schutzpolizei des Körpers).

Unser Interesse gilt allen Zellen des Immunsystems, da sie durch Ausdauersport trainiert und fit gemacht werden können. Ganz besonders hervorzuheben sind die **Natürlichen Killerzellen**, welche für Ihre Abwehrbereitschaft gegenüber Krebs- und Viruserkrankungen von besonderer Bedeutung sind. In der Tat ist das Krebserkrankungsrisiko (Brust-, Prostata-, Darmkrebs) bei Sporttreibenden deutlich geringer.

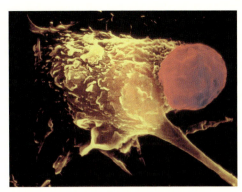

Makrophage (gelb) attackiert Krebszelle (rot)

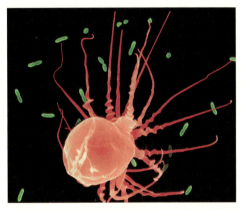

Makrophage (rot) attackiert Bakterien (grün)

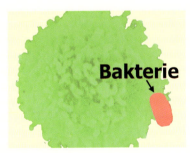

Natürliche Killerzelle mit Bindungsstellen für Viren, Krankheitserreger und Krebszellen

Killerzellen und Fresszellen

Beim Trainierten: „Klasse statt Masse"

Die Bildung von Killerzellen mit ihren mannigfaltigen Abwehrfunktionen (Infektabwehr, Tumorbekämpfung) ist ein sehr begrüßenswertes „Nebenprodukt" des Ausdauersports. Denn die sportliche Bewegung führt zu einem „Gewebestress", der eine Immunantwort auslöst (Repair-Mechanismen, Aktivierung von hormonellen Regelkreisen zur Erhöhung der muskulären und mentalen Leistungsbereitschaft). Regelmäßiges Bewegungstraining ist daher auch ein Training für das Immunsystem.

Durch dieses Training erreicht man eine qualitative Verbesserung der Immunantwort auf Gewebestress mit weniger, aber dafür hochkompetenten Immunzellen. Diese zeichnen sich durch eine hohe Dichte von Bindungsstellen an der Zelloberfläche aus, womit Viren und Krankheitserreger, aber auch Tumorzellen effektiver gebunden und vernichtet werden können als beim Untrainierten.

Deutscher Ärzte-Verlag 2001, GESUNDHEIT

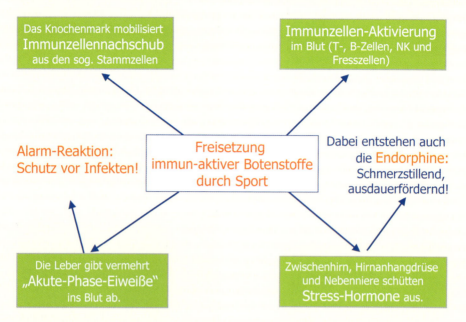

Die durch Sport bedingte entzündliche Gewebereizung bewirkt die Freisetzung immun-aktiver Botenstoffe, was immunologische Folgeerscheinungen nach sich zieht.

**Beim Untrainierten:
„Masse statt Klasse"**

Beim Untrainierten muss die gleiche Abwehrarbeit durch eine höhere Anzahl von weniger trainierten Immunzellen bewerkstelligt werden, die an ihrer Oberfläche auch eine wesentlich geringere Dichte von Bindungsstellen aufweisen.
Ein ähnlicher „Trainingseffekt" wird auch durch Infekte erreicht, die für das Immunsystem ebenfalls eine fit machende Herausforderung bedeuten. Geben Sie daher Ihrem Immunsystem eine Chance, harmlosere Infekte („Erkältungen") zu bekämpfen, und greifen Sie nicht gleich zu Antibiotika, die das Immunsystem sogar schwächen.
Ein untrainierter Mensch kann auf eine Ausdauerbelastung zunächst nur mit einer akut mobilisierten „Masse" reagieren. Dies erkennt man daran, dass nach einer Trainings-Einheit (45 min Laufen/Walken) die Zahl der Natürlichen Killerzellen im Blut stark erhöht ist, nämlich um 100-200%. Die Zellen sind jedoch auf ihre Abwehraufgabe unzureichend vorbereitet. Trotzdem wird auf diese Weise bereits zu Beginn eines Ausdauertrainings ein positiver Effekt erreicht.

Dagegen steigert ein regelmäßiges, moderates Ausdauertraining die Abwehrbereitschaft der Natürlichen Killerzellen durch eine Vermehrung der Bindungsstellen für Viren, Krankheitserreger und Krebszellen an ihrer Oberfläche um das 4-5fache.
Absolviert nun der trainierte Ausdauersportler eine Trainingseinheit von 45 min, weist sein Blut zwar lediglich eine um 50-100% erhöhte NK-Zellzahl auf, diese Zellen besitzen jedoch durch eine höhere Zahl von Bindungsstellen optimale Abwehrkraft.

Positive Aspekte des Ausdauersports

Ähnlich verhalten sich die **Fresszellen (Makrophagen),** die bei sportlich trainierten Menschen weitaus mehr Bakterien „fressen" können, als dies bei einer Kontrollgruppe von Untrainierten der Fall ist.
Auch andere Zellfamilien des Immunsystems, wie z.B. die **T- und B-Zellen,** werden durch Sport aktiviert und positiv stimuliert.

Das Immunsystem des trainierten Ausdauersportlers reagiert also ökonomischer und effektiver, **nämlich mit Klasse statt mit Masse – also mit mehr Qualität als Quantität.**
Außerdem wird der Prozess der Arteriosklerose durch ein fittes Immunsystem gebremst, allerdings kann man durch zu intensive Belastungen diesen positiven Effekt aufheben (Oxidativer Stress). Wichtig ist deshalb, dass Regenerationszeiten eingehalten werden: Zuviel des Guten ist schlecht!

Unter Zusammenfassung aller Reaktionen kann man feststellen, dass bei regelmäßigem moderaten Ausdauersport die **Funktionstüchtigkeit unseres Immunsystems um 50% zunimmt.**
Ihr Immunsystem schützt Sie mit eineinhalbfacher Abwehrkraft – 24 Stunden – rund um die Uhr!

Dies kann man sehr gut mit der sogenannten Fischkurve (siehe Abbildung unten) veranschaulichen, die zeigt, dass körperliche Unter- und Überforderung schwächt und krank macht, angemessene Anforderungen, wie z.B. moderates Ausdauertraining, die Gesundheit stabilisieren und die Immunabwehr stärken.

Krebs und Sport

Regelmäßiger moderater Ausdauersport senkt durch die Stimulierung des Immunsystems das Risiko, an bestimmten Krebs-

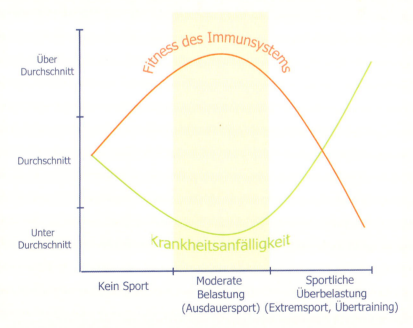

Nach David C. Nieman, „The exercise-health connection", USA 1998

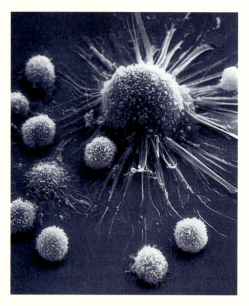

T-Lymphozyten attackieren Krebszelle
© „Boehringer Ingelheim International GmbH"

arten zu erkranken, erheblich und wird daher auch erfolgreich in der Krebsnachsorge eingesetzt. Dieser positive Effekt wird vor allem durch die Mobilisierung und Aktivierung von natürlichen Killerzellen hervorgerufen, die besonders wachsam auf entstehende Krebszellen reagieren.

Regelmäßiger Ausdauersport (3 mal 1 Stunde oder 4 mal 45 min pro Woche Laufen, Walken, Rad fahren, Schwimmen usw.) kann das Darmkrebsrisiko um die Hälfte, das Brustkrebsrisiko noch deutlicher um 60% senken. Ähnliches gilt für das Risiko, an Prostatakrebs zu erkranken.

Voraussetzung für diesen positiven Effekt ist allerdings, dass wir Risikofaktoren (Rauchen, Alkohol im Übermaß, fettreiche Nahrungsmittel, Inaktivität und zu viel Stress und Ärger) vermeiden, welche das Immunsystem schwächen.

Moderater Sport schützt vor Infekten, übertriebener Sport macht krank.

Ein durch Bewegungstraining funktionstüchtiges Immunsystem ist auch ein guter Schutz vor Erkältungskrankheiten (siehe Fischkurve). So ist z.B. die Zahl der Krankheitstage bei einer Walking- oder Jogginggruppe halb so groß wie bei einer körperlich inaktiven Kontrollgruppe. Spitzensportler und Freizeitsportler, die sich körperlich überfordern, verschlechtern jedoch die Funktion ihres Immunsystems und erkranken häufiger z.B. an Infekten der oberen Atemwege.

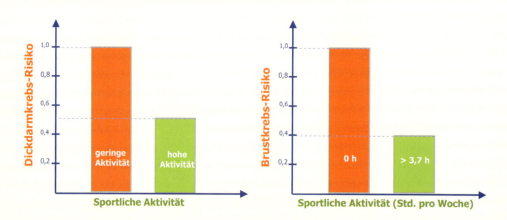

Nach David C. Nieman, „The exercise-health connection", USA 1998

Positive Aspekte des Ausdauersports

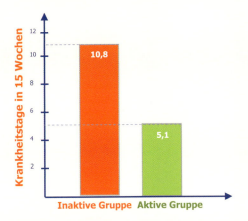

Nach David C. Nieman, „The exercise-health connection", USA 1998

Was rastet, das rostet

Ein nicht gefordertes, „untrainiertes" Abwehrsystem fördert Alterungsprozesse und Allergien.

Durch Sport werden z.B. die für das Abfangen freier Radikale zuständigen Mechanismen hochreguliert. Auch das Arteriosklerose-Risiko, woran die Fresszellen beteiligt sind, da sie sich mit Fett beladen, wird durch Sport gesenkt.

Des weiteren spielt das Immunsystem bei sporttreibenden Menschen im Alter nur ganz selten „verrückt", d.h. es richtet sich deutlich weniger aggressiv gegen veränderte körpereigene Strukturen (Autoimmunerkrankung).

Es gibt natürlich auch immunstimulierende naturheilkundliche Wirkstoffe, diese können aber die positive Wirkung von moderatem Ausdauersport auf das Immunsystem nicht ersetzen:

Denn Sport ist Mord an vielen Krankheitsursachen!

Sport und Psychostressabwehr

Wir machen Sport mit Leib und Seele, Sport ist Ganzkörpertherapie!

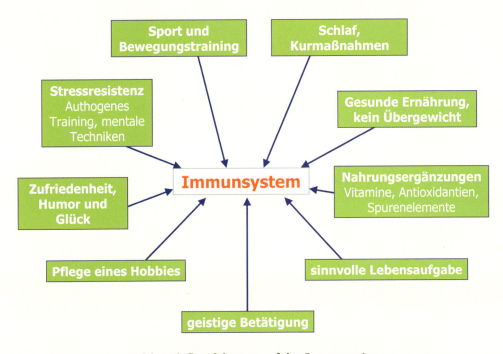

Positive Einflussfaktoren auf das Immunsystem

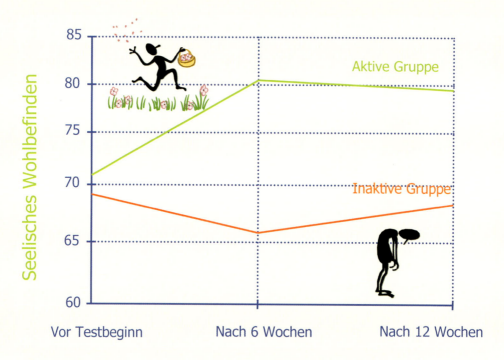

Nach David C. Nieman, „The exercise-health connection", USA 1998

Da das Immunsystem sich als „inneres Sinnesorgan" vom Gehirn ableitet, ist es verständlich, dass auch geistige Aktivität bzw. Inaktivität und die seelische Stimmungslage (z.B. Freude/Trauer) unser Immunabwehrsystem positiv oder negativ beeinflussen.
Entsprechend unserer geistig-seelischen Verfassung ist auch die Fitness unseres Immunsystems beschaffen.
Sport verbessert nicht nur die Hirndurchblutung (um bis zu 30%), sondern durch Überträgerstoffe des Immun- und Nervensystems (z.B. Endorphine, sogenannte Glückshormone) auch die geistige Leistungsfähigkeit (Kreativität) und unser psychisches Wohlbefinden (siehe Abbildung).
Außerdem werden Alterungsprozesse des Gehirns gebremst (z.B. Verbesserung des Kurzzeitgedächtnisses).

Seelische Ausgeglichenheit, eine verstärkte Resistenz gegenüber Stress und gesunder Schlaf wirken sich wiederum positiv auf unsere Immunabwehr aus, denn im Schlaf erholt sich unsere Immunabwehr („Den Seinen gibt´s der Herr im Schlafe").

 Auf den Punkt gebracht

Regelmäßiger moderater Ausdauersport stärkt Ihr Immunsystem.
Es schützt Sie mit eineinhalbfacher Abwehrkraft – 24 Stunden – rund um die Uhr!

Positive Aspekte des Ausdauersports

und durch ein langsames Aufbautraining dem Körper Zeit zu geben, sich an diese Belastung anzupassen. Jeder Mensch ist bezüglich seiner körperlichen Anpassungs- und Leistungsfähigkeit ein Individuum mit eigenem Stil und eigenem Rhythmus, den es zu beachten gilt. Deshalb ist es wichtig, bei körperlichen Aktivitäten die warnenden Signale der Überforderung und Überlastung wie z.B. lokale Schmerzsymptome wahrzunehmen und sich gegebenenfalls durch einen Arzt beraten zu lassen.

Was nicht gefordert wird, fliegt raus!

Eine **Unterforderung** durch Bewegungsmangel führt zu einem Rückbau von Knochen- und Muskelsubstanz sowie einer Verkürzung der Gelenkbänder. Schon bei geringen Belastungen sind Konditionsmangel und Schmerzhaftigkeit die Folge. Der Körper reagiert hier nach dem „Gesetz der biologischen Wirtschaftlichkeit", indem er alle nicht benötigten Ressourcen abbaut.

Keine Angst, nicht für immer! Wird wieder ein regelmäßiger und gesunder Anforderungsreiz z.B. durch eine Ausdauersportart gesetzt, können die neu benötigten Bio-Ressourcen wiederaufgebaut werden.

Der goldene Mittelweg, der eine Über- oder Unterforderung vermeidet, ist also der Schlüssel für die körperliche Leistungsfähigkeit. Eine gesunde körperliche Aktivität hat im Sinne der Ganzheitlichkeit auch vielfältige Auswirkungen auf andere Biosysteme unseres Körpers.

„Volksseuche" Rückenschmerzen und Bandscheibenerkrankungen

In Deutschland klagen jährlich 20-30 Millionen Menschen über Rückenschmerzen. Ein Hauptgrund für diese „Volksseuche Rücken" ist das Sitzen, Gehen und Tragen im „Hohlkreuz". Hierbei wird die Wirbelsäule nach vorn zum Bauch gebogen. Beim Sitzmensch erschlaffen über Jahre sowohl die hinteren Rückenstreckmuskeln als auch die vorderen „Bauchmuskeln". Weniger und weniger kann der Lendenbogen, die sogenannte Lordose, aktiv aufgerichtet werden, es kommt häufig zu Muskel- und Sehnenverkürzungen, die das Hohlkreuz sogar bei Leichtathleten (durch falsches Training) ver-

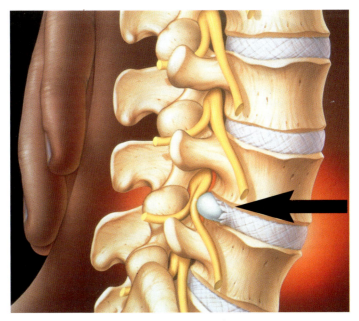

Bandscheibenvorfall mit Nerven-Kontakt

kürzen. In Rückenlage auf einer harten Unterlage kann eine Hand oder sogar Faust durch den Lendenbogen geschoben werden, der Betroffene ist nicht mehr in der Lage, durch Anspannung der schlaffen Bauchmuskeln die Lordose ganz flach zu drücken.

Die Bandscheibe hat in ihrer Mitte einen Gallertkern mit einer hohen „Sprengkraft", der von mehrfachen Faserringen eingebunden und so in Zaum gehalten wird. Dieser hydraulische Bandscheibenkern gewährleistet, dass Stossbelastungen der Wirbelsäule elastisch abgefangen werden können.
Die Bandscheiben ernähren sich nur durch den Bewegungsvorgang der Wirbelsäule, indem die Umgebungsflüssigkeit mit Nährstoffen angesaugt und wieder abgepresst wird. Trocknet infolge von Bewegungsmangel, Fehlbelastung und Alterungsprozess das Bandscheibengewebe ein, kann es leicht zu Bandscheibenschäden kommen.

Je nach Körperhaltung treten unterschiedliche Bandscheibendrucke auf. Bei häufigen Quetschbelastungen wird durch den enormen Überdruck Bandscheibengewebe aus dem Bandscheibenbett herausgesprengt (siehe Foto). Da der äußere Bandscheibenring Schmerzfasern besitzt, gehen dem Bandscheibenvorfall oft jahrelange Rückenschmerzen voraus.

Es lassen sich für den Prozess des Bandscheibenvorfalls 3 Stadien beschreiben:
- die Vorwölbung (Protrusion)
- den Vorfall (Prolaps)
- den Abriss (Sequester).

Je nach Richtung des Vorfalls kann ein mittlerer oder ein links- bzw. rechtsseitiger Vorfall mit oder ohne Nervenstörung durch ein Computertomogramm oder eine Kernspintomographie befundet werden. Der Kontakt der Bandscheibe mit Nervenstrukturen des Rückenmarks oder mit den seitlich davon auslaufenden Nervenwurzeln kann zu Missempfindungen in umschriebenen Hautgebieten oder zu Lähmungen (z.B. Schwäche der Vorfußmuskulatur) führen (siehe Abbildung Seite 171).
Die Behandlung der klinisch auffälligen Bandscheibenerkrankungen ist „konservativ", wenn man z.B. durch ein krankengymnastisches Aufbautraining die Muskelmanschette um die Wirbelsäule stärkt und gleichzeitig erlernt, die Wirbelsäule richtig zu belasten und zu entlasten.
Nur wenn ein Bandscheibenvorfall mit Lähmungserscheinungen der Muskulatur einhergeht, muss eine operative Behandlung erfolgen, um einen dauerhaften Druckschaden des Nerven mit einem bleibenden Funktionsausfall der betroffenen Muskulatur zu vermeiden.

Helfen Sie Ihrer Bandscheibe rechtzeitig wieder in die alte Höhe durch Gegenkrümmen, Dehnen, Bauchpressen oder durch eine Entlastungsextension (Zugentlastung durch das Eigengewicht des Körpers)!

Dazu einige Übungen:
Übung im Liegen

Ziehen Sie in **Seitenlage** langsam die Knie zur Brust und das Kinn zum Brustbein (Katzenbuckel). Rollen Sie sich für ein bis zwei Minuten ein. Machen Sie dann die gleiche Übung auch in **Rückenlage**.

Übung im Sitzen

Atmen Sie tief ein und drücken Sie dabei mit ihren Bauchmuskeln die gekrümmte Wirbelsäule nach hinten. Atmen Sie nach ein paar Sekunden der Anspannung wieder aus und wiederholen die Übung.

Muskulatur, Bänder und Sehnen

Die Quergestreifte Skelett- oder Arbeitsmuskulatur macht ca. 1/3 des Körpergewichts eines Menschen aus. Sie ist der größte Eiweißspeicher des Menschen und kann bei Hungerzuständen zum Aufbau von Glukose für die Versorgung des Gehirns herangezogen werden. Muskulatur ermöglicht uns Bewegungen auszuführen. Dies kann nur im Zusammenspiel mit dem Nervensystem erfolgen, denn ohne elektrische Impulse vom „Zentralcomputer Gehirn und Rückenmark" kann sie nicht aktiviert werden. Um Bewegung zu erzeugen, überträgt die Muskulatur ihre Kraft mit Hilfe der Sehnen und Bänder auf die Gelenke. Ein Gelenk wird immer von mindestens zwei Muskeln, dem Beuger (Arbeiter) und dem Strecker (Gegenarbeiter), bewegt.

Bewegung mit Hilfe der Muskulatur durchzuführen beruht auf der Fähigkeit des Muskels sich zu verkürzen und wieder zu dehnen. Erhält der Muskel einen Nervenimpuls, ziehen sich die Muskeleiweiße zusammen, wobei ATP-Energie und Muskelmineralien (z.B. Calcium/Magnesium) benötigt werden. ATP-Energie gewinnt der Muskel in den Mitochondrien durch die Verbrennung von Zucker und Fett.

Die Muskulatur ist ein wichtiger Faktor zur Aufrechterhaltung und Regulierung der Körpertemperatur, da bei Muskelbewegungen immer auch Wärme als Nebenprodukt abfällt.
Muskeln unterliegen durch Bewegung einem ständigen Verschleiß und müssen ständig repariert und erneuert werden. Innerhalb von ca. drei Monaten wird die Muskulatur eines Menschen komplett ausgetauscht. Um diese Erneuerung zu gewährleisten, benötigt der Körper hochwertige „Ersatzteile" in Form von Eiweißen, die wir über eine abwechslungsreiche und gesunde Nahrung zu uns zu nehmen können. Selbst bei einem intensiven körperlichen Training werden jedoch selten mehr als 1g Eiweiß pro Tag und KG Körpergewicht zur Muskelreparatur benötigt.

Stärkung der Muskulatur durch Laufen

Bewegung ist ein vitaler Reiz für die Bildung neuer Muskelzellen, z.B. wird Ihre Bauch- und Rückenmuskulatur durch den Laufsport um bis zu 25% kräftiger, die Beinmuskelkraft wird gar verdoppelt. Durch diese Stärkung der Bauch- und Rückenmuskulatur wird die Wirbelsäule besser gestützt, was Haltungsschäden und Bandscheibenvorfälle verhindern kann.

Ab dem 30. Lebensjahr wird bei jedem Menschen jährlich 1% der Muskelmasse durch Fett ersetzt. Ausdauertraining verlangsamt diesen Prozess deutlich, so dass Sie eine kräftige und leistungsfähige Muskulatur nicht nur aufbauen, sondern auch im Alter erhalten können.

Im Falle eines längeren Aufenthaltes im Krankenbett oder einer längeren Phase der Inaktivität werden sehr schnell alle positiven Anpassungserscheinungen wieder zurückgebildet. Die Muskulatur kann sich also der gegebenen Belastungssituation sowohl positiv als auch negativ anpassen. Diese Anpassungsvorgänge betreffen vor allen Dingen die Muskelfaserzusammensetzung und die Zahl der Mitochondrien (Zellkraftwerke).

Wie Untersuchungen der Sporthochschule Köln gezeigt haben, kommt es unter dem Einfluss eines aeroben Ausdauertrainings zu einer Zunahme der Anzahl, der Größe und der Oberfläche der Mitochondrien um das 2- 3fache.

Durch ein regelmäßiges Ausdauertraining werden die Mitochondrien in den langsamen Muskelfasern größer und zahlreicher. Bereits nach einem 3-4wöchigen aeroben Ausdauertraining steigt die Funktionstüchtigkeit der Mitochondrien um bis zu 70% an.
Mit Ihren trainierten Muskeln können Sie also deutlich mehr Fett verbrennen und bringen so Ihre Fettdepots zum Schmelzen! (siehe „Fettverbrennung").

Bänder und Sehnen sind Hilfseinrichtungen der Muskeln. Sie stellen die Verbindung her zwischen Muskeln und Knochen, wodurch die Kraft der Muskeln auf die Knochen übertragen werden kann. Sie bestehen aus straffem, parallel angeordneten Fasern, die in Bündeln zusammengefasst sind.
Muskelseitig sind die Fasern an der Muskelhülle befestigt, auf der knöchernen Seite strahlen sie in die Knochenhaut ein.
Bei einer Überlastung kann der Muskelzug der Sehne auf den Knochen so stark sein, dass es im Bereich des Sehnenansatzes zu einer schmerzhaften lokalen Entzündung der Knochenhaut kommt. Ein Ihnen bekanntes Beispiel ist der „Tennisarm", von dem auch viele nicht Tennis spielende Menschen betroffen werden.
Durch eine vielseitige Bewegung, gymnastische Übungen oder Ausdauersportarten werden Bänder und Sehnen besser durchblutet, was sie elastischer und belastbarer macht.

Knochen und Gelenke

Alles lebt von Bewegung

Muskeln, Knochen, Bänder, Gelenke und Bandscheiben, kurzum alle Bausteine des Bewegungsapparates leben von einem angemessenen Bewegungsreiz. Eine Über- und eine Unterforderung machen auf Dauer krank.

Was überfordert wird, „verschleißt"

Schwere oder einseitige Körperarbeit, sportliche **Überforderungen** sowie Übergewichtigkeit überlasten das Muskel- und Ske-

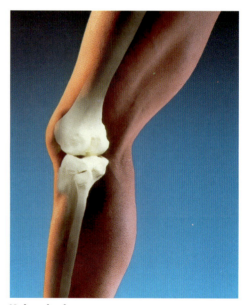

Kniegelenk

lettsystem und sind die häufigsten Ursachen von schmerzhaften „Verschleißerscheinungen" oder Verletzungen des Bewegungsapparates.
Bei jeder sportlichen Aktivität ist es daher oberstes Gebot, „orthopädischen Stress" durch eine Überforderung zu vermeiden

Streckgerät

In einer orthopädischen oder physiotherapeutischen Praxis kann mit einem Extensionsgerät die Lendenwirbelsäule durch das Eigengewicht des Oberkörpers in Kopf-Tieflage langsam und schonend gestreckt werden.

Kalksalzminderung (Osteoporose)

Osteoporose (Kalksalzminderung des Knochens) tritt überwiegend als Folge der Hormonumstellung bei Mann und Frau in den Wechseljahren auf! Neben einer vermehrten Schmerzhaftigkeit oder Knochenbrüchigkeit bei Belastungen, kann sich dabei die Wirbelsäule zu einem sog. „Witwenbuckel" verbiegen.

Die „Gerüstbauer des Knochens", die Knochenbälkchen, leben von Bewegung und passen sich einer regelmäßigen Belastung durch die verstärkte Einlagerung von Mineralien und Knochensalzen oder einen Umbau der Knochenbälkchenarchitektur an. Der Knochen wird dabei stabiler und belastungsfähiger.

Ein gesunder Bewegungsreiz für die Knochen ist z.B. eine senkrechte Stoßbelastung durch auf der Stelle Hüpfen oder durch das Laufen. Die Stoßbelastung überträgt sich dabei auf die Wirbelsäule und ist ein vitaler Anpassungsreiz für einen gesunden Knochenumbau.

Stressabbau

Die Basis aller Lebensvorgänge ist der Wechsel von Aktivität und Erholung. Dieser Rhythmus wird durch den Wechsel von Tag und Nacht vorgegeben und wird beim Menschen durch Wach- und Schlafhormone gesteuert.

Der Tag ist die Phase von Aktivität und Leistung. Im Schlaf erholen sich alle Biosysteme des Menschen, die tagsüber beansprucht wurden.

Wie in allen Lebensbereichen gilt auch für Aktivität und Leistung: Extreme, wie Unter- oder Überforderung (sog. „negative Stressoren") schaden der Gesundheit. Sind wir unterfordert, fühlen wir uns nutzlos, frustriert, ziellos und leer. Müssen wir ein Zuviel an Leistung erbringen, sind wir gestresst, leicht reizbar usw. Auf Dauer machen diese Situationen krank.

Menschen in der modernen Arbeitswelt müssen häufig durch fremdbestimmte oder selbstbestimmte Antreiber Höchstleistungen mit einer überfordernden Stressbelastung erbringen.

Läuft der Motor Mensch auf Dauer ohne ausreichende Erholungspausen im roten Drehzahlbereich, greift er seine Not-Leistungsreserven an. Er gerät dann leicht in ein Regenerationsdefizit, da er vom Alltagsstress nicht abschalten kann und unter Schlafstörungen leidet. Auf lange Sicht werden die Batterien immer leerer, was ab einem bestimmten Punkt zum sog. „Ausgebranntsein" (burn out) führt. Es ist deshalb einerseits wichtig, belastenden Stress zu vermeiden, gestaute Stressenergie abzubauen und andererseits Leistungsreserven wieder zu regenerieren um den Belastungen aus Beruf und Familie standzuhalten.

Wie kann ich Stress abbauen?

Negative Stressoren (Disstress) führen zu einer hormonellen Stressreaktion (Ausschüttung von Cortisol und Adrenalin) und lösen negative Veränderungen an Stoffwechsel, Herz-Kreislaufsystem, Immunsystem u.a. Organsystemen aus.

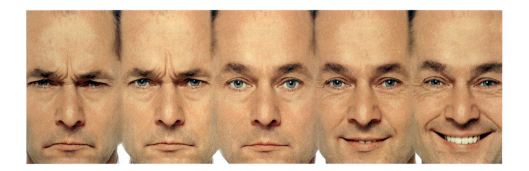

Stress als biologisches Reaktionsmuster dient dem Menschen dazu, „Gefahren" zu erkennen und auf diese in einer angemessenen Weise zu reagieren. Waren solche Gefahren für den Menschen der Frühzeit z.B. Raubtiere, so sind es für den heutigen Menschen die genannten modernen Stressoren aus Beruf und Privatleben.

In einer Stress-Situation wird ein „Notschalter" blitzschnell durch Stresshormone umgekippt, und entsprechende Herz-Kreislauf- und Stoffwechselreaktionen werden auf Höchstleistung und Abwehr-"Spannung" umprogrammiert. Muskeln und Gehirnaktivitäten sind auf das höchste angespannt, und alle Gedanken sind auf den auslösenden „Stressor" konzentriert.

Wenn man den energetischen Teil dieser Stress-Reaktion betrachtet, gibt es drei Möglichkeiten der Auflösung von Stressenergie: **Angriff** nach vorne, **Flucht** (davon laufen), stehen bleiben und **sich einfrieren.**

Unter heutigen Zivilisationsbedingungen ist die Angriffs-Variante kaum möglich. Sie werden sozial determiniert nicht in der Lage sein, z.B. Ihrem Vorgesetzten in einer Konflikt-Situation Ihre Sichtweise der Dinge so darzulegen, wie Sie es Ihrer Gesundheit zuliebe tun müssten.

Das heißt, Sie können Ihre Stressenergie nicht nach außen entladen, ballen die Faust in der Tasche und speichern Ihre Stressenergie.

Eine geeignete Möglichkeit, negative Stressenergie abzubauen, sind Ausdauersportarten. Wenn Sie sich bewegen, können Sie die aufgestaute Stressenergie sozusagen im Muskel „verbrennen" und damit dem Stress sozial verträglich „davonlaufen", was Sie am Arbeitsplatz nicht können.

Daher ist Bewegung ein idealer Weg, die krankmachenden Auswirkungen von Alltagsstress zu mindern. Die Stresshormone Adrenalin und Cortisol können dadurch die Arterien nicht durch eine Dauerverengung schädigen.

Nach einem entspannten Lauf z.B. lässt sich manches Problem relativieren und aus einem ganz anderen Blickwinkel sehen. Laufen bzw. sich in der freien Natur bewegen ist ein Erlebnis, das den Blick für die wichtigen Dinge des Lebens öffnet. Ihren Ärger und Ihre schlechte Laune werden Sie ganz einfach im Wald lassen und, wenn Sie wollen, negative Stressenergie in kreatives Potential umwandeln.

Nervensystem

Sympathikus und **Parasympathikus** sind Teile des „vegetativen Nervensystems" und dienen der Steuerung der Organfunktionen und des Stoffwechsels. Man nennt es auch das „Autonome Nervensystem", weil es völlig unabhängig von unserem Willen die oben aufgeführten Funktionen selbstständig steuert. Dieser Teil des Nervensystems ist Teil unserer „somatischen Intelligenz".

Das **„sympathische Nervensystem"** ist überwiegend am Tag für die Leistungsbereitschaft des Körpers verantwortlich. In der arbeitenden Muskulatur z.B. werden die Blutgefäße weit gestellt, damit ausreichend Blut und Sauerstoff anfluten kann. Gleichzeitig werden die Pumpaktivität des Herzens und die Atmung gesteigert, was durch eine erhöhte Puls- und Atemfrequenz zum Ausdruck kommt. Die Körpertemperatur steigt. Der Stoffwechsel ist auf Leistungsstoffwechsel umgeschaltet.

Das **„Parasympathische Nervensystem"** ist überwiegend in Ruhe und während des Schlafes, also bei der Regeneration, aktiv. Er drosselt alle Organfunktionen auf ein niedriges Niveau, damit sie sich regenerieren können. Herz-, Atemfrequenz und Blutdruck sinken, die Körpertemperatur fällt ab usw. Der Leistungsstoffwechsel ist auf Regenerationsstoffwechsel umgeschaltet.

Ausdauersport steigert die Aktivität des Parasympathikus (erkennbar an einem niedrigen Ruhepuls) und schützt damit das Herz-Kreislaufsystem gegen die stimulierende Wirkung der Stresshormone.

Gleichzeitig bewirkt er einen tieferen und erholsameren Schlaf, was der Erholung Ihres Körpers dient. Sie können ihren Berufsalltag konzentrierter meistern, anstrengende Arbeitstage kraftvoll bewältigen und sich schneller entspannen.

Es gibt Menschen, bei denen, genetisch bedingt, der Parasympathikus überwiegt, sogenannte „Vagotoniker" (von Vagusnerv abgeleitet). Sie zeichnen sich durch einen niedrigen Blutdruck und niedrigen Puls aus. Für sie ist der Sport Therapie, denn er kann ihnen helfen „auf Touren zu kommen".

Darmfunktion

Im Darm werden die aufgenommenen Speisen und Getränke verdaut und die Nährstoffe dem Körper zugeführt (siehe Kapitel Ernährung).

Die Muskelarbeit des Darmes bewirkt eine Durchmischung des Darmbreis mit Verdauungsenzymen, damit die Nahrung aufgeschlossen und die einzelnen Nährstoffe über die Darmwand in das Blut aufgenommen werden können.

Neben einer gesunden Ernährung kann auch Bewegung zur Darmgesundheit und Vermeidung von Darmkrankheiten beitragen. Darmträgheit oder Verstopfung (Obstipation) ist gerade bei Frauen eine häufige Zivilisationskrankheit, die durch Fehlernährung aber auch durch eine sitzende Körperhaltung und Bewegungsarmut gefördert wird. Nicht nur die Muskulatur des Sitzmenschen ist träge, sein Bewegungsmangel ist auch Ursache seiner „Darmträgheit".

Eine regelmäßiges moderates Lauftraining regt durch die kleinen Erschütterungen beim Laufen den Darm in seiner Bewegung an. Damit wird eine zu lange Verweildauer des Darminhaltes vermieden, vielen Darmkrankheiten und auch dem Darmkrebs vorgebeugt.

Hirnfunktion

Wie war noch mal der Name?

Achtung Kopfarbeiter! Fehlen Ihnen am Schreibtisch die zündenden Ideen oder nimmt die Vergesslichkeit merklich zu und gewinnt Lustlosigkeit die Oberhand, fragt man sich, ob im Kopf noch alles in bester Ordnung ist.
Ursache für diesen Leistungsabfall sind z.B. Stress, Müdigkeit oder eine schlechte Durchblutung!

Kein Thema für jemanden, der sich regelmäßig bewegt! Hier gilt: Mit der besseren Durchblutung des gesamten Körpers durch Bewegung nimmt auch die Durchblutung des Gehirns zu, und zwar um bis zu 30%! Bewegung sorgt für einen ausgeglichenen Blutdruck und baut Stress ab, der die Hirnaktivität hemmt.

Professor Hollmann, Sporthochschule Köln, hat durch seine Forschungsarbeiten gezeigt, dass durch körperliche Aktivität die Anzahl der „Verbindungskabel" (Spines) zwischen den einzelnen Nervenzellen deutlich zunehmen. Dadurch verbessern sich Denk- und Gedächtnisfunktionen sowie die Koordination von körperlichen Bewegungsabläufen.

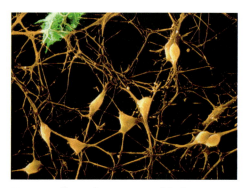

Nervenzellen mit Nervenverbindungen (Spines)

Auch die „Zusammenarbeit" von rechter (emotionaler) und linker (rationaler) Hirnhälfte wird gefördert, wodurch Kreativität, mentales Wohlbefinden und geistige Wachheit steigen.
Körperliche Aktivität hält Sie also auch geistig fit, flexibel und sorgt für eine entspannte Gelassenheit.
Sportliche, spielerische Bewegung regt bei Kleinkindern die Ausbildung der Spines an, was auf ihre geistige und körperliche Entwicklung eine positive Auswirkung hat.
Im Alter bremst moderates Bewegungstraining plus „brain-jogging" den Abbau dieser Spines, bzw. sie können sogar wieder neu gebildet werden, was die Notwendigkeit von Bewegung auch im Alter unterstreicht.

Selbstbewusstsein Psyche

Ausdauersport hebt Ihr Selbstwertgefühl. Ihr Körper wird wieder Ihr „Wohlfühlhaus", das Sie ganz bewusst als einen Teil Ihres Ich wahrnehmen. Die Balance zwischen Körper, Geist und Seele wird wiederhergestellt, Sie sind zufriedener, empfinden mehr Freude, sind aufgeschlossener für soziale Kontakte und können Probleme besser meistern.
Wenn Sie durch ein regelmäßiges moderates Bewegungstraining näher und bewusster mit Ihrem Körper in Kontakt treten, gehen Sie verantwortungsbewusster mit ihm um und leben dadurch ganz automatisch gesünder und aktiver. Die Wahrnehmung Ihres Körpers verändert sich ebenso wie die Wahrnehmung Ihres gesamten Ich. Sie werden sich in jeder Beziehung mehr zutrauen und auch von anderen Menschen in einem völlig neuen Licht gesehen!

Sie werden ein neuer Mensch – garantiert!

Positive Aspekte des Ausdauersports

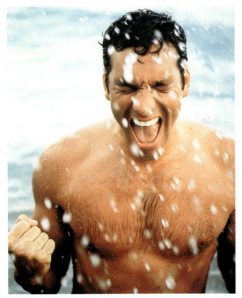

Power, Selbstbewusstsein, Lebensfreude – wer sich in seiner Haut wohlfühlt, sieht die Welt mit anderen Augen!

Laufend Probleme lösen – der Alphazustand

Unser Gehirn ist in eine rechte und eine linke Hirnhälfte aufgeteilt, die miteinander durch Nervenfasern verbunden sind. Hirnforscher haben entdeckt, dass die linke Hirnhälfte für das logische, rationale, analytische Denken zuständig ist und die äußere objektive Realität wahrnimmt und steuert.
In der rechten Hirnhälfte ist das unbewusste, kreative, emotionale und vor allem das intuitive Denken angesiedelt. Sie ist für die Wahrnehmung und Verarbeitung unserer inneren, subjektiven Realität zuständig.

Die elektrische Aktivität des Gehirns kann man, ähnlich der Herzstromkurve (EKG), als Hirnstromkurve (EEG) messen.

Entsprechend der Frequenz (Hz) der Hirnströme unterscheidet man vier Bewusstseinszustände, in denen die linke und rechte Gehirnhälfte unterschiedlich stark aktiv sind.

Sind wir wach, befinden wir uns im sogenannten „Beta-Zustand", die Hirnaktivitäten betragen 14-21 Herz. Im Wachzustand ist hauptsächlich unsere linke, logische Gehirnhälfte aktiv.

Der zweite Zustand ist der „Alpha-Zustand", den wir im Folgenden etwas näher beschreiben. Die Hirnstromaktivitäten liegen hier im Frequenzbereich von 7-14 Herz, also unterhalb des Wach- oder Beta-Zustandes. Der Alphazustand ist ein Schlummer-Dämmerzustand, in dem die rechte Hirnhälfte verstärkt in den Denkprozess miteinbezogen wird.

Der „Theta-Zustand" bei einer Frequenz von 4-7 Herz wird nachts während des Schlafes erreicht. In dieser Phase ist das Gehirn weitgehend inaktiv.

Bewusstseins-Zustände

		Hirnstromaktivität in Herz
Beta-Zustand äußere Wahrnehmung objektive Realität	**Wachstadium** logisch rational linear mathematisch	14-21
Alpha-Zustand innere Wahrnehmung subjektive Realität	**Schlummer-, Dämmerzustand** ganzheitlich kreativ intuitiv emotional	7-14
Theta-Zustand	**Tiefschlaf-Phase**	4-7
Delta-Zustand	**Bewusstlosigkeit**	1-4

Deutscher Ärzte-Verlag 2001, GESUNDHEIT

Was passiert im Alphazustand?

Jeder hat es schon einmal erlebt: Das logische Gehirn lehnt sich entspannt zurück, und ein wohliges Gedankendahin begleitet uns in die Hirnfrequenzen des Alpha-Zustandes. Das passiert z.B. beim Autofahren, wo viele Funktionen automatisch ablaufen, wir das Zeitgefühl verlieren und uns fragen: „Wie bin ich eigentlich hier hingekommen?".

In dieser entspannten mentalen Situation tritt die logische und rationale Seite immer mehr in den Hintergrund, und Phantasie, Gefühl und Intuition treten verstärkt in den Vordergrund. Im Alphazustand spielen Rationalität und Kreativität, innere und äußere Wahrnehmung optimal zusammen, wir können so all unsere mentalen Kapazitäten auszuschöpfen.

Im noch weitgehend unerforschten Kosmos Gehirn gibt es die Welt des Bewusstseins und des Unterbewusstseins. Aus beiden Welten wird der Mensch in seinem Denken, Fühlen und Verhalten bestimmt. Größenmäßig ist Bewusstsein vergleichbar mit der Spitze eines Eisbergs und das Unterbewusstsein mit dem nicht sichtbaren, aber weit größeren Anteil. Das Unterbewusstsein stellt ein riesiges Reservoir an erlebten Bildern und gespeicherten Gedanken dar, aus dem wir z.B. für Kreativität und Ideenfindungen, Problemlösungen schöpfen können.

Leider wird heute die rechte Hirnhälfte im Sinne einer Linkslastigkeit des Denkens vernachlässigt. Unsere Schul- und Ausbildungssysteme trainieren nur die äußere Wahrnehmung, für die subjektive Realität des Individuums und für kreatives Denken ist dagegen kaum Platz.

Sie können Ihr Unterbewusstsein kreativ nutzen, indem Sie sich „bewusst" in

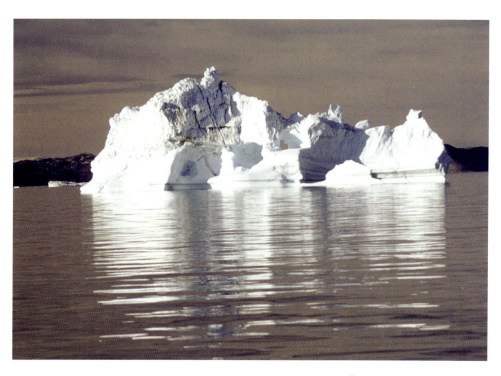

Positive Aspekte des Ausdauersports

den Alphazustand versetzen. Dann müssen Sie nicht mehr angestrengt über Ergebnislösungen nachdenken, die Ihnen im logischen Gehirnteil der linken Hälfte allein absolut nicht einfallen möchten!

Wie gelange ich in den Alphazustand?

In den Alphazustand gelangen Sie immer dann, wenn Sie sich ganz auf sich selbst konzentrieren und Ihre Umwelt einfach vergessen können. Dies können Sie z.B. mit verschiedenen Techniken der Entspannung oder Meditation erreichen. Naturvölker z.B. versetzen sich in diesen Zustand durch rhythmisches Tanzen und Trommeln.
Eine weitere Möglichkeit dazu bietet der Ausdauersport, wie z.B. das langsame, gleichmäßige und rhythmische Laufen.

Alphazustand und Laufen – der meditative, entspannende Lauf

Wenn Sie bei einem leichten, lockeren Laufen nicht mehr darauf achten müssen, wie Ihre Füße sich bewegen, **wenn es ganz von selbst „läuft"**, dann können Sie erfolgreich abschalten, loslassen und ganz offen sein für Ihre inneren Wahrnehmungen. Sie vergessen Ihren Alltag, entspannen, können so Ihre inneren Kräfte erneuern und von einem anstrengenden Arbeitstag Abstand nehmen.
Durch die im Alphazustand eintretende Bewusstseinserweiterung sind Sie zugleich geöffnet für kreative Problemlösungen. Ihre Gedanken schweifen beim Laufen in eine geistige Entspannungsebene, in der automatisch und intuitiv positive Lösungsbilder entstehen.

Laufen Sie, denn Sie finden bei einem kreativen Laufen im Alphazustand viele guten Ideen und Lösungswege für Ihre Probleme und Aufgabenstellungen.

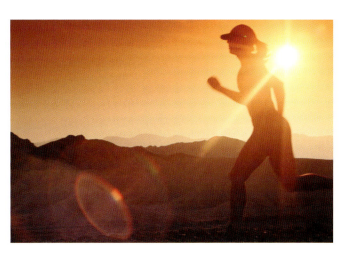

Fazit

Wie Sie sehen, ist körperliches Ausdauertraining der Schlüsselreiz für Vitalität, der auf viele Organe im Verbundsystem unseres Körpers eine stimulierende Wirkung hat und so den Alterungsprozess deutlich verlangsamt.

Die Vielzahl der gesundheitlich positiven Aspekte spricht eindeutig für eine „Selbstbehandlung durch Bewegung", als „Medikament" mit vielen positiven Nebenwirkungen, das Sie sich am besten sofort, regelmäßig und dauerhaft selbst verordnen können!

Auf den Punkt gebracht

Ausdauersport...

Fettgewebe – Fettstoffwechsel
- bringt Fettdepots zum Schmelzen
- vermindert Speichergift
- senkt die Triglyceridwerte
- senkt das LDL-Cholesterin
- erhöht das HDL-Cholesterin
- reguliert den Leberstoffwechsel
- beugt der Arteriosklerose vor
- macht schlank

Lunge und Atmung, Blut
- steigert das Lungenvolumen um ca. 30%
- stärkt die Atemmuskulatur
- steigert die Sauerstoff-Aufnahmekapazität der Lunge
- steigert die Sauerstoff-Transportkapazität der roten Blutkörperchen
- ökonomisiert die Atmung bei Belastung
- erhöht die Versorgung des gesamten Körpers mit Sauerstoff
- steigert die maximale Sauerstoffaufnahme um 20 bis 35%

Herz-Kreislauf
- stärkt den Herzmuskel
- vergrößert das Herzvolumen (Sportlerherz)
- erhöht die Pumpleistung des Herzens
- fördert die Durchblutung des Herzens
- verbessert den Rückfluss des Blutes zum Herzen
- senkt den Blutdruck
- senkt den Puls (Ökonomisierung der Herzarbeit)
- beugt dem Herzinfarkt vor
- macht die Blutgefäße elastisch
- steigert die Fließeigenschaft des Blutes
- verringert die Neigung zur Blutgerinnselbildung
- steigert das Blutvolumen um 1-1,5 l

Muskulatur, Bänder, Gelenke, Knochen
- steigert Anzahl, Größe und Oberfläche der Mitochondrien um das 2-3fache.
- verdoppelt die Muskelkraft in den Beinen
- stärkt die Bauch- und Rückenmuskulatur um 25%
- beugt so Bandscheibenvorfällen und Haltungsschäden vor
- fördert die Muskeldurchblutung
- macht Bänder und Sehnen elastischer und belastbarer
- stärkt die Knochenstrukturen
- beugt so der Osteoporose vor
- „schmiert" die Gelenke

Stress
- wandelt negative Stressenergie in positive Bewegungsenergie um
- baut Stresshormone ab
- macht stressresistent

Stoffwechsel, Darm
- verbessert die Insulinempfindlichkeit
- schont so den Insulinvorrat und schützt so vor Diabetes
- reguliert die Darmtätigkeit

Nervensystem, Immunsystem
- verbessert die Koordination von Bewegungsabläufen
- fördert die Erholungsfähigkeit
- lässt gut schlafen
- stärkt das Immunsystem
- steigert die Gehirndurchblutung
- fördert Konzentrations- und Merkfähigkeit

Psyche
- stärkt das Selbstwertgefühl
- fördert das psychische Wohlbefinden
- macht geistig aktiver und kreativer
- lässt bewusster leben
- hilft bei Problemlösungen

Fazit:
Ausdauersport steigert Ihre Lebensqualität bis ins hohe Alter!

Ausdauersportarten – die Praxis

Mit den vorangegangenen Kapiteln dieses Buches haben wir beabsichtigt, Sie für die „Idee Bewegung" zu begeistern und Sie zu überzeugen, dass eine gesunde Ernährung und eine moderate Bewegung ein idealer Weg sind um „gesund, vital und schlank" zu werden und zu bleiben.
Ihre Motivation ist der Schlüssel zum Handeln.

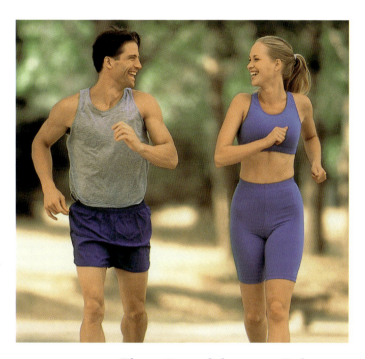

Am Beispiel des Walkens/Laufens zeigen wir Ihnen die wichtigsten Praxistipps für Ihr Bewegungstraining.

Warum gerade Walken oder Laufen?

Walken und Laufen:
- kann fast jeder
- ist an jedem Ort zu jeder Zeit möglich
- kostet wenig
- ist „ansteckend" in der Gruppe

Im Kapitel „Alternativen zum Laufen" gehen wir kurz auf weitere sportliche Möglichkeiten ein. Wer genauere Informationen zu anderen Ausdauersportarten erhalten will, den verweisen wir auf die einschlägige Literatur, da eine umfassendere Darstellung den Buchumfang überschreiten würde.

Biosysteme leben von Belastungsreizen

Alle Biosysteme in unserem Körper leben von adäquaten Belastungsreizen. Entsprechend ihrer Häufigkeit und Intensität bestimmen sie deren Leistungsfähigkeit. Die biologische Antwort auf Belastungsreize ist bei jedem Menschen individuell.

Die Muskulatur eines „Sitzmenschen" erhält wenig Belastungsreize und ist daher ungeübt und wenig entwickelt.

Sie kann daher nicht die Leistungen erbringen die ein Mensch mit regelmäßigem Ausdauertraining erreichen kann.

Deutscher Ärzte-Verlag 2001, GESUNDHEIT

Ein Bewegungstraining mit einer entsprechenden Häufigkeit und Intensität kann also das Biosystem Muskel zu einer **aufbauenden Anpassungsreaktion** an die erhöhten Belastungsanforderungen stimulieren und damit seine Leistungsfähigkeit erhöhen.

Biologisches Grundprinzip der Anpassungsreaktion

Belastung
Ausgangsleistung
Trainingsgewinn
Erholungsphasen
— Ermüdung
— Anpassungsreaktionen der Biosysteme

Da der Muskel auch von anderen Biosystemen abhängig ist, die ihn in seiner Funktion unterstützen (z.B. das Herz-Kreislaufsystem), führen aufbauende Belastungsreize der Muskulatur auch immer zu einer Kapazitätserweiterung oder Leistungssteigerung in anderen, dem Muskel zuarbeitenden Biosystemen. Dies ist die Grundlage einer ganzheitlichen Auswirkung von Bewegung auf den Körper.

Dieser aufbauende Effekt eines Belastungstrainings ist jedoch an die Bedingung geknüpft, das die Muskulatur nach einer Belastung in einer angemessenen Erholungsphase (mindestens 24 Stunden) Zeit für Reparaturmaßnahmen und für Anpassungsreaktionen an die veränderten Bedingungen erhält. Jedes Biosystem hat ein ihm eigenes zeitliches Anpassungsverhalten. So ergeben sich für Anpassungsreaktionen auf Trainingsreize unterschiedliche Zeiträume:

Tage: Glykogenspeicher, Fettsäurespeicher im Muskel, Muskeleiweißreparatur, Mitochondrien
Monate: Gelenkknorpel, Sehnen, Muskulatur

Nur in dem Biorhythmus von adäquater Belastung und Erholung ist ein gesunder Effekt auf den ganzen Körper zu erzielen. Er ist die Grundlage von allen **aufbauenden Trainingsplänen.**

Um eine Leistungssteigerung auf Dauer zu erhalten, ist jedoch ein regelmäßiges Bewegungstraining erforderlich, sonst passt sich das Biosystem Muskel schon nach kurzer Zeit wieder den niedrigeren Belastungsbedingungen an, und es kommt zu einem Rückbau des erreichten Leistungsstandards **(rückbildende Anpassungsreaktion).**

Mit zunehmendem Trainingserfolg, den Sie subjektiv oder z.B. über eine langsamere Pulsfrequenz bei gleichbleibender Laufgeschwindigkeit wahrnehmen, können Sie über eine moderate Erhöhung der Trainingsintensität (Laufgeschwindigkeit oder Verlängerung der Laufstrecke) eine weitere Leistungssteigerung erzielen.

Wird der Muskulatur durch ein zu häufiges oder intensives Training keine ausreichende Erholungsphase eingeräumt (Übertraining), kommt es durch diese chronische Überlastung zu einem Leistungsabbau der beteiligten Biosysteme.

Wandern / Walken / Laufen

Der erste Schritt zur Bewegung ist das Gehen oder Walking. Walking ist ein optimaler Einstieg, um den Körper langsam an eine körperliche Belastung heranzuführen und zu gewöhnen.

Sie sind berufstätig und ziemlich gefordert. Sie haben außerdem eine Familie und wollen sich ganz nebenbei auch noch gesund und fit halten – Wie Sie das alles unter einen Hut bekommen sollen? Keine Angst, es geht!

Walken und Laufen sind Sportarten, die man auch in einem stressigen Alltag zeitlich unterbringen kann, denn man benötigt dazu weder ein Sportgerät noch einen Verein. Walken oder Laufen kann man zu jeder Zeit und überall und ist dadurch flexibel im Management seiner Trainingstermine.

Besonders Neueinsteiger lassen sich gerade durch diese Freiheit schnell dazu hinreißen, die geplante Trainingseinheit zu „verschieben", da es weder Mannschaftskameraden gibt, die auf sie angewiesen sind, noch den zu einer bestimmten Zeit gemieteten Hallenplatz. Walken und Laufen kostet keinen Vereinsbeitrag, sie fühlen sich auch deshalb weniger verpflichtet, weil sie keinen Studiobeitrag entrichten müssen.
Auch die „aktuellen Witterungsbedingungen" nehmen Einfluss auf die Trainingstage. Und es gibt immer Gründe, ein Training auf morgen zu verschieben.

Wir garantieren Ihnen:
Nach einiger Zeit ersetzt Spaß und Bewegungshunger die Selbstdisziplin, und Sie freuen sich über jeden Tag (dann auch bei Wind und Regentropfen), den Sie laufen/walken können.

Um einen **dauerhaften** Erfolg zu erzielen, bedarf es einer bewussten Vorbereitung, zu der wir Ihnen im Folgenden ein paar Tipps geben möchten.

Fest geplant ist halb gelaufen

- **Schauen Sie sich in aller Ruhe eine typische Arbeitswoche an und beantworten Sie für sich folgende Fragen:**
  Wie kann ich ein Lauftraining...
  - in meine Arbeitswoche integrieren?
  - mit meinen familiären Verpflichtungen und
  - mit anderen Freizeitaktivitäten in Einklang bringen?

- **Erstellen Sie auf Grund dieser Überlegungen einen Laufplan und halten Sie ihn diszipliniert ein.**
  Wer ernsthaft mit dem Laufen beginnen will, sollte sich regelmäßig mindestens 3, besser 4 mal die Woche 40-60 Minuten dafür Zeit nehmen. Planen Sie feste Laufzeiten anhand eines Wochenplanes.

Laufplan

Montag	–
Dienstag	17.30 Uhr
Mittwoch	–
Donnerstag	18.00 Uhr
Freitag	–
Samstag	17.00 Uhr
Sonntag	09.00 Uhr

Halten Sie die Laufzeiten in den ersten drei Monaten ein wie einen unverschiebbaren Termin. Wer einmal verschiebt, verschiebt immer wieder und immer öfter. Das führt dazu, dass ein Lauferfolg weder spür- noch sichtbar wird und Ihre Motivation schwindet.

- **Legen Sie fest, unter welchen Bedingungen Sie bereit sind, ihre Lauftage abzusagen:**
  - Fieberhafte Krankheiten (Erkältung, Grippaler Infekt u.ä.)
  - Beruflicher Termindruck (wobei der Lauftermin und Ihre Gesundheit grundsätzlich die höchste Priorität haben!)
  - Zu wenig Zeit für die Familie (Ersetzen Sie die Laufeinheit durch eine gemeinsame flotte Wanderung!)
  - Extremst schlechte Witterungsbedingungen (kommt in Deutschland höchstens ein bis zweimal pro Jahr vor)
  - Nach einer Zahnbehandlung (1 Tag Pause)

Aus anderen Gründen sollten Sie Ihre Laufeinheit jedoch nicht absagen. Schlechtes Wetter zum Beispiel gibt es nicht – es ist ein wunderbares Gefühl, auch im Regen zu laufen!

- **Finden Sie Ihren persönlichen Laufrhythmus!**
Gerade wenn Sie noch nie Ausdauersport betrieben haben, ist es empfehlenswert, die eigene Leistungsfähigkeit zunächst allein zu testen. Sie müssen niemandem etwas beweisen und können sich ganz auf Ihren Körper konzentrieren. Wenn Sie einige Male mit Pulsmessgerät gelaufen sind und Ihren persönlichen Lauf- und Atemrhythmus gefunden haben, können Sie sich entscheiden, ob Sie weiterhin lieber allein oder lieber zu zweit bzw. in einer Gruppe laufen möchten.

Laufen Sie allein, können Sie absolute Ruhe genießen und sich auf sich selbst konzentrieren (siehe „Der meditative Lauf").

Das Laufen mit anderen kann besonders in den ersten Monaten hilfreich sein. Es fällt leichter, Ihre Laufeinheit nicht ausfallen zu lassen, wenn jemand auf Sie wartet. Suchen Sie sich aber unbedingt Partner mit einem ähnlichem Lauftempo. Lassen Sie sich auf keinen Fall dazu verleiten, schneller zu laufen, als Ihr Trainingszustand es erlaubt!

Ideal wäre es auch, wenn Sie Ihren Lebenspartner vom Laufen überzeugen könnten, denn vor allem in der Anfangsphase ist die Unterstützung durch die Familie sehr wichtig. Sie können sich gegenseitig motivieren und das gemeinsame Erlebnis und Interesse stärkt die partnerschaftliche Bindung.

- **Sehen Sie in der Möglichkeit sich bewegen zu können ein Geschenk und keine belastende Verpflichtung.**
- **Genießen Sie das Laufen!**

Tipps aus der Praxis für die Praxis

Richtig zu walken und zu laufen ist keine große Kunst. Für die Praxis haben wir Ihnen einige hilfreiche Tipps zusammengestellt. Die Empfehlungen sind in Tipps für Neueinsteiger, Wiedereinsteiger, regelmäßige Jogger, Halbprofis und Profis unterteilt.

Allgemeine Voraussetzungen
1. Check-up

Bevor Sie von einem „Sitzmenschen" zu einem „Bewegungsmenschen" werden, sollten Sie bei Ihrem Arzt einen Gesundheitscheck durchführen lassen. Dazu gehört ein Belastungs-EKG und eine Blutuntersuchung. Teilen Sie Ihrem Arzt mit, dass Sie nun regelmäßig laufen möchten, und klären Sie eventuelle orthopädische Probleme ab.

2. Equipment
Laufschuhe

Kaufen Sie sich ein Paar Laufschuhe. Die Schuhe sollten leicht sein, ein orthopädisches Fußbett haben und Sie müssen sich in den Schuhen bei der Anprobe sofort wohlfühlen.

Eine gute **Dämpfung** des Laufschuhs ist unbedingt erforderlich, denn beim Laufen werden die Sprunggelenke mit dem Zwei- bis Dreifachen Ihres Körpergewichts belastet. Entsprechend der Untergrundbeschaffenheit Ihrer Laufstrecke (Asphalt oder Wald) wählen Sie Schuhe mit entsprechenden Dämpfungseigenschaften.

Lassen Sie sich fachmännisch beraten und kaufen Sie keine Schuhe vom „Wühltisch" des Kaufhauses.

Es gibt Laufschuh-Shops, in denen Sie Ihr spezielles Laufverhalten (Stellung der Fußfläche zur Fußachse) bei einer Analyse auf dem Laufband überprüfen können, ob Ihr Fuß nach außen (Supination) oder innen (Pronation) kippt. Fast alle Hersteller bieten Schuhe an, die solche Fußstellungen mit besonderen Dämpfungszonen im Absatz oder der Sohle stützen. Am besten nehmen Sie zum Schuhkauf einen alten Schuh mit, an dem der Absatz abgelaufen ist. Dann weiß der Fachverkäufer, welche Schuhe für Sie geeignet sind.

Wenn Sie sich entschieden haben, langfristig regelmäßig zu laufen, sollten Sie sich mindestens **zwei Paar Laufschuhe** anschaffen und diese wöchentlich wechseln, da das orthopädische Fußbett nach einer gewissen Zeit „zerlaufen" ist und damit seine Stütz- und Entlastungsfunktion verliert.

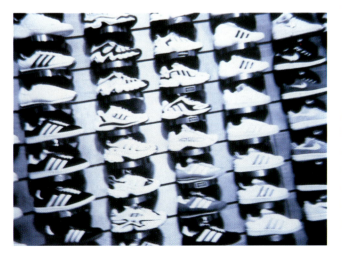

Der Fuß wird beim Laufen warm und schwillt durch Flüssigkeitseinlagerung leicht an. **Kaufen Sie deshalb Ihre Laufschuhe eine bis eineinhalb Nummern größer als Ihre normalen Straßenschuhe.** Das verhindert, dass Sie beim Laufen mit den Zehen anstoßen.

Tragen Sie außerdem spezielle Sportsocken, sie nehmen den Schweiß besonders gut auf, sind nahtlos verarbeitet und verhindern ein Wundscheuern.

Funktionelle Kleidung

Kaufen Sie sich Laufhosen, Laufhemden, eine leichte Laufjacke und eine Regenjacke aus einem „funktionellen Gewebe", welches den Körperschweiß von der Haut nach außen befördert, so dass Sie sich nicht erkälten können.
Baumwollshirts hingegen saugen sich mit Schweißflüssigkeit voll, geben sie nicht nach außen ab und führen zu einer Unterkühlung der Haut.
Ziehen Sie bei entsprechenden Witterungsverhältnissen mehre Kleidungsstücke mit funktionellem Gewebe übereinander, wird alle Kleidungsschichten die Schweißflüssigkeit von innen nach außen abgegeben. Ihre Haut bleibt trocken und warm.

Pulsuhr

Die EKG-genauen Herzfrequenz-Messgeräte dienen zur Ermittlung Ihrer individuellen Herzfrequenz. Mit ihrer Hilfe können Sie leicht in Ihrem optimalen Trainings-Herzfrequenzbereich laufen. Diese Messgeräte werden von verschiedenen Herstellern angeboten, in Preiskategorien von 100-500 DM.

3. Vorbereitung

Beginnen Sie Ihren Lauf nie mit einem „Kaltstart", sondern „wärmen" Sie Ihre Muskulatur und Bänder durch Dehnübungen auf.

Ziel dabei ist es, den Muskel nicht nur mechanisch zu dehnen sondern auch zu erfühlen. Sie sollten während der Dehnübungen mental „in" Ihrem Muskel sein, um seinen Zustand und seine Antwort zu erfahren. Gelangen Sie zu Ihrem Körper und lassen Sie sich auf ihn ein.
Um dies zu ermöglichen, sollten Dehnübungen immer in einem innerlich entspannten Zustand durchgeführt werden.

Ausführung:

Bei allen Dehnübungen, die im Stehen ausgeführt werden, sollten ihre Beine im Kniegelenk leicht gebeugt sein. „Rutschen" Sie dann langsam und gleichmäßig in die gewünschte Dehnposition. Verharren Sie dort für 20-30 sec ohne dabei zu wippen und erfühlen Sie dabei Ihren Muskel. Während der Dehnphase sollten Sie langsam, gleichmäßig und entspannt atmen.
Verlassen Sie dann langsam die Dehnposition und kehren wieder in die Ausgangsstellung zurück. Wiederholen Sie jede Dehnübung zwei bis dreimal.
Die optimale Dehnposition können Sie den auf der folgenden Doppelseite abgebildeten Fotos entnehmen. Diese stellen ein Grundrepertoire dar, mit dessen Hilfe Sie alle laufrelevanten Muskelgruppen vor und nach Ihrem Bewegungstraining dehnen können.

Walken

Das Walken bietet Ihnen einen sanften und optimalen Einstieg in Ihr körperliches Training und kann als Vorbereitung für das Joggen dienen.

Was ist Walking?

Walking ist ein lockeres aber zügiges Gehen in einer aufrechten Körperhaltung. Es ist schneller als Spazieren gehen, aber langsamer als Joggen. Beim Walken werden die gleichen Muskelgruppen – jedoch nicht so intensiv – beansprucht wie beim Laufen, und es entfällt der „Flugeffekt" des Laufens. Dadurch ist die Stauchbelastung der Sprung, Knie- und Hüftgelenke wesentlich geringer. Walken ist daher für übergewichtige Personen als Einstiegssport besonders gut geeignet. Ein ähnliches Gesundheitseffekt wird durch Wandern erzielt.

Bei einem zusätzlichen bewussten Einsatz der Muskelgruppen von Arm und Schultergürtel (Power walking) können der Trainingseffekt und die Fettverbrennung noch gesteigert werden. Beim sog. „Nordic Walking" werden Skistöcke beim Gehen eingesetzt, um die Arme bewusst zu führen. Eine andere Variante ist die Belastung beider Handgelenke mit einem leichten Gewicht. Durch diesen Armeinsatz steigert sich der Puls nochmals um 10 bis 15 Schläge/Minute.

Nach einem kurzen Dehnprogramm könnten Ihre ersten Trainingswochen im Walking entsprechend der unteren Tabelle aussehen.

Wir empfehlen Ihnen, auch beim Walken Ihren Puls mit einem „Drehzahlmesser" (Pulsuhr) zu kontrollieren, denn als Anfänger hat man bei einem unebenen Terrain bzw. bei kräftigem Gegenwind noch kein

Walking Einstiegsprogramm

Dienstag	5-10 min dehnen	3 min zügig walken, 1 min ruhig gehen 5 x wiederholen	5-10 min dehnen
Donnerstag	5-10 min dehnen	4 min zügig walken, 1 min ruhig gehen 4 x wiederholen	5-10 min dehnen
Samstag	5-10 min dehnen	4 min zügig walken, 1 min ruhig gehen 4 x wiederholen	5-10 min dehnen
Sonntag	5-10 min dehnen	4 min zügig walken, 1 min ruhig gehen 4 x wiederholen	5-10 min dehnen
Dienstag	5-10 min dehnen	4 min zügig walken, 1 min ruhig gehen 5 x wiederholen	5-10 min dehnen
Donnerstag	5-10 min dehnen	5 min zügig walken, 1 min ruhig gehen 4 x wiederholen	5-10 min dehnen
Samstag	5-10 min dehnen	5 min zügig walken, 1 min ruhig gehen 4 x wiederholen	5-10 min dehnen
Sonntag	5-10 min dehnen	5 min zügig walken, 1 min ruhig gehen 5 x wiederholen	5-10 min dehnen

Dehnen der Wadenmuskulatur

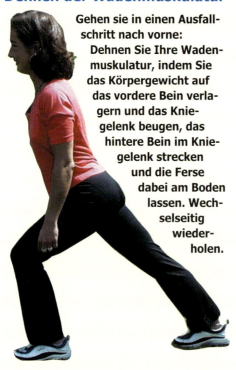

Gehen sie in einen Ausfallschritt nach vorne: Dehnen Sie Ihre Wadenmuskulatur, indem Sie das Körpergewicht auf das vordere Bein verlagern und das Kniegelenk beugen, das hintere Bein im Kniegelenk strecken und die Ferse dabei am Boden lassen. Wechselseitig wiederholen.

Beweglichmachung des Sprunggelenks

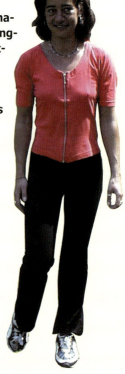

Zur Beweglichmachung des Sprunggelenks Fußspitze aufstellen und den Fuß langsam rechts herum und links herum kreisen. Wechselseitig wiederholen.

Dehnen der seitlichen Bauchmuskulatur

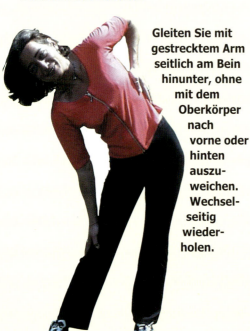

Gleiten Sie mit gestrecktem Arm seitlich am Bein hinunter, ohne mit dem Oberkörper nach vorne oder hinten auszuweichen. Wechselseitig wiederholen.

Dehnübungen

vor und nach dem Lauf je 20–30 sec. halten und 2–3 mal wiederholen

Deutscher Ärzte-Verlag 2001, GESUNDHEIT

Dehnen der Oberschenkelmuskulatur

Zum Dehnen der Oberschenkelstrecker (Oberschenkelvorderseite) winkeln Sie den Unterschenkel an, umfassen den Knöchel (Sprunggelenk) und ziehen diesen zum Po heran. Achten Sie darauf, den Oberkörper dabei senkrecht zu halten. Wechselseitig wiederholen.

Dehnen der Adduktoren

Zum Dehnen der Oberschenkelinnenseite stützen Sie Ihre Arme auf den Hüften ab und machen einen Ausfallschritt nach rechts. Beide Füße sollen dabei am Boden bleiben, der Oberkörper behält seine senkrechte Position. Körpergewicht langsam von nach rechts und links verlagern.

Dehnen des Hüftbeugers

Stützen Sie die Arme auf den Hüften ab und machen Sie einen weiten Ausfallschritt nach vorne. Verlagern Sie Ihr Körpergewicht auf das vordere Bein, das hintere Bein halten Sie im Kniegelenk gestreckt. Das hintere Bein steht nur auf dem Fußballen, der Oberkörper behält seine aufrechte Position. Wechselseitig wiederholen.

Deutscher Ärzte-Verlag 2001, GESUNDHEIT

ausreichendes Körpergefühl für seinen persönlichen Pulskorridor. Ihre Herzfrequenz sollte dabei nicht über 130 Schläge pro Minute ansteigen.

Nach ca. 2-3 Monaten regelmäßigen Walkens können Sie dann Ihren Hausarzt befragen, ob ein Umsteigen aufs Joggen befürwortet werden kann. Sie müssten eine deutlich schnellere Erholung der Herzfrequenz in den Pausen wahrnehmen und Ihre Herzfrequenz müsste bei gleichem Walk-Tempo deutlich niedriger sein als zu Übungsbeginn.

Walken ist eine ideale Trainingsmethode, um sich eine Basis-Fitness zu erarbeiten. Viel Spaß, und los geht's!

Laufen

„Neueinsteiger"

Als Neueinsteiger haben Sie schon mal vor einigen Jahren oder vielleicht noch nie regelmäßig Sport betrieben. Sie finden, jetzt ist der richtige Zeitpunkt, etwas für sich und Ihren Körper zu tun.

Sie waren bei Ihrem Arzt, Sie haben die richtigen Laufschuhe, die bequeme Laufkleidung, und nun kann es losgehen.
Wenn Sie nach einem anstrengenden Arbeitstag gestresst sind, versuchen Sie erst einmal, sich z.B. mit Hilfe ihrer Lieblingsmusik im Auto zu entspannen. Ziehen Sie sich in Ruhe um und trinken Sie erst einmal ein Glas Wasser. Wenn Sie an ihrer Laufstrecke angekommen sind, machen Sie für 5-10 min Dehnübungen in einer mentalen Entspannung.
Dann kann es losgehen mit Ihrem Laufprogramm für Einsteiger! (siehe nächste Seite)

Wählen Sie anfangs ein sehr langsames Lauftempo. Die Herzfrequenz sollte dabei zwischen 120-130 Schlägen pro Minute liegen. Sie werden erkennen, dass Sie bei Ihren ersten Läufen sehr rasch an diese Pulsfrequenz herankommen, und das bei relativ niedriger Geschwindigkeit.
Bereits nach 3 bis 4 Wochen werden Sie bereits Ihren Trainingserfolg erkennen, denn die Pulsfrequenz gegenüber Ihrem ersten Lauf ist bei gleicher Laufgeschwindigkeit deutlich niedriger.

Speziell beim Laufen sollten Sie als Anfänger Ihren Puls mit einer Pulsuhr kontrollieren, um ein Gefühl für Ihren persönlichen Pulskorridor zu bekommen, der sich dann noch mit zunehmendem Trainingserfolg ändert.

Steigt zum Beispiel bei einer Steigung der Puls an, schaltet man auf einen langsameren Gang um. Umgekehrt verhält man sich, wenn es bergabwärts geht. Mit Blick auf das Pulsmessgerät kann man sich so optimal in seiner persönlichen Fettverbrennungszone bewegen und vermeidet eine körperliche Überforderung.

Versuchen Sie, besonders in den ersten ein bis zwei Monaten regelmäßig 4 mal in der Woche zu laufen. Machen Sie keine Pausen von mehr als zwei Tagen.

Laufen Sie locker und leicht und verlangen Sie nicht zuviel von sich. Steigern Sie Ihre Trainingszeiten moderat, denn die Anpassung Ihres Körpers an die neuen Anforderungen braucht Zeit.
Es gilt allgemein, dass Sie mindestens 1 Stunde vor dem Laufen nichts essen und vor und nach dem Lauf ausreichend Mineralwasser trinken. Das gleicht den Wasser- und Mineralstoffverlust durch Schwitzen aus.

Trainingsplan für Neueinsteiger

Woche 1	Dienstag	5-10 min dehnen	1 min laufen – 1 min ruhig gehen 8 x wiederholen	5-10 min dehnen
	Donnerstag	5-10 min dehnen	2 min laufen – 1 min ruhig gehen 6 x wiederholen	5-10 min dehnen
	Samstag	5-10 min dehnen	2 min laufen – 1 min ruhig gehen 7 x wiederholen	5-10 min dehnen
	Sonntag	5-10 min dehnen	3 min laufen – 1 min ruhig gehen 6 x wiederholen	5-10 min dehnen
Woche 2	Dienstag	5-10 min dehnen	3 min laufen – 1 min ruhig gehen 6 x wiederholen	5-10 min dehnen
	Donnerstag	5-10 min dehnen	4 min laufen – 1 min ruhig gehen 5 x wiederholen	5-10 min dehnen
	Samstag	5-10 min dehnen	3 min laufen – 1 min ruhig gehen 6 x wiederholen	5-10 min dehnen
	Sonntag	5-10 min dehnen	4 min laufen – 1 min ruhig gehen 5 x wiederholen	5-10 min dehnen
Woche 3	Dienstag	5-10 min dehnen	5 min laufen – 1 min ruhig gehen 5 x wiederholen	5-10 min dehnen
	Donnerstag	5-10 min dehnen	5 min laufen – 1 min ruhig gehen 5 x wiederholen	5-10 min dehnen
	Samstag	5-10 min dehnen	4 min laufen – 1 min ruhig gehen 6 x wiederholen	5-10 min dehnen
	Sonntag	5-10 min dehnen	5 min laufen – 1 min ruhig gehen 6 x wiederholen	5-10 min dehnen
Woche 4	Dienstag	5-10 min dehnen	7 min laufen – 1 min ruhig gehen 4 x wiederholen	5-10 min dehnen
	Donnerstag	5-10 min dehnen	8 min laufen – 1 min ruhig gehen 4 x wiederholen	5-10 min dehnen
	Samstag	5-10 min dehnen	9 min laufen – 1 min ruhig gehen 4 x wiederholen	5-10 min dehnen
	Sonntag	5-10 min dehnen	10 min laufen – 1 min ruhig gehen 4 x wiederholen	5-10 min dehnen

Deutscher Ärzte-Verlag 2001, GESUNDHEIT

Ergebnis nach einem Monat:

Sie können bereits 30-40 Minuten langsam „durchlaufen".
Herzlichen Glückwunsch!

Tipps zum Laufen

- Kaugummi kauen verhindert einen trockenen Hals
- Vor dem Laufen ausreichend trinken
- Laufen Sie länger als eine Stunde, nehmen Sie eine kleine Flasche Wasser mit entsprechendem Gurt mit
- Ein Stirnband ist nützlich, im Sommer gegen Schweiß und im Winter gegen Kälte (Schutz der Stirnhöhlen vor Auskühlen)
- Mütze und Handschuhe verhindern Auskühlungen im Winter
- Arm- und Bein-Reflektoren sind nützlich beim Laufen in der Dunkelheit.
- Im Sommer ggfs. zur Abwehr von Ungeziefer freie Körperregionen mit einer geeigneten Lotion einreiben
- Im Sommer schützt eine Sonnenbrille die Augen vor Blendung und Insekten
- Im Herbst bei nassem Wetter laubige Laufstrecken meiden; erhöhte Rutschgefahr!

„Wieder"-Einsteiger

Sie haben früher einmal regelmäßig Sport betrieben und möchten jetzt wieder etwas für Ihr körperliches Wohlbefinden tun. Wenn Sie nun ein regelmäßiges Bewegungsprogramm beginnen, sollten Sie nicht versuchen, sofort an die frühere Leistungsfähigkeit anzuknüpfen. Seien Sie realistisch. Ihr Gefühl für Bewegung ist zwar vorhanden, Ihr Körper kann die frühere Leistung jedoch noch nicht wieder erbringen. Seien Sie geduldig und fangen Sie **langsam** wieder an.

Ihr Arzt hat grünes Licht gegeben, Laufkleidung und Schuhe sitzen optimal, jetzt kann es „wieder" losgehen.
Aber Halt! Beginnen auch Sie zunächst mit dem Einsteigerprogramm, sozusagen zum „Einlaufen" nach längerer Trainingspause. Sie werden sich nach einigen Wochen fitter fühlen, aber bitte, laufen Sie auch dann langsam! Verlängern Sie lieber Laufstrecke und Laufzeit, statt die gleiche Strecke schneller zu laufen.

Regelmäßiger Freizeitjogger

Sie befinden sich auf der „Idealspur" inmitten des familiären und beruflichen Alltags und laufen seit mindestens einem Jahr regelmäßig 3-4 mal in der Woche 45-60 Minuten.

Ihre Sauerstofftanks sind ständig prall gefüllt und vermitteln Lebensgefühl pur. Tag für Tag genießen Sie Ihre persönliche Fitness und fühlen sich dabei rundherum wohl.

Wenn Professor Hollmann sagt: „Sie können (durch Ausdauersport) 20 Jahre lang 40 Jahre alt bleiben", dann heißt das für Sie:
Sie legen Woche für Woche eine gute Portion Jugend auf Ihr Gesundheits- und Fitness-

konto. Und je länger Sie Ihr Wohlfühlprogramm mit Ausdauersport beibehalten, umso größer wird die Differenz zwischen Ihrem biologischen Alter und der Altersangabe in Ihrem Personalausweis.
Halten Sie an Ihrem Vitalprogramm fest und festigen Sie Ihren Lauferfolg langfristig. Für mehr Abwechslung im Jogging-"Alltag" hier ein paar Tipps.

Ausdauersportprogramm
für regelmäßige Freizeitjogger

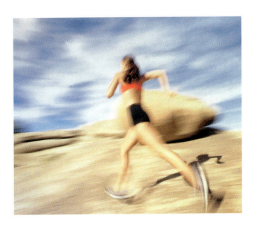

Wenn Sie bereits seit einiger Zeit (etwa seit einem Jahr) drei bis viermal in der Woche für jeweils eine Stunde laufen, dann könnte Folgendes passieren:
Es wird Ihnen vielleicht etwas eintönig und/oder Sie möchten sich weiter verbessern. Beide Gedanken sind richtig und gut und sie lassen sich recht einfach verwirklichen.

Laufen Sie mit Intervalltraining

Sie können Ihr Training variieren, indem Sie einmal pro Woche die erste Hälfte Ihrer Laufstrecke ganz ruhig angehen, dann ein bis zwei Kilometer deutlich das Tempo steigern (Puls 140-160) und den Rest Ihrer Runde wieder ganz langsam auslaufen (Puls 125-140).

Falls Sie eine 400 m Rundbahn in Ihrer Nähe haben (die Sie auch benutzen dürfen) könnte Ihr Programm auch wie folgt aussehen:

- 5-10 min aufwärmen mit lockerem Laufen, anschließend gut dehnen
Anschließend laufen Sie 5 x 1000 m. Jeweils 1.000 m (2,5 Runden) sollten Sie mit einem Puls zwischen 150-165 laufen. Die Pausen danach wählen Sie jeweils so lange, bis Ihr Puls wieder die Marke von 100 Schlägen erreicht hat.
- Machen Sie nach dem fünften 1.000 m-Lauf eine Dehnpause von gut 5 Minuten.
5-10 min laufen Sie dann in ruhigem Trab aus.
Oder
- Sie besuchen 1 x pro Woche ein Fitness-Studio und absolvieren ein Krafttraining für die Rumpfmuskulatur, den Oberkörper und die Beinmuskulatur.
Oder
- Sie laufen langsam auf Ihrer Laufstrecke für 10-15 min. Sie laufen nun ca. alle 5 min ungefähr 100-200 m in einem deutlich gesteigerten Tempo, aber nur jeweils diese kurzen Strecken. Das absolvieren sie über die gesamte Laufstrecke. Anschließend gut dehnen.

Sie sollten solche Abwechslungen ein oder zweimal pro Woche in Ihr Lauf-Programm einbauen, um sich den Spaß an der Bewegung zu erhalten. Durch diese intensiven kurzen Intervall-Läufe verstärken Sie auch die Anpassung Ihrer Muskulatur. Sie erhalten sich Ihre Fähigkeit, auch schnell laufen zu können, Ihr Herz und das Herz-Kreislaufsystem lernt, sich schnell und variabel an Belastungsänderungen anzupassen und sich ebenso rasch wieder zu erholen.

Sie sollten diese Form des Intervall-Trainings aber erst einbauen, wenn Sie sich in einem guten Ausdauer-Zustand befinden, und auch dann höchstens ein bis zweimal pro Woche.

Freizeitjogger, Premium-Class

Wir stellen Ihnen nun exemplarisch die Laufwoche eines Freizeitjoggers vor, der sich etwas weiter nach vorne orientieren und ggf. an einem Halbmarathon teilnehmen möchte. Die Trainingsinhalte werden im Folgenden erläutert und begründet. (Anmerkung: Eine Laktatschwellenbestimmung kann in sportwissenschaftlichen Instituten durchgeführt werden)

Der Hauptteil des Wochentrainingsplanes liegt wieder im Bereich der Grundlagenausdauer. In diesem rein aeroben Bereich erfolgt eine optimale Fettverbrennung, die Anpassungsprozesse des Körpers werden optimal angeregt und sowohl die Belastung für das Herz-Kreislaufsystem als auch die orthopädische Belastung liegen in einem gut tolerierbaren Bereich.
Es werden in einer Trainingswoche lediglich zwei härtere Einheiten gelaufen.
Donnerstags in Form eines Intervalltrainings und samstags in Form eines kurzen (45 min), etwas schnelleren Laufes.

Intervalltraining: Ein Intervalltraining erfolgt immer nach gutem Aufwärmen und am besten auf einer 400m Rundbahn.
Beim Intervalltraining werden nur sogenannte „lohnende" Pausen zugelassen. D.h., wenn die Herzfrequenz in der Pause gerade wieder den Wert von 120 Schlägen/Minute erreicht hat, werden die nächsten 800 m gelaufen.
Das Intervalltraining stellt eine höchst belastende Form des Trainings dar. Muskel, Knorpel, Bänder, Sehnen sowie der Energiestoffwechsel werden hierbei grenzwertig belastet. Es sollte deshalb nur einmal pro Woche Anwendung finden.

Alternativen zum Intervalltraining: Für Läufer, die erst seit ca. einem halben Jahr regelmäßig laufen, bieten sich alternativ Intervalltraining, Wiederholungstraining und Fahrtspiel an. Auch diese beiden Alternativen stellen eine gute Vorbereitung auf den Halbmarathonlauf dar, der Trainingsunterschied macht sich beim Wettkampf lediglich im Zeitergebnis bemerkbar.

Wiederholungstraining: Bei dieser Form des Trainings werden ebenfalls Serien von z.B. 8 x 800 m gelaufen. Die Pausen sind allerdings deutlich länger, da vor jeder Wie-

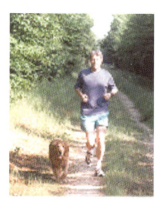
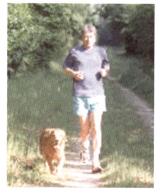
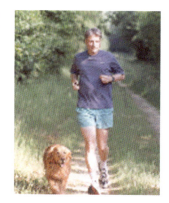

Ausdauersportarten – die Praxis

Der Trainingsplan bezieht sich auf einen wettkampforientierten Halbmarathonläufer, dessen 2 mmol/l-Laktatschwelle bei einer Herzfrequenz von 135-140 Schlägen pro Minute und dessen 4 mmol/l-Laktatschwelle bei ca. 155 Schlägen/Minute liegt. Er befindet sich im Wintertraining für einen Halbmarathonwettbewerb, der in ca. 4 Monaten stattfinden wird.

Tag	Zeit	Training
Montag	17.30 Uhr	**Grundlagenausdauer** 1 h bei Herzfrequenz 125-135
Dienstag	18.00 Uhr	**Grundlagenausdauer** 1 h bei Herzfrequenz 125-135
Mittwoch	frei	
Donnerstag	18.00	**Intervalltraining** 2 km locker einlaufen 8 Intervalle á 800 m bei Herzfrequenz 150-165 2 km locker auslaufen
Freitag	17.30 Uhr	**Grundlagenausdauer** 1 h, Herzfrequenz 125-135
Samstag	15.00 Uhr	**Wettkampfnahes Tempo** 45 min bei Herzfrequenz 150-160
Sonntag	frei	

derholung die Ruheherzfrequenz (z.B. 80 Schläge/Minute) vor dem ersten Lauf erreicht werden muss.

Fahrtspiel: Beim Fahrtspiel werden in einen ruhigen Lauf (z.B. Montag s.o.) kurze, etwas schnellere Laufpassagen eingebaut. Dabei kann die Herzfrequenz durchaus 140-160 Schläge/Minute erreichen. Pro Lauf sollten nicht mehr als 6-8 solcher schnellen Passagen von max. 150-250m eingestreut werden.

Bergauf- und Bergabläufe: Diese Form des Ausdauertrainings ist für Ihre Muskulatur, Ihre Knorpel und Gelenke hoch belastend und sollte deshalb nicht angewendet werden.
Um die Trainingseffektivität zu optimieren, können zusätzliche leistungsdiagnostische

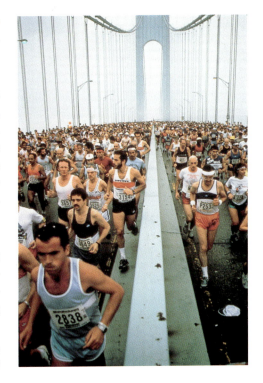

Deutscher Ärzte-Verlag 2001, GESUNDHEIT

Untersuchungen von Nutzen sein, die Sie z.B. an Sportwissenschaftlichen Instituten durchführen lassen können. Dabei wird Ihre Leistungsfähigkeit im Labor unter standardisierten Bedingungen getestet.

Nehmen Sie genügend Mineralien und Spurenelemente sowie Vitamine zu sich (z.B. durch einen Sportdrink). Während eines Laufes von mehr als 80 min ist die zusätzliche Flüssigkeitsaufnahme ein Muss.

Alternativsportarten

Laufen und Walken sind die ursprünglichste und natürlichste Form der Fortbewegung. Seit Jahrtausenden bewegt sich der Mensch aufrecht, um Nahrung zu suchen und um sich fortzubewegen. Nun kann es aber einige Gründe geben, das Bewegungsprogramm nicht direkt mit dem Laufen zu beginnen:

- **Zu hohes Übergewicht**
- Orthopädische Vorschäden wie Knieverletzung, Sprunggelenksverletzung oder ein Hüftschaden
- Koronare Vorschäden, Diabetiker
- Geringe Belastbarkeit Ihres Herz-Kreislaufsystems <1 Watt/kg Körpergewicht
- Zu hoher Blutdruck >160/90

Bitte klären Sie Ihren gesundheitlichen Status vor Aufnahme eines Bewegungsprogramms in einer bestimmten Sportart unbedingt mit Ihrem Hausarzt ab.

Skaten

Eine ausgezeichnete Alternative als Einstieg in ein Bewegungsprogramm ist das **Inline-Skaten**. Inlineskating eignet sich hervorragend, um sein Herz-Kreislaufsystem und fast

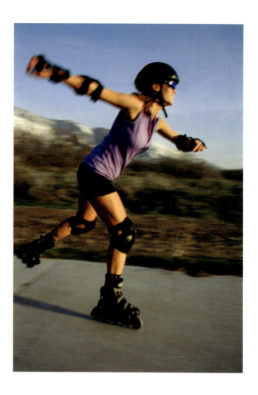

alle „Laufmuskeln" gelenkschonend fit zu halten. Im Gegensatz zu Laufen erfordert diese moderne Sportart gerade für Anfänger Übung und ein gutes Sicherheitstraining. Beim Inline-Skaten erreicht man gleitend schnell Spitzengeschwindigkeiten von 30-40 km/h. Daher stehen bei dieser Bewegungsart die Sicherheitsaspekte und eine gute Ausrüstung an erster Stelle. Volkshochschulen, Sportvereine oder Fitnesszentren bieten entsprechende Kurse an.
Um diese wunderbare Ausdauersportart auch gefahrlos für sich und andere betreiben zu können, schaffen Sie sich die notwendige Schutzausrüstung an:

- Schutzhelm
- Ellenbogen-,
- Knie- und
- Handgelenkschoner.

Ihre Herzfrequenz sollte wiederum im Bereich von ca. 130 Schlägen pro Minute liegen. Skaten Sie nicht auf befahrenen Straßen und fahren Sie rücksichtsvoll.

Rad fahren

Auch Fahrrad fahren stellt eine Alternative zum Laufen dar. Beim Fahrrad fahren benutzen Sie hauptsächlich Ihre Waden- und Oberschenkelmuskulatur, die ca. 35% der gesamten Körpermuskulatur ausmachen. Außerdem sitzen Sie und müssen so Ihr eigenes Körpergewicht nicht tragen. Aus diesem Grunde eignet es sich für Menschen, die aus Gründen mangelnder Fitness, zu hohen Körpergewichtes oder sonstiger gesundheitlicher Probleme nicht gleich mit dem Laufen anfangen können. Auch der Heimtrainer kann eine Alternative zum Einstieg sein.

Entscheiden Sie vor dem Kauf genau, zu welchem Zweck Sie das Fahrrad benötigen. Soll es ein reines Sportgerät sein (Renn- oder Trekkingrad), oder wollen Sie nur dahinrollen und damit auch zum Bäcker um die Ecke einkaufen fahren (Stadtrad, Trekkingrad)? Der nächste Schritt, um am Fahrrad fahren viel Spaß zu haben, ist die korrekte Sitzposition und eine witterungsgerechte Sportbekleidung.

Als nächstes suchen Sie sich noch einige verkehrsarme Straßen oder Fahrradwege, und schon geht es los. Versuchen Sie, in einen sog. „runden Tritt" zu kommen, treten Sie ununterbrochen und gleichmäßig. Treten Sie in kleinen Gängen etwas schneller („hohe Trittfrequenz"), anstatt sich mit einem schweren Gang abzuquälen.

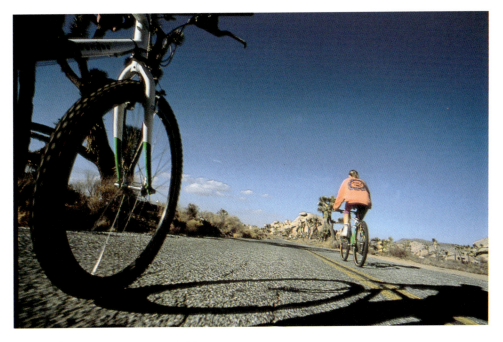

Zu schwere Gänge führen leicht zu Kniebeschwerden. Schaffen Sie sich für Ihre Sicherheit einen Helm an. Unterschätzen Sie nicht die Belastung auf dem Fahrrad bei Gegenwind. Achten Sie auf Ihre Herzfrequenz, Sie sollte, bei ca. 130 Schlägen liegen. Auch bei dieser Sportart ist eine Pulsmessuhr empfehlenswert.

Schwimmen

Schwimmen ist ein gutes Ausgleichsprogramm für Läufer, die Ihren Körper einmal etwas anders belasten wollen und ein ausgezeichnetes Einstiegsprogramm, besonders für stark Übergewichtige. Schwimmen bereitet das Herz-Kreislaufsystem gut auf das Laufen vor, ohne orthopädisch zu belasten.
Als Schwimmstile sind insbesondere das Rückenschwimmen (auf eine flache Wasserlage achten) und das Kraulen zu nennen. Beim Brustschwimmen ist es ratsam, den Kopf nicht dauernd oben zu halten, da sonst die Halswirbelsäule zu sehr überstreckt wird und es zu starken Schmerzen (Kopfschmerzen, Schmerzen in der HWS) kommen kann.

Schwimmen Sie am besten mit Schwimmbrille. So kann der Kopf bei jedem Schwimmzug leicht unter Wasser gehalten werden.
Grundlage für das Schwimmausdauertraining ist ebenfalls das **aerobe Training**; hierbei wird mit dem ruhigen Durchschwimmen von 200-300 m begonnen, das nach beliebig langer Pause wiederholt wird **(Dauerbelastungsmethode)**.
Grundsätzlich könnte diese Dauerbelastung unter den Gesichtspunkten der Trainingswirksamkeit und der gesundheitlichen Förderung sowohl streckenmäßig als auch zeitlich beliebig ausgedehnt werden.

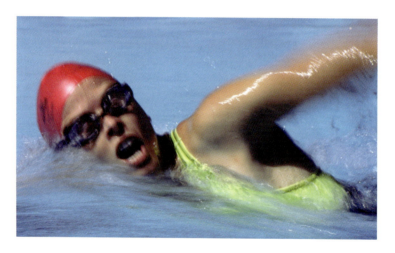

Aus Gründen der eingeschränkt verfügbaren Schwimmbahnen und der zweckmäßigen Nutzung der aufgewendeten Zeit sollte jedoch eine andere Zielsetzung bevorzugt werden, die Steigerung der Schwimmgeschwindigkeit, die gerade noch aerob bewältigt werden kann.

Die mit Hilfe der aeroben Ausdauer erarbeitete Gesamtstrecke wird in Teilstrecken zerlegt, die mit zwischenzeitlichen Pausen (Intervallen) zurückgelegt werden. Dabei liegt die Schwimmgeschwindigkeit auf den

Teilstrecken zunächst um 10% höher als auf der Dauerbelastungsstrecke (**extensives Intervalltraining**).

Hinweise zum Ausdauertraining

- Ausdauerschwimmtraining muss über mehrere Wochen möglichst häufig durchgeführt werden, um feststellbare Erfolge zu bewirken; anfangs 2 später 4 Trainingseinheiten je Woche erbringen deutliche Leistungssteigerungen.
- Gutes Ausdauertraining weist im Wechsel Programme nach der Dauerbelastungsmethode und nach der Intervallmethode auf.
- Die Schwimmgeschwindigkeit des Intervalltrainings soll zu Beginn des Ausdauertrainings nur um 10% gegenüber der Dauerbelastung gesteigert werden (extensives Intervalltraining), nach mehreren Trainingswochen kann allmählich auf 20% gesteigert werden (intensives Intervalltraining).
- Die Wirkung des Ausdauertrainings macht sich im schnelleren Durchschwimmen längerer Strecken, in der kürzeren Erholungszeit und in der Verringerung der Ruhepulsfrequenz bemerkbar.

Beachten Sie, dass Ihr Herz im Wasser automatisch ca. 10 Schläge pro Minute langsamer schlägt. Schätzen Sie also Ihre Schwimmintensität richtig ein, indem Sie zu der Herzfrequenz, die Sie im Wasser messen, einfach 10 Schläge addieren. Dies entspricht dann Ihrer Herzfrequenz an Land.

Achten Sie auch darauf, dass Sie im Wasser einen sehr hohen Energieverbrauch haben, da Ihr Körper einen Wärmeverlust erleidet. Ihre Körpertemperatur beträgt 37° C. Die Umgebungstemperatur des Wassers ist deutlich niedriger. Sie müssen also ständig Energie aufwenden um ein Absinken Ihrer Körpertemperatur zu verhindern, da das Sie umgebende Wasser Wärme aus Ihrem Körper herausleitet.

Skilanglauf

Der **Skilanglauf** ist leider nicht in jeder Region möglich, stellt aber in jedem Fall eine optimale Form des Ausdauertrainings dar, da hier mit 90% fast alle Muskelgruppen unseres Körpers aktiviert werden. Der Skilanglauf sollte, wenn die Möglichkeit besteht, unbedingt in das Winter-Bewegungsprogramm aufgenommen werden!

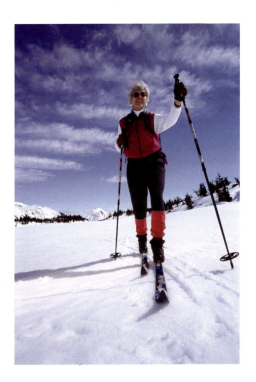

Deutscher Ärzte-Verlag 2001, GESUNDHEIT

Zum guten Schluss

Vor Ihnen liegen nun 214 Seiten, die angenommen werden wollen. 214 Seiten voller Informationen, praktischer Anwendungsbeispiele und nützlicher Tipps für den Weg in ein gesundes und damit vitales Leben.

Wir laden Sie ein, die ersten Schritte auf diesem Weg zu gehen und sind sicher, es wird sich auch bei Ihnen etwas „bewegen".

Sie können ab sofort Anwender der Erfolgsformel:

Gesunde Ernährung

+ moderate Bewegung

= Vitalität bis ins hohe Alter

werden.

Lassen Sie sich dabei durch Fitness und eine Verbesserung der Lebensqualität belohnen. Die spürbaren positiven Veränderungen werden Sie motivieren, diesen Erfolgsweg weiter zu gehen.

Wir haben unsere jahrelangen Erfahrungen für Sie zusammengetragen, um Ihnen aus der Bequemlichkeits- und Insulinfalle herauszuhelfen.

Der Passivität eines krankmachenden Wohlstandverhaltens stellen wir eine aktive Formel von moderater Bewegung mit Spaß und einer vitalen Ernährung nach den neuesten wissenschaftlichen Erkenntnissen entgegen. Wenn Sie sich diese Aktiv-Formel zu eigen machen, werden Sie zu einem mental starken „Siegertyp" mit einem gesunden, vitalen und schlanken Körper.

Wir wünschen Ihnen viel Spaß und Erfolg!

 Auf den Punkt gebracht

Gesundheitsstrategie bedeutet Weitblick

Kurzfristiges Denken:
Passive Reaktion auf Gesundheits- und Befindlichkeitsstörungen

Langfristiges Denken:
Aktive Gestaltung zum Erhalt der Leistungs- und Gesundheitsressourcen

– Für heute und für die Zukunft –

Deutscher Ärzte-Verlag 2001, GESUNDHEIT

Quellennachweis

Ärztezeitung Online
„Mangelnde Fitness ist so gefährlich wie Rauchen"
24.05.2000

Ariens, E.J.A.; Mutschler, E.; Simonis, A.M.
„Allgemeine Toxikologie"
Georg Thieme Verlag, Stuttgart 1978

Biesalski, Hans Konrad et al.
„Ernährungsmedizin"
Georg Thieme Verlag, Stuttgart 1995

Biesalski, Hans Konrad; Grimm, Peter
„Taschenatlas der Ernährung"
Georg Thieme Verlag, Stuttgart 1999

Costill, D. L.
„Inside Running, Basics of Sports Physiology"
USA 1986

Cooper, Dr. R.K.; Cooper, L.L.
„Fettarm leben"
Mosaik Verlag, München 1999

Deutsche Gesellschaft für Ernährung e.V.
„Ernährungsbericht 2000"
Frankfurt a.M. 2000

De Marées, H.
„Sportphysiologie"
Tropon Werke 1990

Edwards, S.
„Leitfaden zur Trainingskontrolle"
Meyer & Meyer Verlag, Aachen 1993

Forth, W.; Henschler, D; Rummel, W.
„Allgemeine und spezielle Pharmakologie und Toxikologie"
Wissenschaftsverlag, Mannheim 1992

Godlee, F. (Hrsg.)
„Clinical Evidence"
Hans Huber Verlag, Bern 2000

Gollner; Kreuzriegler; Eitzinger
„Gesundheitstraining für Manager"
BLV; München 1992

Hollmann, W.; Gyarfas, I.
„Gesundheit und körperliche Aktivität (WHO und FIMS)"
Deutsches Ärzteblatt 91 (50); 3511 (1995)

Hollmann, W.
„Körperliches Training als Prävention von Herz-Kreislaufkrankheiten"
Hippokrates-Verlag, Stuttgart 1965

Hollmann, W., Hettinger, T.
„Sportmedizin"
Schattauer Verlag, Stuttgart 2000

Kaspar, Heinrich
„Ernährungsmedizin und Diätetik"
Urban und Schwarzenberg, München, Wien, Baltimore 1991 (7. Auflage)

Lagerström, Dr. Sportwiss., Dieter
„Dreieckslauf zur Steuerung der Intensität bei Coronarpatienten"
Deutsche Zeitschrift für Sportmedizin, 6/1983

Lehninger, Albert L.L.,
„Biochemie"
Verlag Chemie, Weinheim 1975

Löffler, G.; Petrides, P.
„Lehrbuch der Biochemie und Pathobiochemie"
Springer Verlag Berlin, Heidelberg, New York, 1998 (6. Auflage)

Lötzerich, H.; Peters, C.
„Krebs und Sport"
Sport und Buch Strauß, Köln 1997

Mader, A.
„Neue Tendenzen im Ausdauertraining"
in: Tschiene, H. (Hrsg.); BAL, Band 12, 1993

Maffetone, Dr. Philip
„Training for Endurance"
David Barmore Productions, Stamford 1996

Maffetone, Dr. Philip
„In Fitness and in Health, everyone is an athlete"
David Barmore Productions, Stamford 1994

Mehnert, Hellmut; Schöffling, Karl
„Diabetologie in Klinik und Praxis"
Georg Thieme Verlag, Stuttgart 1984

Rapport, S.M.
„Medizinische Biochemie"
VEB Verlag Volk und Gesundheit, Berlin 1969

Rost (Hrsg.) et al.
„Lehrbuch der Sportmedizin"
Deutscher Ärzte-Verlag GmbH, Köln 2001

Schettler, Dr. Gotthard
„Der Mensch ist so jung wie seine Gefäße"
R. Pieper GmbH & Co. KG, München 1984 (3. Auflage)

Schmidt, RF; Thews, G.
„Physiologie des Menschen"
Springer Verlag Berlin, Heidelberg, New York 2000 (28. Auflage)

Schnabel, Harre, Borde (Hrsg.):
„Trainingswissenschaft, Leistung, Training, Wettkampf"
Sport Verlag, Berlin 1998

Schunk, Werner
„Arbeits- und Gewerbetoxikiologie"
ecomed Verlag; Landsberg, München, Zürich 2001

Silva, J.
„Die Silva Mind-Control Methode"
Peter Erd Verlag, München 1987

Steffny, H.; Pramann, U.
„Perfektes Lauftraining"
Südwest Verlag, München 1999

Stegemann, J.
„Leistungsphysiologie"
Thieme Verlag, Stuttgart 1991

Strunz, Dr. med. Ulrich
„Forever Young – Das Leicht-Lauf-Programm"
München 2000

Strunz, Dr. med. Ulrich
„Der Weg zu Kreativität und Höchstleistung"
1999

Stryer, L.
„Biochemie"
Spektrum, Akademischer Verlag Heidelberg
1987

Wackerhage, H.; Leyk, L.
„Muskulärer Energiestoffwechsel"
Sport und Buch Strauß, Köln 2000

Weineck, J.
„Optimales Training"
Spitta Verlag, Balingen 2000

Wirth, Alfred
„Adipositas-Fibel"
Springer Verlag, Berlin-Heidelberg 1998

Zintl, F.
„Ausdauertraining: Grundlagen, Methoden, Trainingssteuerung"
BLV, München 1990

Bildnachweis

Seite 3:	Zefa/G. Baden;
Seite 9:	Corbis Stock Market/Michael Keller;
Seite 11:	BilderBox (Wasser);
Seite 14:	Zefa/Hubrich;
Seite 17:	Corbis Stock Market/Denis Scott;
Seite 21:	Corbis Stock Market/Ronnie Kaufmann;
Seite 23:	Corbis Stock Market/R. B. Studio (Picknick); Steve Terril (Kornfeld);
Seite 25:	Corbis Stock Market/Sanford/Agliolo;
Seiten 30/31:	Schubert, Kvetoslava;
Seite 32:	Kapinos, Sabine;
Seite 33:	Corbis Stock Market/P. & R. Barnett (Mehl); Corbis Stock Market/Steve Terril (Kornfeld);
Seite 37:	Schubert, Kvetoslava;
Seite 39:	Bilder Box;
Seite 51:	Agefotostock/E.A. Janes;
Seite 57:	Mauritius/Carolina Biological Supply;
Seite 59:	Schubert, Kvetoslava;
Seite 65:	Stockfood/Michael Brauner;
Seite 68:	Zefa/Rosenfeld;
Seite 72:	Stockfood/Michael Grand;
Seite 73:	Zefa/Lenz (Schwein); Schubert, Kvetoslava (Kartoffeln); Bauer, Jana (Wurst);
Seite 75:	Bauer, Jana;
Seite 83:	Schubert, Kvetoslava (Fotos in Grafik);
Seite 85:	Stockfood/M. Brauner;
Seite 87:	Imagedirect/Isabelle Rozenbaum;
Seite 88:	Schubert, Kvetoslava;
Seite 91:	Corbis Stock Market/Mark Cooper;
Seite 104:	Mauritius/Jane Hurd;
Seite 105:	Corbis Stock Market/Mugshots;
Seite 107:	Mauritius/C. James Webb;
Seite 108:	Agefotostock/Mike Mill;
Seite 110:	Mauritius/John Karapelou, CMI;
Seite 112:	© Bayer AG;
Seite 115:	Lennart Nilsson/© Boehringer Ingelheim In-ternational GmbH;
Seite 116:	Mauritius/GCA CNRI;
Seite 124:	Kapinos, Sabine;
Seite 127:	Corbis Stock Market/Jim Cummins;
Seite 132:	Corbis Stock Market/Photomorgana;
Seite 134:	Corbis Stock Market/Jim Cummins (Rennwagen); Corbis Stock Market/E. H. Wallop (Läufer);
Seite 135 oben:	Mauritius/Dr. D. Kunkel (Mitochondrium), Mauritius/Eric Grave (Muskelfasern);

Bildnachweis **207**

Fotos Seiten 135 (untere Grafik), 136 und 157 aus:	Costill, D. L.; „Inside Running, Basics of Sports Physiology", USA 1986;	Seite 181:	Zefa/D. P. Hall;
		Seite 184:	Corbis Stock Market/ LWA/Stephen Welstead;
		Seite 185:	Zefa/Juenemann;
		Seiten 188/189:	Roedel, Sven;
Seite 158:	Zefa/A. Scott;	Seite 193:	Zefa/P. Griffith;
Seite 160 oben:	Zefa/G. Baden;	Seite 194:	Philippi, Ursula;
unten:	© Bayer AG;	Seite 195:	Zefa/Int. Stock;
Seite 163 rechts oben:	Mauritius/Microworks;	Seite 196:	Corbis Stock Market/ M. Chew;
darunter:	Mauritius/Dr. D. Kunkel;	Seite 197:	Zefa/Mathis;
Seite 166:	Lennart Nilsson/© Boehringer Ingelheim International GmbH;	Seite 198:	Corbis Stock Market/ M. A. Johnson;
		Seite 199:	Corbis Stock Market/ M. DeYoung.
Seite 170:	Mauritius/Dr. A. Wagner;		
Seite 171:	Mauritius/John W. Karapelou;		

Seite 174:	Zefa/Millenium;
Seite 176:	Mauritius/Dr. D. Kunkel;
Seite 177:	Zefa/Meyer;
Seite 178:	Corbis Stock Market/ Tom Steward;
Seite 179:	Corbis Stock Market/ Pete Saloutos;

Die Ratschläge in diesem Buch sind von Autoren und Verlag sorgfältig erwogen und geprüft, dennoch kann eine Garantie nicht übernommen werden. Eine Haftung des Autors bzw. des Verlages und seiner Beauftragten für Personen-, Sach- und Vermögensschäden ist ausgeschlossen.

Deutscher Ärzte-Verlag 2001, GESUNDHEIT

Sachverzeichnis

Abfallcholesterin 106 f.
Ackerbautyp 52 ff., 60 f.
Adipositas 57 ff., 39 ff., 60 f., 91 ff.
    98 f.
Adrenalin 161 f., 173 f.
Aerob 137 ff.
Alkohol 120 ff.
Alphazustand 177 ff.
Altern, Theorien über das
    menschliche 18 ff.
Alternativsportarten 196 ff.
Alterszucker 39 ff.
Aminosäure 75 f.
Anaerob 137 ff., 143 ff.
Anpassung 182
Anti-Oxidation 111
Apfeltyp 59
Arteriosklerose 109 ff.
–   Entstehung der 110 ff.
Atmung 158 f.
ATP 38, 134, 136
Ausdauersportarten 181 ff.
Ausdauersportprogramm für
    regelmäßige Freizeitjogger 193 f.

Bänder 170
Bakterien 162 f.
Ballaststoffe 89 f.
Ballondilatation 114
Bandscheibenerkrankung 171 ff.
Bauchspeicheldrüse 20, 30, 38 ff., 121
Bauchumfang 60
Belastungsreiz 181 f.

Bergauf-, Bergabläufe 195 f.
Bewegung 127 ff.
Bewegungsmangel 128 f.
Bewusstsein, Zustände des 177
Bioaktive Pflanzenstoffe 88
Bioordnung 14 ff.
Biosoftware 6 f., 25 ff.
Biosysteme 21, 122, 181 f.
Birnentyp 59
Blut
–   Blutgefäße 160
–   Bluthochdruck 105 f.
–   Blutvolumen 159
–   Blutzucker 30 ff., 39 ff., 44 ff., 50 ff.
Body Mass Index (BMI) 61 f.
Brennfett 66
Bypass 114
B-Zellen 162, 165

Cholesterin 65, 69 ff.
Cholesterin-Oxidation 111 ff.
Cholesterinquellen in der Nahrung 72
Cholesterinsenker 74
Cholesterinstoffwechsel 69 ff.
–   Auswirkungen von Bewegung auf den
    139, 141 f.
–   Störung 71 f.
Citratzyklus 38
Computersimulation 146 ff.
–   Energiebedarf 148 f.
–   Fettverbrennung 149 ff.
Cortisol 162

Deutscher Ärzte-Verlag 2001, GESUNDHEIT

Darmfunktion 175
Darmträgheit 104
Dehnen 186, 188 f.
Denken, positives 22
Diabetes mellitus 39 ff., 107 f.
Diät
– Nulldiät 97 f.
– Übergewicht durch 98
DNS 17
Down-Regulation 42, 70, 71
Durchblutungsstörung 116 f., 131

Eiweiß 75 f.
– Quellen in der Nahrung 75 f.
– Trinknahrung 95 f.
– Verbrennung 97
EKG 113 f.
Energiebilanz 79 f., 155 ff.
– Modellrechnung 156
Energiegewinnung
– aus Fett 138 ff.
– aus Kohlenhydraten 137 ff.
– des Muskels 136 ff.
Energiestoffwechsel 136 ff., 146 ff.
Entspannung 22, 177 ff.
Enzymressourcen 20
Ernährung, gesunde 77 ff.
Ernährungskrankheiten 24, 39 f., 57 f., 104 ff., 128 f.
Ernährungspyramide 77
Ernährungssituation heute 24 ff.
Evolution 6, 26

Fahrrad fahren 197
Fahrtspiel 195
Fettgewebe 57 ff.
Fettgewebslipase, hormonsensitive 48
Fettleber 71, 141, 120 f.
Fettquellen in der Nahrung 65 ff.
Fettsäure 66 ff., 136, 138 f., 140 ff.
– Aufnahme durch den Muskel 140 f.
Fettspeicher 57
Fettstoffwechsel 66 f., 71, 122, 125, 138 ff.
– Auswirkungen von Bewegung auf den 139, 140 f.
– Störung 54, 106, 118
Fettverbrennung 84, 130 ff.
– Steigerung der Fettverbrennungskapazität 142 ff.
– Fettverbrennungspuls 143 ff.
Fettverteilungsmuster 59 f.
Freie Radikale 20 f., 85, 111 f., 130, 167
Fresszellen 163, 165

Gallenblase 72, 106 f.
Gallensteine 72, 106 f.
Gelenke 170 ff.
Genetik 17
Genussmittel 119 ff.
Gesamtenergiebedarf 79
Gesundheit, ganzheitliche 10 ff.
– Gestaltung 17 f., 21 f.
Gewichtsnormalisierung 91 ff.
Gicht 107
Giftspeicher 131 f.
Glukagon 38
Glukose 30 f., 38, 42 ff., 97, 107 f., 136 f.
Glukosetoleranz-Test, oraler 107 f.
Glycerin 66
Glykämischer Index 34 ff.
Glykogenreserven, Abbau der 97
Glykolyse 30, 137 ff.
Grundumsatz 63, 79
– Berechnung des 80

Hämoglobin, HbA1c 108
Haferkleie 74
Halbpfundregel 88, 90, 116
Harnsäureerhöhung 107
Hauptmahlzeit 50

Sachverzeichnis

HDL-Cholesterin 69, 70 ff., 111
HDL-Schutzfaktor 70 f.
Heizenergie 28 f.
Herzinfarkt 113 ff.
Herz-Kreislaufsystem 159 f.
Hirnfunktion 176
Hollmann, Prof. Dr. Wildor 1, 128
Hormone 18 f., 70
Hyperinsulinämie 39 ff., 48
Hypertrophie 153

Igelprinzip 51 f.
Immunsystem 161 ff.
Impedanzmessung, einfache 63 f.
Infarkt 113 ff.
Infarktverhütung 115 f.
Insulin 30 ff., 38, 40 ff., 48 ff.
- Insulinausschüttung 45
- Insulinempfindlichkeit 45, 46 f.
- Insulinfalle 26 f, 48 ff., 54 ff.
- Insulinmangel 46
- Insulinmast 48
- Insulinresistenz 42 ff.
- Insulinrezeptor 40 ff.
- Insulinverbrauch 20
- Insulinwirkung 41 ff.
Intervalltraining 193, 194

Jo-Jo-Effekt 98

Kaffee 125
Kalorien
- Bedarf 80 f.
- Verbrauch 155 f.
Karies 104
Killerzellen, natürliche 162, 163 f.
Knochen 170 ff.
Körperintelligenz 13, 26
Körperanalyse 63, 133
Körperfett

- Aufgaben des 58 f.
- Messung 63 f.
- Anteil 62 f., 133
Körperverfettung 39 ff.
Körperwärme, Produktion von 28 f.
Kohlenhydrate 30 ff.
- Brennstoffbedarf an 82 f.
- Energiegewinnung aus 84, 137 f.
- Stärkekohlenhydrate 30 ff.
Kontrollschwelle der Niere 45
Koronarangiografie 114
Kostverwerter 60
Krebs 108 f., 122, 132, 163, 165 f.

Lagerström, Dr. Dieter 144 f.
Laktat 149 ff., 138
Laufen 181, 183 ff.
- Check-up 185
- Equipment 185 f.
- Freizeitjogger, Premium Class 194 ff.
- Kleidung 186
- Neueinsteiger 190 f.
- Regelmäßige Freizeitjogger 192 f.
- Schuhe 185 f.
- Vorbereitung auf das 186, 188 f.
- Wiedereinsteiger 192
LDL-Cholesterin 69 ff., 110 ff.
LDL-Cholesterinwachs 70
LDL-Rezeptor 70 f.
Lebensmittel-Veredelung 73
Lebenszeit-Uhr 19 ff.
Leber 69, 71 f., 120 f., 130, 141
Leistungsumsatz 79
Leptin 57
Lipolyse 133 ff.
Lunge 158 f.

Mader, Prof. Dr. med. Alois 146 f.
Maffetone, Dr. Philip 143 f.
Magermasse 63 f.
Mahlzeitenfolge 50, 84, 92

Makroangiopathie 45 f.
Makrophagen 163, 165
Metabolisches Syndrom 56, 117
Mikroangiopathie 45 f.
Milchsäure 149 ff., 138
Mischkostmahlzeit 55 f.
Mitochondrien 135 ff., 152 f.
Muskel 93 f., 134 ff., 169 f.
- Auswirkungen von Ausdauersport auf den Muskel 135 f., 169 f.
- Energiegewinnung des Muskels 136 ff.
- Muskelabbau 93 f. 169
- Muskeleiweiß 169
- Muskelfasern 134 f.

Nachbrenn-Effekt 157
Nahrung
- Nährstoffmangel 98 f.
- Nahrungseiweiß 75 f.
- Nahrungsfette 65 ff.
- Nahrungsmenge 92
- Nahrungsmittelauswahltabelle 100 ff.
- Nahrungszusammensetzung 91
- Zeitpunkt der Nahrungsaufnahme 92 f.
Nervensystem, vegetatives 174
Nervenzellen 176
Nikotin 20, 116 f., 123 ff.
- Raucherbein 116f.
- Raucherkrankheiten 125
Nomadentyp 52 ff.
Nomogramm 62
Nüchternblutzucker 108

Oestrogen 18 f., 70
OGT 107 f.
Open Window 162
Orthopädischer Stress 170 f.
Osteoporose 173
Oxidativer Stress 20 f., 85

PAL 81
Parasympathikus 174 f.
Pillenmedizin 25
Plaque, instabiler 115
Proteine 75 f.
Psyche 13 ff., 176 f.
Pulsfrequenz 143 ff.
Pulsuhr 186

Rauchen 123 ff.
- Raucherbein 116f.
- Raucherkrankheiten 125
Regenerationsstoffwechsel 27 f., 84
Reparaturmedizin 26
Reparaturstoffwechsel 27 f., 157
Roux, Prinzip nach 147, 153
Rückenschmerzen 171 ff.

Sauerstoff 136 ff.
- Sauerstoffschuld 137
- Maximale Sauerstoffaufnahme 159
Schlagaderverkalkung 109 ff.
Schlaganfall 39 f., 46, 106, 110, 113, 118, 131
Schwimmen 198
Seele 13 f.
Sehnen 170
Selbstbewusstsein 176 f.
Sitzkreislauf 6, 128
Sitzmensch 6 f., 128
Skaten 196
Skilanglauf 199
Speicherfett 66
Spines 176
Sportlerherz 159
Stärkekohlenhydrate 30 ff.
Steinzeit-Biosoftware 6 f.
Stent 114
Stillreserve 58
Stoffwechsel 27 ff.

Sachverzeichnis

- Absinken der Aktivität 97 f.
- Heizung 28 f.
- Stau 24
- Störung 24, 106, 122

Stressabbau 173 ff.
Stressabwehr 167 f.
Sympathikus 174 f.

Tagesleistungskurve 84
Telomere 19
Testosteron 70
Trainingsplan
- Laufen, Neueinsteiger 191
- Walking 187

Triglyceride 65, 66 ff., 139 ff.
T-Zellen 162, 165

Überfluss-Deponierung 25
Überforderung 21, 153, 166, 170 f.
Übergewicht 57 ff., 39 ff., 60 f., 91 ff., 98 f.
Übergewichts-Zuckerkrankheit 39 ff., 107 f.
- Verlauf der 45 ff.

Uhlenbruck, Prof. Dr. Gerhard 132, 161
Unterforderung 21, 171
Urinzucker-Test 45
Urnahrung 77 ff.

Verfettung, innere 130 ff.
Viren 162 f.
Vitamine 85 ff.
- Vorkommen 87

Vollwert 32 ff.

Walking 181, 183, 187, 190
Wandern 183
Wein 122 f.
WHO 10, 109
Wiederholungstraining 194 f.
Winterspeck-Spirale 52

Zigaretten 123 ff.
Zivilisationskrankheiten 24, 39 f., 57 f., 104 ff., 128 f.
Zucker 30 ff.
- Zuckerstoffwechsel 38, 137 f.
- Zuckerverbrennung 137 f.

Zwischenmahlzeiten 50